Daghild Bartels
Design-Mythos

Die Verheissungen des neuen Mobiliars

»Gott, der große Designer des Universums« – Freimaurer[...]
rung von 1649, in der das Wort ›Designer‹ zum ersten Mal auftauc[...]

»Über Jahrzehnte ist Design, namentlich in Europa, als ein mehr oder weniger magisches System mit eigener Logik und eigenen Kräften verstanden worden, als ein System, das Krisen, Mißverständnisse, Unzufriedenheit, Katastrophen gar beheben oder zumindest mildern könne. Design ist als moralischer Akt verstanden worden, befrachtet mit endgültigen Verantwortungen, und den Designern wurde eine missionarisch-erzieherische Aufgabe zugeschrieben ... Vielleicht haben die Leute tatsächlich viel gelernt, sind sie ›erzogen‹ worden, gehen erhobenen Hauptes einher, im Bewußtsein der eigenen Existenz und Identität. Wenn dem jedoch so ist, dann ganz sicher nicht wegen des ›Schönen‹ im Design, sondern als Ergebnis sozialer und politischer und kultureller Kämpfe, in denen Design bisher kaum eine nennenswerte Rolle gespielt hat.«[2]

Der da so ketzerisch die Rolle des Design verkleinert, sozusagen entzaubert, ist der Design-Papst Ettore Sottsass.

Seine programmatische Rede hielt er am 28. Juni 1991 in Solothurn, anläßlich der Verleihung des 1. Design-Preises Schweiz, und er fuhr fort: »Ich glaubte immer weniger an die erzieherische Mission, entfernte mich von der Botschaft«, weil sich ein Rendez-vous zwischen den Botschaften und den Menschen als zu schwierig erwiesen habe. Dennoch, eine irgendwie geartete Funktion soll dem Design in Zukunft erhalten bleiben, aber sie muß neu definiert werden, denn die »industrielle Kultur ist an einem Punkt angelangt, an dem sie gar nicht mehr funktionieren kann, wenn sie keine Wünsche produziert ... Daher werden wir auch den Begriff ›Funktionalismus‹ neu definieren müssen und ihn vom technisch-ökonomisch-rationalen in einen existentiellen Zusammenhang einbetten müssen. So wird die Definition des Funktionalismus auch Leidenschaften und Ängste, Sicherheiten, Erinnerungen, Liebe und Haß, Sinnlichkeit – das Leben einschließen müssen. Design verleiht heute Wünschen Gestalt, regt den Spieltrieb an, führt in Rituale ein und weckt Erinnerungen. Heute muß Design etwas erzählen,

1 *Design-Mythos*

und zwar erzählen vom Leben.« Zum Schluß forderte Sottsass die Zunft auf, künftig das »Undenkbare« zu denken.
Stimmungsumschwung oder lediglich eine weitere Überhöhung des Design zum Sinnstifter? In jedem Fall eine Absage an pure Rationalität, der Ruf nach einem Funktionalismus, der psychisch aufgeladen ist, nach Gegenständen, die sprechen.

Anfang der achtziger Jahre begann eine neue Design-Ära. Altmeister Sottsass hatte die Gruppe »Memphis« gegründet, die völlig neue Design-Kreationen auf den Markt brachte, Möbel, Lampen und Wohnaccessoires, die so ziemlich allem, was der Zunft bis dato heilig war, den Garaus machten. Die bunten, bizarren Entwürfe wirkten wie ein Urknall und lösten auf der Design-Szene eine Kreativitätswelle aus, die ganz Europa (West) erfaßte. Sie hat sich mittlerweile zu einer veritablen Bewegung ausgewachsen, die als »Neues Design« inseriert und unter diesem Etikett eingebürgert ist.
Glaubenssätze wie »form follows function« wurden verlacht, selbst die Reflexion darüber war abgeschafft. Die Vorherrschaft des rechten Winkels, die ganze Design-Grammatik à la Bauhaus, Mies oder Corbu landete beim Sperrmüll, man überschritt absichtsvoll die traditionellen Grenzen des guten Geschmacks. Was jetzt präsentiert wurde, ließ herkömmliche Design-Dogmen wie Vernunft und Rationalität und alle Geschmacksdiktate weit hinter sich. Gut war, was schrill und schräg war, was Schrecken und Schock provozierte. Die Dinge waren »vom akademischen Joch der Nützlichkeit befreit«, ihr Gebrauchswert durfte sich zum Phantom verflüchtigen.
Eine erste Atempause und Bilanz bot 1986 das Kunstmuseum Düsseldorf mit einer Ausstellung, deren Titel so programmatisch-provokativ war wie die Exponate: »Gefühlscollagen – Wohnen von Sinnen«. Im Katalog versuchte man, sich mit einer beschreibenden Erklärung an die neuen Geschöpfe heranzutasten: »Ideen des Dadaismus, des Surrealismus und der Pop-Art werden verknüpft und ausgedrückt mit Materialien, die im Wohnbereich bisher nicht verwendet wurden. Halbzeuge, Sperrmüll und Fundstücke werden roh verarbeitet oder collagiert mit herkömmlichen Materialien nach der Devise ›form follows fantasy‹. Das Ergebnis: ver-rückte Objekte als subjektive Antworten auf genormte Funktions- und Massenmöbel, extrem individualistische Unikate oder Prototypen.«[3]
Und da standen die Objekte, wie Wesen von einem anderen Stern; nicht futuristisch, eher urig, mit spitzen Füßen, scharfkantigen Ecken, deren Gefährlichkeit von mächtigen bauchigen Wölbungen abgefangen wurde. Grazile Verzierungen wechselten mit nacktem Eisenlook, der falsche Leopard

mit edlem Mahagoni. Selbst die Veranstalter hatten dafür nicht das passende Etikett zur Hand; sie sprachen vorsichtshalber nicht von Möbeln, sondern von »Möbelattitüden zu Themen wie ›Schrank‹, ›Tisch‹, ›Lampe‹ oder ›Stuhl‹. Es sind Möbel mit Masken und eigener Manier, Zwitter aus Kunst und Gewerbe.«[4]

Die Sprüche und Parolen, mit denen die Designer ihre Entwürfe garnierten, waren frech-provokativ wie die Objekte. Claudia Schneider-Esleben[5] feierte das neue Zeitalter als »Barokkoko« und rief den »Hang zum Gesamtkunstgewerbe« als künftige Leitlinie aus. Die Gruppe »Kunstflug« forderte: »Prachtvoll, symboltriefend, anstößig und schamverletzend« soll alles sein. Volker Abus erläuterte: »Banal-Design, Readymade-Design, Ritual-Design, Licht-Design, neuer Ornamentalismus und neuer Regionalismus bezeichneten die scheinbar divergenten Tendenzen ... Gemeinsam war all diesen Ansätzen der unbeschwerte Umgang mit dem Formenrepertoire von Alltag, Großstadt und Geschichte.« »Ordinäre Eleganz, postbanal doch funktional«, lobte Christian Borngräber und stellte befriedigt fest: »Das avantgardistische deutsche Design beansprucht seinen eigenen Platz im visuellen Spektakel der Zeit.« Siegfried M. Syniuga schließlich postulierte: »Möbel müssen politisch sein, Erotik ausstrahlen, in Religion zergehen, Möbel müssen funktionieren – nicht nur unterm Arsch, sondern auch im Kopf und in der Seele.«

Der Affront gegen die Moderne, ihren Moralkodex und ihre Gralshüter war ziemlich total. Schriller Experimentiergeist und schrulliger Fummlerwille wurden nicht mehr domestiziert, die Bewegung der neuen Respektlosigkeit ging dezentralisiert durch ganz Europa (West).

Symbolgestalt des Neuen Design wurde ein Sessel mit dem Namen »Consumer's Rest«. Sein Erfinder, Stiletto, hatte einen Einkaufswagen aus dem Supermarkt mit wenigen Veränderungen zum Sitzgerät umfunktioniert. Das Unikum machte schnellstens Design-Geschichte, kam in diverse Museen und ging auch in Serie.

In die Wohnungen der Design-Fans kamen diese Designertaten in der Regel nicht über den Distributionsweg normaler Möbelgeschäfte. Sie wurden meist in speziellen Design-Galerien präsentiert. Pionierhaft eröffnete z. B. Herbert Jacob Weinand in Berlin seine Design-Galerie (heute: Hauptstadtgalerie). Schon die Tür dürfte bei jedermann einen Schock auslösen. Sie besteht aus durchschossenem Panzerglas. Diesen »Rohstoff«, der authentisch aus Banken stammt, die überfallen wurden, bewaffnet, versteht sich, benutzt Weinand auch für seine ersten Tische. Die späteren, desgleichen die Lampen, scheinen allzeit bereit zur martialischen Attacke, wie gefährliche Raketen drohen sie von der Decke zu sausen. Auch die Keramik-Kreationen

der Gruppe »Cocktail« wirken so kaputt, als hätten sie den letzten Bombenangriff nur um Haaresbreite überstanden.
Viele dieser Objekte erblickten mangels Industrieaufträgen nur als Unikate das Licht der Welt; der Designer hatte selbst Hand angelegt, auch wo es zu Klein-Serien kam. Und schon entspann sich ein theoretisches Scharmützel. Die Puristen unter den Design-Theoretikern wollten den Kreationen der neuen Art die Bezeichnung ›Design‹ überhaupt entziehen, weil sie nicht in industrieller Serienfertigung produziert seien.
Wie dem auch sei, was sich auf der Design-Szene der achtziger Jahre tat, war ein ästhetischer Befreiungsschlag mit noch unabsehbaren Folgen, die ästhetischen Faxenmacher mit ihren Gesten, Gebärden und Attitüden sind nach wie vor fleißig am Werk.

Jedoch: ohne ideologisches Unterfutter kam auch das Neue Design nicht aus. Bei näherer Betrachtung scheint gar, als würde die weltanschauliche Dekoration, die die Urheber, Produzenten und Interpreten immer mitliefern, sogar das ideologische Ambiente von Bauhaus & Co in den Schatten stellen. Glaubt man den Verheißungen der Designer und ihrer Dinge, dann verschafft ein Design-Objekt schlicht alles, vor allem das, was jenseits des profanen Alltags liegt: Identität und Sinnenlust, Erinnerung und Zukunft, Emotionen, Freiheit und Intelligenz, kurz, das Leben, sogar das ewige.
Um solches zu leisten, mußte das Design vom banalen Gebrauchs- zum hehren Kult-Gegenstand emporstilisiert werden. Denn nur in den höheren Sphären des Kults herrschen jene magisch-mythischen Kräfte, die den Transfer der verheißungsschweren Attribute, die das Objekt auszeichnen, auf den Besitzer ermöglichen.
Die Spiritualisierung des Design-Objekts, die ins Mythisch-Mystische will, gelingt freilich nur, wenn die Dinge vom Ruch des profanen Gebrauchs befreit, wenn die Produktionsbedingungen, denen sie ihre Herstellung verdanken, vergessen und sie selbst in die zweckfreie Sphäre der Kunst befördert werden. Dieser Prozeß wurde im vergangenen Jahrzehnt von Autoren, Herstellern und Museumsleuten forciert. Die Absage an Nützlichkeit und Funktionalität war nur ein erster Schritt. Sie alle dichten in wahrhaft poetisch-philosophischen oder auch psychoanalytischen Rösselsprüngen dem Design einen kulturellen Heiligenschein an, auf daß es in den höheren Sphären der Kultur auferstehe als gefeierter Fetisch (des Konsumismus).
Die Reinkarnation eines Dinges als legitimes Wesen im Reich der Kultur geschieht bekanntlich am wirksamsten mittels musealer Weihen. Das Museum, monierte zwar André Malraux, sei die Institution, die zuallererst Kulturgüter banalisiere. Es verwandele Götter zu Statuen, zu Skulpturen, zu

Kunstwerken. Dem Profanisierungsakt läuft freilich immer auch eine Heiligsprechung parallel. Es ist und bleibt das Museum jene Instanz, die menschliche Werke zu Kunstwerken, zu Kulturgütern nobilitiert.

Zunehmend erfuhren die schlichten Gebrauchsgüter diese museale Weihe. Nicht in ethnologischen oder Kunstgewerbe-, sondern in Kunstmuseen. Kaum eines, das nicht auch eine Design-Abteilung unterhält, kaum eines, das nicht von Zeit zu Zeit Design-Ausstellungen präsentiert. Mit Macht zieht die Alltagskultur in die Tempel der abendländischen Hochkultur ein. Derart geadelt, besetzen Stühle, Gabeln und Messer nicht nur Feuilletonseiten und ganze Kapitel in Kunstzeitschriften, sie haben sich auch auf der *documenta* eingenistet. Und schon gibt es spezielle Design-Museen, in London und Weil am Rhein.

Einst zum Mauerblümchendasein als Gebrauchskunst verdammt, als niedere Schwester der Hohen Kunst verhöhnt, als Kunstgewerbe deklassiert, emanzipiert sich die zum Design mutierte Alltagskultur zunehmend und beansprucht einen Platz neben der Hochkultur. Die Folge ist einerseits eine Aufweichung des traditionellen Kunstbegriffs, andererseits wird dem Design in diesem Prozeß eine geradezu auratische Kraft zugesprochen.

Der König der Küchenaccessoires, die italienische Firma Alessi, deren Produkte, ob Pfeffermühle oder Wasserkessel, Salatschüssel oder Brotkorb, in den Küchen oder auf den Tischen der Design-Freaks in aller Welt nicht nur präsent, sondern geradezu ein »must« sind, gibt ein gutes Beispiel für das, was auf der Design-Szene der letzten Jahre passierte. Alberto Alessi, seit 1970 Chef des Unternehmens, schildert in einem Aufsatz seine Firmenphilosophie, derzufolge der Design-Produzent heute als anthropologischer Kulturarbeiter anzusehen ist.[6]

Bereits seit den fünfziger Jahren war Alessi einer der Führer auf dem Sektor der kleinen Metallobjekte für das Haus. Ursächlich für den weltweiten Erfolg war, nach Alessis Analyse, nicht nur das in Fertigung und Funktion perfekte Produkt, sondern auch seine ästhetische Qualität. Unter seiner Leitung machte die Firmenpolitik jedoch einen qualitativen Sprung, kam damit endgültig an die Weltspitze, weil »ich die spezielle Betonung auf die kulturelle Qualität der Produkte legte«.

Mit diesem Verständnis von Design als Kultur-Faktor, das die anderen italienischen Design-Fabriken teilten, habe man sich entschieden von der Großindustrie abgesetzt, welche Design weiterhin als bloßes Marketing-Instrument verstehe, eine Einstellung, die absolut ungenügend sei, »allenthalben sieht man das Ergebnis; Produkte, die anonym, emotionslos, unpoetisch sind. Klassisches Beispiel ist das Auto, heute gleichen sich alle, eines ist die Kopie des anderen. Absolut ohne Innovation unter dem Aspekt der ästhetischen Recherche.«

Selbstverständlich ist Alessi bewußt, daß auch die Design-Fabriken im kapitalistischen Umfeld arbeiten, daß sie »einen Fuß im Markt haben müssen«. Ihre Aufgabe ist jedoch von höherer Art, sie sind überzeugt, »daß ihre Daseinsberechtigung darauf beruht, daß sie zum zivilen und kulturellen Wachstum der Gesellschaft und zur ästhetischen Sensibilisierung der Leute beitragen. Design ist in dieser Haltung viel nobler aufgefaßt, nämlich als Kunst und Poesie.« Folglich sind diese Firmen eigentlich »ästhetische Forschungslabors«, die überdies überzeugt sind, »daß die traditionelle Lokalisierung des Design zwischen hoher und niederer Kunst sich künftig als zu beschränkt erweisen wird. Das Design hat vielmehr augenblicklich eine historische Option ... jene nämlich, eine autonome Position innerhalb der gegenständlichen Künste einzunehmen.«

Zum Schluß daher Alessis Forderung, das wahre Design(objekt) nicht nur nach der ästhetischen Elle, nach kommerziellem Erfolg oder technologischer Innovation zu messen, »es hat darüber hinaus bisher unerforschte Werte anthropologischer und kultureller Natur«.

Während Alberto Alessi seine Arbeit als kulturelle Forschungsarbeit einstuft und das Design auf dem Weg zur autonomen Kunstform sieht, geht Rolf Fehlbaum noch einen Schritt weiter. Seine Firma Vitra ist auf dem Bürosektor, was Alessi für die Küche ist: weltweit führend. Beide engagieren berühmte Namen für ihr Produkt-Design, die Produkte wiederum avancieren geschwind zu Pretiosen der Branche. Fehlbaums Design-Politik läuft dabei zweigleisig. Neben dem normalen Büro-Programm gibt es die Vitra-Edition, exquisit-experimentelle Stuhl-Kreationen, die Fehlbaum fast zum Guru der Branche werden ließen. Wo immer er einen neuen Designer entdeckt, folgt ihm der Fachhandel und mit ihm die Kundschaft. Fehlbaums ästhetisches Credo: »Alles, was nicht authentisch ist, was aufgesetzt, nachgeahmt, kompromißlerisch, anbiedernd ist, liegt jenseits unserer Toleranzgrenze.« Die Vitra-Edition versteht sich als Design-Förderung und -Entwicklung, als kommerzielle wie kulturelle Unternehmung.

Die kulturelle Ambition hat Fehlbaum noch potenziert. Da sein Thema der Stuhl ist, hat er eine einzigartige Sammlung von Stühlen zusammengetragen. Für diese Stuhlgeschichte des 20. Jahrhunderts ließ er ein Museum bauen, für das der amerikanische Architekt Frank Gehry einen spektakulären Bau entwarf. Als das Vitra-Stuhlmuseum seine Tore öffnete, pilgerte die ganze internationale Design-Fan-Gemeinde nach Weil am Rhein.

Anläßlich der Eröffnung des Museums gab Fehlbaum der Zeitschrift *form* ein Interview, in dem er sein Engagement fürs Design erläuterte.[7] Als er den

Familienbetrieb 1984 übernahm, war die Aufgabe zunächst weniger kulturell: »Wir hatten einen enormen Nachholbedarf an Imagebildung und zugleich, eben, weil Vitra noch kein Begriff war, einen großen Freiraum, intensiv Dinge in Angriff zu nehmen. Wir mußten in kurzer Zeit eine Marken-Bildung schaffen.« Unter dezidierter Einsetzung von Design als Profilierungsmittel und -medium gelang das vorzüglich.

Das Museum, so Fehlbaum, hat für die Firma eine doppelte Bedeutung, nach innen und außen: »Der Außenstehende sieht: hier arbeiten Leute, die die gesamte industrielle Möbelentwicklung vor sich haben und die ihr Handwerk verstehen. Für die eigenen Mitarbeiter wiederum bedeutet es eine Schulung und eine Einbindung in eine Corporate Culture, in der der Innovationsgedanke eine zentrale Rolle spielt. Jedes Objekt in diesem Museum war einmal eine Innovation, und so drückt das ganze Museum eine Idealisierung der Innovation aus.« Fehlbaum betont, daß er kein traditionelles Firmenmuseum wollte, »aber auch kein abgehobenes Museum, wo Design als Kunst dargestellt wird. Design ist anders als Kunst, auch wenn die guten Dinge im Design aus denselben Gründen gut sind wie große Kunst. Wir wollen Design nicht wie Kunst zelebrieren.« Dennoch: die frühen Prototypen und Klassiker, aber auch die jüngsten unorthodoxen Kreationen – aufs edle museale Podest gehoben, erhalten sie eine Aura, die sie unweigerlich in die Domäne des Kults entrückt.

Ein halbes Jahr zuvor, im April 1989, war in London das erste Design-Museum der Welt eröffnet worden. Nicht von ungefähr steht als Ideenlieferant und Geldgeber auch hier ein erfolgreicher Möbelfabrikant im Hintergrund: Terence Conran. Das Design-Museum, so die Eigenwerbung, will zeigen, »wie Design zur Verbesserung der Lebensqualität beiträgt«; ferner will es das unbekannte Wesen, »den Alltag, erklären und erläutern«.

Der erste Museumsdirektor, Stephan Bayley, inszenierte zur Premiere eine provokative Ausstellung mit dem Titel »Kultur und Kommerz«. Im Handstreich wischte er damit jedwede Unterstellung kulturkritischer Art vom Tisch, welche womöglich kommerzielle Interessen bei diesem Museumsprojekt am Werke sah. Das heißt, er beantwortete die alte Gretchenfrage, ob Design eher dem Kommerz oder der Kultur zuzurechnen sei, gut postmodern salomonisch: beiden Bereichen. Denn es gebe kaum einen Unterschied mehr, der Kommerz habe ohnehin die Sphäre der Hohen Kultur durchdrungen, beide Sphären seien auf dem Wege der Annäherung, das Kaufhaus als Warentempel und das Museum als Musentempel dürften schon bald identisch sein, mithin kein Grund, dem Design die kulturelle Weihe zu verweigern.

Zwar kritisierte Bayley den Design-Kult und die profanisierte Gleichsetzung des edlen Begriffs Design mit Etiketten wie »de luxe«, »turbo« oder »S-Klasse«, gleichbedeutend mit teuer, edel, exklusiv. Die klischeehafte Benutzung des Begriffs Design habe außerdem zu dem fatalen Kurzschluß geführt, daß ästhetische Wahl als Meßlatte für gesellschaftliche Hierarchie gelte – dennoch webt und wirkt das Museum an diesem Trend eifrig mit. Nicht nur, indem es die Dinge des Gebrauchs mit musealer Weihe umgibt, sondern auch, indem es die neueste Produktpalette präsentiert. Wenn es zutrifft, daß die Rolle der Museen stets darin bestand, »ästhetische Standards zu fixieren, gegen Chaos und Anarchie, die im Alltag herrschen«[8], dann macht Bayley das Museum mit seiner Hitparade der Novitäten zum dreidimensionalen Warenkatalog für die höheren Stände, zu sozusagen durch museale Experten kulturell abgesicherten Verbrauchertips.
Ausstellungen dieser Art sind im übrigen kostensparend, da die Firmen ihre Produkte für solche Zwecke gern und gratis zur Verfügung stellen.

Zu einsamer Spitze gelangte das Bemühen, Design zum Heilsstifter mit kultureller Mission zu stilisieren, kürzlich in einer großen Ausstellung, die das CCI, das Centre de la Création Industrielle, im Pariser Centre Pompidou organisiert hatte und die sich derzeit noch auf Europa-Tournee befindet. In wahrhaft mythisch-theoretischen Rösselsprüngen wurde hier das neue Mobiliar zu Kultur- und Kultobjekten aufgewertet, die als Identitätsstifter und Freiheitsgaranten funktionieren, gar die Bewältigung der Zukunft sichern sollen.
Unter dem Titel »Kapitalen des Design« wurden bunte Gestaltungsblüten aus Mailand, Madrid, Paris und Düsseldorf vorgestellt. Vorangegangen waren bereits Panorama-Blicke auf das Neue Design von Berlin und London. In Auswahl und Präsentation war das fraglos eine gelungene Schau, ein europäischer Überblick. Doch die Ausstellung wollte nicht nur über die ästhetischen Novitäten aus den regionalen Metropolen informieren, sondern auch über die Paradigmen und Pathosformeln, die sich dahinter verbergen.
Das Neue Design, so lautet zunächst die Information, ist urbaner Natur, es entsteht in Metropolen. Zugleich entwickeln sich diverse regionale Dialektsprachen. Diese Design-Dialekte (Rheinisch, Pariserisch, Mailändisch etc.) unterscheiden das auch als »zweite Moderne« titulierte Neue Design von der ersten Moderne, deren Kennzeichen gerade der Internationale Stil war. Das Neue Design zerstört mithin die überkommene Einheitssprache zugunsten einer Polystilistik. Vom Neo-Primitivismus über den Dadaismus bis zum Bolidismus (Geschwindigkeitswahn), von der Theatralik bis zum Bru-

talismus, von der Exzentrik bis zum Minimalismus – wie bereits bei den »Gefühlscollagen« ist alles vorhanden und lebt in friedlicher Koexistenz. Supergestylte Objekte neben urigen Unikaten, Rokoko-artiger Kitsch neben brutalistischem Rost- und Eisenlook, Objekte höchsten technischen Standards und solche, die sich anarchisch-primitiver Züchtung verdanken, für jeden etwas, für den Salon und für den Loft, für den Philosophen und den Frisör.

Soweit die Information, nun die Botschaft. Die ideologische Inszenierung der Waren und Produkte, die François Burkhardt und Andrea Branzi im Katalog vornehmen, ist vielleicht die schönste Design-Kaprice: »Das Neue Design ist mehr als nur ein neuer Stil, vielmehr handelt es sich um verschiedene Haltungen gegenüber den Transformationen der postmodernen Gesellschaft«, heißt es da, und: »Das Neue Design formuliert einen totalen Bruch mit der Vergangenheit, jedes Produkt versteht sich als Manifest.«[9]

Sottsass sagte der Botschaft ade – hier kehrt sie in Manifestform wieder. Diese Welt des Neuen Design, so beschwören es die Design-Deuter, geht uns alle an. Mag sie noch so marginal oder elitär erscheinen, sie ist der Fundus, der kulturelle Identität verheißt und sichert. Ja, nur wer die Lektionen des Neuen Design recht begreift, ist für die Welt von morgen gewappnet, denn jenseits des Neuen Design herrschen lediglich »Obskurantismus, Regression und neues Mittelalter«.

Wer Angst hat vor der großen Gleichmacherei eines vereinten Europa, wenn einst nur noch eine Sorte Geld, eine Sorte Steckdosen, alles einheitlich genormt und somit europäisch nivelliert ist, der halte sich ans Design, denn der neue Regionalismus trägt das Banner der kulturellen Unterschiede. Wenn womöglich europaweit nur eine Einheitssprache erklingt, dann flüstern die Objekte zu Hause doch ihre Dialekte, Design wird somit zum regional-kulturellen Rettungsanker, eine Rolle, welche die Hohe Kunst, da offenbar zu international geworden, nicht mehr zu spielen vermag.

Design funktioniert nach dieser Interpretation nicht nur als kultureller Identitätsstifter; auch als Freiheitsgarant ist es von Nutzen. Das Design, wir wissen es bereits, hat sich von allen alten Zwängen befreit, kein rationales Korsett engt es mehr ein, das Irrationale kann erblühen. Über diese Befreiung des Design soll auch der Nutzer frei werden. »Freiheit durch das Objekt«, lautet ernsthaft die neue manifeste Botschaft.

Die Übertragung der Freiheit vom Objekt auf den Besitzer muß dem magischen Zauberakt gleichen, dem sich der Transfer der auratischen Kraft einer Reliquie auf das Andachtsbild verdankt. Die Heiligkeit der Reliquie läßt sich bekanntlich nicht nur ohne Verlust auf das Kultbild übertragen, letzteres kann auch beliebig vervielfältigt werden, wie die Kunstgeschichte des Mittelalters lehrt. Das Erfahren der heiligen Wirkung setzt freilich den »frommen« Betrachter voraus, der zudem ein »Kenner« der Heilsgeschichte sein muß. Ähnlich hat man sich wohl das Design-Universum vorzustellen: eine Gemeinde von eingeweihten, initiierten frommen Connaisseurs, die die erlösende, befreiende Kraft im Stuhl oder im Sofa erkennen.

Wie kaum eine andere Designer-Figur hat der Franzose Philippe Starck Design-Kult und Design-Mythos in seiner Person vereinigt. Zu Weltgeltung kam er durch eine »Kulturinitiative«. Frankreichs Kulturminister Jack Lang beauftragte ihn, das Büro von François Mitterrand neu zu gestalten sowie Wohnung und Büro des Ministers selbst. Der Weltruhm folgte auf dem Fuße; der Sessel, für den Präsidenten entworfen, ging als »Mr. President« in Serie. Inzwischen arbeitet Starck für die berühmtesten Firmen in Italien und Japan und kann u. a. als Erfinder des abgewinkelten Spreizbeines gelten. Seine Möbel, aber auch die Kerzenhalter, die Zitronenpresse, Lampen und Zahnbürsten, die er in unermüdlicher Kreativität auf den Markt bringt, tragen stets seine unverkennbare ästhetische Handschrift und werden im Nu als Kultobjekte akzeptiert. Diese Produkte kommen nicht als triviale Einrichtungsgegenstände auf die Welt, sondern als »Persönlichkeiten« mit Namen; etwa als »Dr. Sonderbar« oder »Welttheater« oder »Ray Noble« oder »Ara«.

Wie kein anderer wurde Starck mit seinen extravaganten Kreationen stilprägend, sein Einfluß auf die internationale Design-Szene ist enorm, schon kann man die Imitatoren als jene der ersten oder der zweiten Generation klassieren. Starcks Formsprache hat sich, wenn auch in verharmloster Gestalt, bis in die Kreationen von IKEA fortgesetzt. Durch diese Langzeitwirkung, die noch nicht beendet ist, wurde Starck nicht nur zum Helden oder Star, er wurde zum Phänomen.

Starck ist zugleich der vielleicht pfiffigste unter den Neuen Designern, Weltmeister auch, was die »Medialität« betrifft. Als Verkünder läuft er durch die Kontinente. In Interviews, Fernsehsendungen, Vorträgen kündet er von seinen Visionen, die er mit gestylten post-lacanianischen Begründungen verbreitet. Anläßlich seiner ersten Ausstellung, 1985 in Genf, gab er ein Interview[10], in dem er nicht nur zeigte, daß er seinen Bourdieu gelesen hatte, der ihm sagte, welche Statusattribute welche Käufer erwarten; er hat diese Kenntnisse flugs mit Freud, Foucault und Barthes zu einem ideologischen Ambiente vermixt, in dem seine Produkte erst in all ihren semiotischen, strukturellen und existentiellen Dimensionen zu ihrem Auftritt kommen.

Zunächst bezeichnet er seine Arbeit bescheiden als Dienstleistung, »ich schaffe im Dienst der Menschen«, doch dann eröffnet er: »Ich vertrete einen neuen Funktionalismus, jenen, der die Möbel zu ›Sinn-Trägern‹ macht.« Im Detail heißt das: »Freud, Lacan und Barthes haben zu einem neuen, *erleuchteten* Funktionalismus geführt, in welchem das Gefühl, der Sinn, die Bedeutung, das Symbol, selbst das Nicht-Gesagte als Parameter enthalten sind, so wie früher Komfort, Preis oder Größe eines Möbels ... Ich weiß wohl, die Leute kaufen Designer- oder Autoren-Möbel als Flagge, mit der sie demonstrieren, zu welchem sozialen Stamm sie gehören, zu welcher Gattung ..., und was mich betrifft, ich bemühe mich, die Möbel maximal aufzuladen mit Zeichen, Signalen und kultureller Repräsentation.«
Dann kommt Starck auf die wahre Aufgabe des Designers zu sprechen: »Der Designer muß Sinn geben, mehr noch, und das versuche ich zu tun, er muß die Konsommation moralisieren, das ist schwieriger, aber genau darin besteht ein Teil meiner Mission.« Es folgt ein Satz, der fast der Philosophie und dem Erfolgskonzept der Firma Braun entspricht: »Ich präzisiere, man kann nicht nur Zeichen konsumieren, sondern auch Intelligenz, ich spreche nicht von meiner eigenen, sondern von der Intelligenz des Produkts.« Wenn er dann zwei Jahre später dem *Spiegel* verrät: »ich will die Intelligenz beliefern«, spricht er nicht nur aus, was andere in teuren Werbekampagnen vertuschen, er hat damit auch ein ideales Käuferporträt designt, in dem sich jeder gern wiedererkennt. Von Dieter Rams trennen ihn freilich Welten, denn Starck will den »sprechenden Gegenstand« entwerfen. »Ich bestehe darauf, daß alle meine Objekte einen *discours* haben, der kann durchaus humoristisch oder auch sozialkritisch sein.«
Da er offensichtlich der Sprache der Dinge allein nicht vertraut, liefert er mitunter in der Gebrauchsanweisung eine Übersetzung mit, die man durchaus auch als Glaubensbekenntnis lesen kann; zum Beispiel spricht die Lampe ARA: »Ich glaube, der einzige Nutzen, den wir heute als Designer bringen können, ist Emotionen zu fördern, vermittelt durch Poesie. Denn, selbst wenn es richtig ist für eine Lampe, daß sie Licht geben soll – ein funktionaler Aspekt – es gibt immer Tausende von Lampen, die diesen Zweck erfüllen ... Heute müssen wir die Objekte zum Leben erwecken. Diese Lampe ist eine kleine Person, eine charmante kleine Elfe, so wie sie im Märchen existiert. Sie hat etwas von der kollektiven Erinnerung an jene Zeit, als wir von diesen Elfen hörten, vielleicht selbst alle Elfen waren. So ist sie wie ein hübscher, kleiner Freund.«
Permanent, so verriet Starck in einem Vortrag[11], analysiert er auch seine Käuferschaft. Freimütig gab er Auskunft: »Ich weiß sehr wohl, daß viele Leute meine Entwürfe nicht kaufen, um sie zu benutzen, jedenfalls nicht so,

wie von mir geplant. Ich weiß z. B., daß der Stuhl ›Dr. Sonderbar‹ meistens ins Entree gestellt wird, als Mantelablage, damit der Besuch bereits bei der Ankunft weiß, hier wohnt jemand, der einen ›Philippe Starck‹ hat.«
Der Designer hat nichts einzuwenden gegen diese Zweckentfremdung. Auch eine andere Umfunktionierung münzt er um in Eigenwerbung. Da Starck demokratische Ideale vertritt, hat er regelmäßig Möbel für ein großes Versandhaus entworfen, auf daß auch Intelligenz mit weniger Geld Starck-Möbel erwerben kann. »Das Versandhaus hat mir verraten, daß die Design-Fans die Katalog-Objekte waggonweise bestellen und – in Garagen lagern. Dort läßt man sie warten, bis die Preise steigen, um sie dann mit Gewinn zu verkaufen.«
Wo Philippe Starck öffentliche Räume, Restaurants, Cafés, Hotels eingerichtet hat, wird der Raum zum theatralischen Ereignis. Das Design-Erlebnis ist total, setzt sich fort bis aufs stille Örtchen, wo Waschbecken, Händetrockner und Toilettenpapierspender veritable Kleinplastiken mit offensivem Kunstcharakter sind. Auf der Herrentoilette (wurde mir berichtet) wird Pinkeln zur Performance. Vor einer gebürsteten Stahlwand rauscht, wenn dagegen uriniert wird, ein mächtiger Wasservorhang nieder.
In den Hotels, die Starck kunstvoll bis ins kleinste Detail konzipierte, vom Lichtschalter bis zum Kopfkissen, ist alles derart zum Gesamtkunstwerk arrangiert, daß längst nicht mehr von Mißachtung des Funktionalismus gesprochen werden kann: Vieles ist absolut unpraktisch. Das Hotel »Paramount« in New York wurde spontan zur Pilgerstätte vor allem deutscher Design-Freunde. Dort sind u. a. die Fahrstühle so künstlerisch beleuchtet, daß es unmöglich ist, in diesem Dämmerlicht den richtigen Knopf für die gewünschte Etage zu finden. Doch niemand empört sich. Man nimmt sein Feuerzeug zu Hilfe und amüsiert sich. Das ist die Personalisierung der neuen Art. Womöglich beruht die allgemeine Faszination in der Tat auf dem Manko an Amüsement, das der alte, nicht erleuchtete Funktionalismus in seiner puristischen Form bot.
Ein anderer Star der Szene mit starker Tendenz zur Kultfigur ist der Schweizer Architekt Mario Botta. Seine Entwürfe, im Nu zu »Klassikern« promoviert, sind geprägt von einer puristischen, minimalistischen Ästhetik, gekoppelt mit High-Tech. Sie sprechen eine ästhetische Sprache, die dem Computerzeitalter entspricht, und doch ist ihre Seele verbunden mit den Ideen des Bauhauses, mit Le Corbusier vor allem. Trotzdem, auch für den Tessiner gilt das Credo der absoluten Priorität der Funktion nicht mehr, er sagt, »man sitzt auch mit den Augen«, und ketzerisch fügt er hinzu: »Komfort gibt es nicht, Bequemlichkeit ist das Alibi der Verkäufer.«[12] Obwohl er sich zu den Ideen der Moderne bekennt, was seine praktische Arbeit betrifft, seine De-

sign-Philosophie entschwebt ins Theologische, klingt stark nach Überlebensstrategie. Wie mit seiner Architektur will er dem Menschen auch mit seinen Möbeln beim »existentiellen Fußfassen« helfen, und, der Designer wird fast zum Priester: »Ich entwerfe z. B. einen neuen Stuhl, warum, wo es doch schon 50 000 Modelle gibt? Es ist also nicht die Funktion des Stuhls, die sich ändert, sondern unsere Art und Weise, den Stuhl zu sehen. Folglich hat der Mensch das Bedürfnis, die Objekte des täglichen Gebrauchs immer wieder neu zu entwerfen. Das ist eine Façon, sich lebendig zu fühlen, der Banalität des Lebens zu entgehen und, letztlich, die Zeit und den Tod zu besiegen.« Nicht nur ein besseres, der Banalität enthobenes, sondern sogar ein ewiges Leben, das ist die Botta-Verheißung.

Auch die Welt des Design hat ihre Mozarts: ewig jung und ewig aktuell. Im Zuge der allgemeinen Design-Euphorie erlebten die Pioniere der Moderne eine unverhoffte Renaissance. Die avantgardistischen Entwürfe von Le Corbusier, den Wiener Werkstätten und Hoffmann, von Mackintosh und Eileen Gray, von Frank Lloyd Wright und El Lissitzky, Rietveld, Marcel Breuer u. a. werden aufs neue produziert; diese Remakes wurden zu »Klassikern« und zu Publikumslieblingen.

Sie alle tragen stolz – obwohl mittlerweile im Rentneralter – das Etikett der Avantgarde. Zwei Generationen (gut 60 Jahre) brauchte es immerhin, bis ihre ästhetische Sprache, die zu ihrer Entstehungszeit als zu avantgardistisch galt, akzeptiert worden ist. Paradox: der Stahl-Chrom-Appeal wird als »zeitgenössisch« verstanden und geschätzt! (Diese Verzögerung ist uns aus der Hohen Kunst bekannt, bei van Gogh waren es 100 Jahre.) Die offensichtliche Ungleichzeitigkeit stört niemanden, ja, sie wird zum ewigen Wert uminterpretiert, zur »Zeitlosigkeit«, durch die sich Kulturgüter von profanen modischen Erscheinungen abheben.

Der späte Boom der Möbel aus den zwanziger Jahren führte zu einer Verbreitung, die sich ihre Erfinder nicht hatten träumen lassen, und das stört natürlich die jungen Designer. Es geht schließlich u. a. um Marktanteile. Aber die Polemik findet auf ideologischer Ebene statt. Mit scharfem Geschütz, selbst der Kitschvorwurf fehlt nicht, wird auf die Pioniere geschossen, die dem Neuen Design zumindest eines voraushaben: Sie müssen sich nicht erst zu Kunstwerken verklären lassen, zumindest einige unter ihnen wurden offiziell, von Juristen, zu solchen erklärt. Deutsche Richter attestierten diesen Möbeln den Kunstcharakter und damit den Schutz des Urheberrechts, das bis 70 Jahre nach dem Tod des Urhebers gilt und eigentlich nur Werken zweckfreier Kunst zugesprochen wird. Der normale Design-Schutz (sinnigerweise »Geschmacksmuster«-Schutz genannt) gilt nur fünf

Jahre ab Einreichung beim Patentamt und kann maximal auf 20 Jahre verlängert werden.
Seiner Wut auf die Verklärung der Klassiker machte Christian Borngräber in diversen Artikeln Luft, wobei er nicht die Möbel, sondern die Käufer attakkierte: »Welcher Zeitgenosse, der sich für aufgeklärt hält, lächelt nicht über Möbel, die Gütesiegel tragen in der Art von ›Stilmöbel – originalgetreu, nach altem Vorbild gefertigt‹? Er wendet sich mit Grausen, geht nach Hause, knipst das erst vor kurzem gekaufte Replikat der ›Bauhaus-Lampe‹ an, nimmt auf einer ›Corbusier-Liege‹ aus laufender italienischer Fabrikation Platz ... Rückwärtsgewandt setzt man sich mit der Moderne auseinander.«[13] Borngräber bilanziert schimpfend: »Es kann nicht oft genug wiederholt werden, daß es völlig egal ist, ob man nun seine Wohnung in Tuntenbarock oder Bauhausstil einrichtet. Nur an den Oberflächen unterscheiden sich beide Wohntrends, darunter verbirgt sich die Sehnsucht nach gestern.«[14]
Ein weiterer nicht unerheblicher Aspekt der Nostalgie-Welle, die den Klassikern gilt, kommt hinzu: der utopisch-demokratische Anspruch, mit dem diese Entwürfe einst in die Welt traten, wird, das ist das Fatale an der aktuellen Faszination, eingefroren. Sie werden rezipiert als pure ästhetische Erscheinungen.
Eine Designerin von damals lebt noch: Charlotte Perriand, frühere Mitarbeiterin Le Corbusiers, Mitautorin der Möbel, die sich in Wahrheit einer Designer-Troika verdanken, Dritter im Bunde war Corbusiers Cousin Pierre Jeanneret. Charlotte Perriand verteidigt engagiert die Replikate und Reeditionen: »Es ist immer das Problem der Avantgarden, daß sie ihrer Zeit voraus sind. Als wir unsere Möbel kreierten, haben wir sie nicht verkaufen können. Man verlachte sie als Krankenhausmöbel. Heute dagegen, gut 60 Jahre später, sind sie begehrt. Das heißt, sie haben erst heute ihr Leben. In gewissem Sinn sind sie natürlich überlebt. Aber, wenn sie nicht reediert würden, hätten sie überhaupt nie ein Leben gehabt. Das schließt nicht aus, daß heutige Designer im heutigen Geist mit den heutigen Materialien Zeitgemäßes schaffen, das ist sogar sehr wichtig.«[15]

Da geht einer ketzerisch durchs Land, der weder hören will, was die Dinge sagen, noch das, was die Designer behaupten. Ihm ist das alles ein »unverständliches, kokettes, angestrengt dekonstruktives Kauderwelsch, das allerdings nicht an jedermann gerichtet ist, sondern nur an diejenigen, die viel Platz in ihren weitläufigen Villen haben und sehr viel Geld, zum Beispiel 17 000 Mark für einen Sekretär mit Schmetterlingsflügeln, die nicht verraten, wozu sie taugen ... zum Schreiben und für die Knie ist kaum Platz.«[16]

Manfred Sack, der *Zeit*-Architekturkritiker, blickt mit nüchternem Verbraucherblick auf die Dinge und testet tatsächlich ihre Gebrauchsüchtigkeit, sein Urteil: »Man sieht Stühle mit harten Sitzen und dünnen Stahlrohrlehnen, die das Kreuz belästigen, und Sitzapparate, stahlglatt und stahlhart wie Tragflächen, wenngleich ungewölbt, weil der Respekt der Designer vor zu tragenden Gesäßen weniger groß ist als der der Flugzeugkonstrukteure vor der tragenden Kraft der Luft.« Kurz, er fühlt sich »an der Nase herumgeführt«. Jemand, der schon 1870 über modische Exzentrik stöhnte, dürfte dem Design-Muffel aus der Seele sprechen: »Wir sind entzückt, wenn wir unter all den wohlfeilen Herrlichkeiten, diesem falschen Geschmack und falschen Luxus eine sauber gearbeitete Bank finden, einen ordentlichen Tisch aus Eichenholz, der gerade auf seinen Beinen steht, wollene Gardinen, die wie Wolle aussehen, einen bequemen und soliden Stuhl, einen Schrank, der sich gut öffnen und schließen läßt ... Hoffen wir auf eine Rückkehr zu solchen gesunden Ideen, und daß wir im Bezug auf Möbel wie auf alle anderen Dinge wieder begreifen lernen: guter Geschmack besteht darin, zu zeigen, was man ist, und nicht, was man sein möchte« (Viollet-le-Duc).

Die Design-Gemeinde, im Kult vereinigt, will offenbar gerade das nicht. Im Zeitalter der großen Simulation ist die Suche nach der eigenen Persönlichkeit nicht aktuell, sie »stellt sich dar« in Gestalt von Symbolen. Mit kultischen Attributen aufgeladen, ist das Designer-Mobiliar vielleicht die sublimierteste Form verfeinerten Statusdenkens. Im Pfeifen auf die Funktion manifestiert sich eine ästhetische Lebenshaltung, die, wie Pierre Bourdieu analysierte, immer Kennzeichen der privilegierten Klassen war. Der Erwerb eines Gebrauchsgegenstandes als purer ästhetischer Erscheinung demonstriert und symbolisiert Freiheit von ökonomischen Zwängen, somit Abstand zu den ahnungslosen Massen, denn nichts unterscheidet die Klassen strenger voneinander als »die Setzung des Primats der Form gegenüber der Funktion, der Modalitäten (und Manieren) gegenüber der Substanz«, und »nichts hebt stärker ab, klassifiziert nachdrücklicher, ist distinguierter als das Vermögen, beliebige oder gar ›vulgäre‹ ... Objekte zu ästhetisieren, als die Fähigkeit, in den gewöhnlichsten Entscheidungen des Alltags – dort, wo es um Küche, Kleidung oder Inneneinrichtung geht – und in vollkommener Umkehrung der populären Einstellung die Prinzipien einer ›reinen‹ Ästhetik spielen zu lassen«.[17]

Unter diesem Aspekt erscheint die geradezu kämpferische Absage der Neuen Designer an alles, was mit Funktion zu tun hat, als Programm im Dienste eines sublimierten Statusdenkens; der Geheimcode der kultischen Verheißungen kann allein von Eingeweihten entschlüsselt werden.

»Wenn ich sitze, will ich nicht
sitzen, wie mein Sitz-Fleisch möchte,
sondern wie mein Sitz-Geist sich,
säße er, den Stuhl sich flöchte.

Der jedoch bedarf nicht viel,
schätzt am Stuhl allein den Stil,
überläßt den Zweck des Möbels
ohne Grimm der Gier des Pöbels.«[18]

Nochmals Bourdieu (auch im Gedanken an den Bourdieu-Leser Starck): »Zur objektiven Distanz gegenüber der Sphäre des Notwendigen und gegenüber denen, die darin eingebunden sind, kommt jene beabsichtigte Distanzierung hinzu, mit der Freiheit sich verdoppelt, indem sie sich zur Schau stellt. Je mehr die objektive Distanz wächst, umso stärker wird der Lebensstil auch Ausfluß dessen, was Weber die ›Stilisierung‹ des Lebens nannte, d. h. eine systematische Konzeption, die die vielfältigsten Praktiken leitet und organisiert, die Wahl eines bestimmten Weins oder einer Käsesorte nicht minder als die Ausstattung eines Landhauses.«[19]

Lifestyle, würde man heute sagen. Es sind, die Angaben schwanken, ein bis vier Prozent der deutschen Wohnungen, die mit Designer-Möbeln ausgestattet sind, genauer gesagt: der deutschen Wohnzimmer, denn auch die avantgardistischsten Designer bleiben mit ihren Entwürfen ganz konventionell im Wohnzimmer, das sie wie 90 Prozent der Bevölkerung offenbar als den wichtigsten Raum ansehen (neue Wohnformen, neue Wohnaufteilungen wurden nicht entworfen, es wird nicht einmal darüber nachgedacht). In diesen Wohnzimmern fügen sich die Möbel, die den umgekehrten Weg gingen – zuerst ins Museum, dann zu den Menschen –, zu einem Interieur, das als Gesamtkunstwerk inszeniert wird. Und in dieser Inszenierung übernehmen die Dinge den Diskurs. Die »sprechenden Gegenstände« sind die eigentlichen Akteure, die Bewohner werden zu Statisten, zu eigenschaftslosen Wesen ohne Schatten.

»Das Interieur ist nicht nur das Universum, sondern auch das Etui des Privatmanns. Wohnen heißt Spuren hinterlassen«, sagt Walter Benjamin, »die Spuren des Wohnenden drücken sich im Interieur ab.«[20] Derart individualistische (Ein-)Prägungen sind nicht nur kein Ideal mehr, sie sind absolut unerwünscht. Im Streben nach der Wohnung als inszeniertem Gesamtkunstwerk kommt es zu neuartigen Perfektionen: Im französischen Fernsehen gab es früher eine Sendung, die unter dem Titel »Questions à Domicile« (Fragen zu Hause) Politiker zu Hause interviewte. Man sah, wie sie wohnten, und Fernsehstar Anne Sinclair stellte ihnen private und politische Fragen. Sie ging auch zu Jack Lang, dem Kulturminister, dessen prächtiges

Haus im historischen Marais-Viertel Philippe Starck eingerichtet hat. Alles war picobello, selbst in den Schränken alles tipptopp, fotografierbereit. Die Familie Lang wohnte seit etwa drei Jahren in diesem schönen, zeitgenössischen Ambiente. Dann entdeckte die Reporterin ein frühes Familienfoto und vermutete, daß das der einzige Gegenstand im Haus war, der von vor dem Umzug datierte. Fassungslos fragte sie: »Was haben Sie vorher gemacht?« Es war offenbar das gesamte frühere Mobiliar, rein alles ausrangiert worden. Der Haushalt Lang demonstriert eine aktuelle Tendenz, die darauf hinausläuft, daß die persönliche Vorgeschichte, die an den Dingen haftet, mit diesen auf die Müllhalde geworfen wird. Ein kleines, individuelles aber notwendiges Opfer für den Kult.

Wo die Funktion sich in Luft auflöst, einzig Form und ästhetische Erscheinung gelten, das Mobiliar mit den vielfältigsten Verheißungen getrüffelt ist, Rationalität als Mode von gestern beim Sperrmüll landet, da beginnt das Reich des Glaubens, der Religion, der Illusion. Ein Abtauchen ins Unpolitische ist nur die logische Konsequenz. Kürzlich bilanzierte Wolfgang Pehnt die sechziger Jahre, seine Diagnose: »Wer sich dem Ganzen fügte, durfte in seiner kleinen Welt tun und lassen, was er wollte. Auf der Parzelle im Stockwerkseigentum war Do-it-yourself erlaubt, ja erwünscht. Es half, die Illusion der Selbstverwirklichung zu bewahren. Veränderungen an der allgemeinen Einrichtung der Welt erschienen dem Bastler nicht mehr als dringend.«[21]

Dem Design-Fan auch nicht. Der Trend, Veränderungen ausschließlich innerhalb der vier Wände anzustreben (als Tapetenwechsel und Möbelrücken, auf dem Teller die neue Trennkost), hat sich in den achtziger Jahren noch verstärkt. Der Soziologe Alphons Silbermann macht in seiner neuen Untersuchung[22] als Haupttendenz beim Wohnen der achtziger Jahre einen »Zug zur Individualisierung« aus, wo doch eindeutig der verstärkte Rückzug ins Private gemeint ist. Der Design-Kult mit seiner Vielfalt an Formen und Verheißungen schafft die Illusion, Veränderungen selbst bestimmen oder dirigieren zu können, die Illusion von Veränderung überhaupt.

Anmerkungen

1 Zitiert nach: *Commerce and Culture. From pre-industrial art to post-industrial value*, hrg. von Stephan Bayley, London 1989, S. 85.

2 Ettore Sottsass, Manuskript, nicht veröffentlicht.

3 *Wohnen von Sinnen. Gefühlscollagen*, Düsseldorf 1986.

4 Zitiert nach: *Basler Zeitung*, 14.6.1986.
5 Alle weiteren Zitate: Katalog *Wohnen von Sinnen*, a.a.O.
6 Katalog der 2. internationalen Quadriennale des Design, Lyon 1991.
7 Interview Elke Trappschuh in: *form*, Nov. 1989.
8 *Commerce and Culture*, a.a.O., S. 61.
9 *Formes des Metropoles. Nouveaux Designs en Europe*, Paris 1991, S. 15, und Pressetexte zu der Ausstellung.
10 Zeitschrift *Halle Sud*, Genf 1985.
11 Vortrag bei Sotheby Genf, 1987.
12 Interview D. Bartels mit Botta, Lugano, März 1988.
13 Christian Borngräber (Hg.), *Berliner Design-Handbuch*, Berlin 1987, S. 7.
14 Christian Borngräber, a.a.O., S. 9.
15 Interview D. Bartels, Paris, Juli 1988.
16 *Die Zeit*, 2.2.1990.
17 Pierre Bourdieu, *Die feinen Unterschiede*, Frankfurt 1982, S. 25.
18 Christian Morgenstern, »Der Ästhet«, in: *Alle Galgenlieder*, Wiesbaden 1949, S. 252.
19 Pierre Bourdieu, a.a.O., S. 103.
20 Walter Benjamin, *Allegorien kultureller Erfahrung. Ausgewählte Schriften 1920-40*, Leipzig 1984.
21 *Frankfurter Allgemeine Zeitung*, 3.8.1991.
22 Alphons Silbermann, *Neues vom Wohnen der Deutschen (West)*, Köln 1991.

Beat Wyss
In der Kathedrale des Kapitalismus

Ich erinnere mich an einen Besuch des Fernsehturms auf dem Alex in Berlin. Damals war die Welt noch in Ordnung: symmetrisch zweigeteilt wie ein Menschengesicht. Die Besucherplattform auf der Spitze drehte sich langsam um die eigene Achse, so daß man die Stadt optisch ungeteilt betrachten konnte. Die Himmelsrichtungen waren an diesem wolkenverhangenen Tag astronomisch nicht auszumachen, urbanistisch aber waren Ost und West mit Leichtigkeit abzulesen – vor allem beim Dunkelwerden: Versanken die Straßen östlich in der Nacht, ging im Westen der Himmel der Lichtreklamen auf – *ex occidente lux* (als Krebsfigur zur Freimaurerweisheit). Um den Alex war zwar auch etwas Neon angemacht worden, in Pastellfarben: Wörter, Abkürzungen und Signets, die mir chinesisch vorkamen, obwohl ich den Buchstabengehalt entziffern konnte. Der Stadtteil, der keinen Markt kannte, sah sich gezwungen, wenigstens an der unmittelbaren Grenzlinie zur Systemkonkurrenz etwas Glitter anzulegen, um durch Eigenbeleuchtung das werbende Licht von drüben einzudämmen.

Friedliche Koexistenz von Propaganda und Reklame

Henry Ford produzierte nicht nur Autos am Fließband, sondern auch kaufkräftige Arbeiter. Der Kreislauf von Geld und Ware, bei Marx ein eher schaukelnder Antagonismus, wurde im Amerika des New Deal beschleunigt in der Zentrifuge des Massenkonsums, aus dessen Mischung schließlich jene anpreisend heitere Populärkultur der Nachkriegszeit hervorging. Osteuropa dagegen erbte vom Modernismus all das, was inzwischen so gründlich veraltet ist. Kulturgeschichtlich ist der Sozialismus der konsequenteste Versuch gewesen, die Moderne als schlüssiges Projekt zu realisieren. Die Kahlheit der Berliner S-Bahnhöfe – keine Plakate, nicht einmal Graffiti an der Wand! – verkörperte die real existierende moderne Erhabenheit: Funktionalität als Alpdruck. So gibt es nicht nur ökonomische, sondern auch ästhetische Gründe für das Scheitern des Sozialismus: Er mutete es den Menschen zu, auf das Heil zu warten im Fegefeuer eines bilderlosen Wartesaals, wo die entfremdete Arbeit nicht einmal im Konsum zum Schein aufgehoben wurde, sondern als abgewetzter technischer Sachzwang zu ertragen war.

Daß man die Menschheit maschinell und kollektiv beglücken solle, gehörte zum programmatischen Gemeingut der Avantgardekünstler. Dem eierschalengrauen Putz des Bauhauses sei es angekratzt: Demokratie war kein Hauptanliegen der »Weißen Götter«. Mies van der Rohe hätte dem Enthusiasmus der neuen politischen Bewegung gerne seine Visionen aus Stahl und Glas zur Verfügung gestellt; er ging nach Amerika, weil Hitler den Kitsch und Albert Speer vorzog. Für den Typus des »Conducteur« – was deutsche Übersetzungen etwas betulich zu »Elitemensch« abschwächen – wollte Le Corbusier seine Räume geschaffen sehen. Die Architekten der klassischen Moderne konnten sich durchaus anfreunden mit einem platonischen Autoritätsideal: Eine starke Führung ließ auf glanzvolle Repräsentationsbauten und unzimperliche städtebauliche Lösungen hoffen. Der Futurist Tommaso Marinetti träumte davon, im Rahmen von Mussolinis Regime die »artecrazia« zu verwirklichen, vergleichbar dem idealen Staat bei Platon, der von Philosophenkönigen regiert wird, die schon wissen, was gut ist für das Volk. Doch »das Volk« hat die ästhetische Maßregelung der Moderne mit der List des schlechten Geschmacks unterwandert. Ein sprechendes Beispiel dafür ist Gropius' Arbeitersiedlung in Dessau-Törten (1926-1928). Wer sie heute sucht mit den neusachlichen Architekturfotos im inneren Auge, wird an ihr vorbeiirren. Über den Flachdächern der weißen Wohnschachteln ist ein Bambuswald von Fernsehantennen gewachsen, und die Bandfenster sind eingefaßt von selbstklebenden Backsteintapeten. Ohne eigens nachgelesen zu werden, drang Robert Venturis Parole »Von Las Vegas lernen!« auch tief in den Osten ein.

Die Stadt braucht Leuchtreklamen als Dekorum ihrer Lebendigkeit. Das Erscheinungsbild einer blühenden Metropole besteht aus Fassadenflächen, einem Allover von Fenstern, innen beleuchtet und von außen farbig bestrahlt von kinetischen Lichtzeichen, komponiert im Sinne des Synthetischen Kubismus. Was die Städte Osteuropas so gespenstisch provinziell gemacht hatte, war ihr Mangel an Schein, buchstäblich gesprochen. Man war froh, wenn der Nachtzug einen dieser rußschwarzen Bahnhöfe in langsamer Fahrt durchdonnerte und man also doch nicht aussteigen mußte an diesem Ort, der wie absichtlich abgedunkelt schien, für Aufnahmen zu einem Film über den letzten Krieg.

Natürlich gab es in jeder Stadt Osteuropas etwas Farbe in den Straßenzügen. Es waren die roten Fahnen, die selbst an gewöhnlichen Tagen in Reihen hingen, als würde soeben oder bald eine Parade abgehalten: Revolution als *nunc stans*! Dazu kamen Transparente, die auch nicht nur an Festtagen den herzenslinken Westtouristen mit vaterländischen, friedfertigen und klassenkämpferischen Aufmunterungen verlegen machten (bin ich hier richtig?). Dazu kamen ferner die fotografischen Ikonen der Führer, diese allerdings in Grau. Das sozialistische System im öffentlichen Stadtraum warb nicht für Waren, sondern für Ideen, ist man zunächst versucht zu sagen. Selbst wo scheinbar ein Produkt angepriesen wurde, ging es nicht um dessen Konsum, sondern um dessen Produktionsweise. »Baumaschinen aus Gera«, angekündigt an einer Brücke der Transitautobahn, brauchten wohl die wenigsten Passanten nach Westberlin. Hier warb ein Kombinat für die Idee des Kombinats. Die Schlichtheit sozialistischer Werbeästhetik öffnet den Blick für die Struktur moderner Werbung überhaupt: Sie ist reine Redundanz; sie soll einstimmen in den Takt eines gesellschaftlichen Lebensgefühls. Werbung wirbt nicht für Neues, sondern für das Vertraute. Wer bei der bewußten, inhaltlichen Botschaft eines Plakats stehenbleibt, es streng ikonographisch betrachtet, versteht den Sinn der Werbung nicht. Werbung ist ganz Form. Ihre Ästhetik beruht auf der Montagetechnik der klassischen Avantgarde. In diesem Sinn haben sich Künstler wie El Lissitzky und Kurt Schwitters mit Werbung künstlerisch auseinandergesetzt.

»Plaste und Elaste aus Zerbst!« ist als konkretes Gedicht zu lesen.

Eigentlich trifft der Begriff »Werbung« nicht das, wofür er steht. Das Wort hat eine militärische Vergangenheit: Der Werber suchte in den Dörfern nach Burschen, die arm, verwegen und dumm genug waren, auf den Schlachtfeldern Europas zu verbluten. Werbung verspricht, was sie nicht halten kann. Auf jeden Fall trägt sie zu dick auf. Anachronistisch hallt in der Werbung das Marktschreierische des 19. Jahrhunderts nach, als Krämer für ihre Hüte, Fabrikanten für ihre Reißnägel »Reklame« machten. Walter Benjamin hat von dieser Form des Kapitalismus schon in den zwanziger Jahren nur noch fossile Überreste aufgestöbert in den blinden Gängen ehemaliger Geschäftspassagen. Die Reklame lebt heute in der Zwergform der Kleininserate weiter. Das »Vorher-Nachher« eines Glatzenmittels vermittelt noch etwas vom Zauberhaften, vom Trick und vom Unglaublichen der Werbung. Was kann aber an einem Werbespot für Coca-Cola schon faul sein? Andy Warhol hatte recht, wenn er Coke als das demokratische Getränk bezeichnete, auf das alle gleich wild sind, das deshalb auch für alle – vom Präsidenten im Weißen Haus bis zum schwarzen Schuhputzer in der Bowery – einen Dollar kostet. Und es schmeckt, was es kostet! Im Gegensatz, vielleicht, zum Glatzenmittel hat man hinterher nicht das Gefühl, von den Managern der International Coca-Cola-Incorp. reingelegt worden zu sein.

Konsum und Gnosis

»German Pop« folgt in Europa Anfang der sechziger Jahre mit nur kleiner Verspätung auf die US-amerikanische Pop Art. Doch die Differenz im Verfahren, die Warenwelt in der Kunst wiederzugeben, ist kennzeichnend. Hans Richter und Sigmar Polke ahmten damals nicht den Standard internationaler Produktwerbung nach, sondern die skurrile Reklame. Übersetzt wurde die kunstlose Direktheit, mit der auf Kirmesplätzen zum Wurstessen überredet oder im Inseratenteil der Lokalzeitung gegen Akne gekämpft wird. Die Reklame gehört zu den Reservaten für den volkstümlichen Hang zur Magie. Das winzige Bildchen einer ungeschickt entspannt lächelnden Schläferin dank aufblasbarem Nackenkissen ist das Exvoto einer Heilung, die Wiederholung verheißt. Im Kleininserateteil nahm der Ablaß- und Devotionalienhandel industrielle Gestalt an. Gegen ein kleines Opfer verspricht die Reklame eine wunderbare Wandlung: die vollendete Büste ohne Stützkorsett, Haarentfernung ohne Schmerz, Erfolg ohne Anstrengung. German Pop bleibt auf der magischen Stufe der Werbung; die Konsumwelt ist als Dämonologie überzeichnet nach Art des Hieronymus Bosch. Wie ganz anders dagegen die amerikanische Pop Art: kühl und klassisch zeigen Warhol und Lichtenstein, wie die Schönheit des Scheins gemacht wird. Der Unterschied zwischen altkontinentaler und US-amerikanischer Anverwandlung der Konsumkultur läßt sich zusammenfassen als: gnostische Ambivalenz gegen matter of fact.

Das Verfallensein an die Ware zwischen Kritik und Mimesis hat Tradition bei den europäischen Linken. Das beste Beispiel gibt Walter Benjamin, der zu den Pionieren der Werbearchäologie gehört. Das Passagenwerk will zwar den Leser aus dem Traum der Warenwelt aufwecken, aber zugleich zeigt der Autor als Flaneur sich deren Phantasma verfallen. Die Ambivalenz hat sich in ex-linken Kreisen heute erhalten. Die Bejahung des Konsums verstärkte sich noch, nachdem die Utopie einer Alternative, des »geschichtlichen Aufwachens« (Benjamin), verdampft ist. Faute de mieu macht sich ein Spätflaneurismus breit. Der Kauf gediegener Markenartikel wird ökologisch verteidigt als Protest gegen die Wegwerfgesellschaft. Statt *Das Kapital* steht nun *Word Perfect* auf dem Programm. Die theologischen Mucken der Ware haben jene Kreise überwältigt, die einst glaubten, sie durchschaut zu haben. Doch das affirmative Verhalten ist oft zu aufgesetzt, es blitzt mit der doch zu massigen Rolex-Uhr am Handgelenk die alte gnostische Weltscheu auf. Konsumeuphorie verrät sich als Übertretung: délire du toucher des Asketen. Vergleichbar den überangepaßten Trägern halbseidener Mode haben die Gnostiker Exzesse geübt, um durch Sinnlichkeit die Sinnlichkeit zu töten.

Das Ungeistige in der Kunst

Gnosis denkt dialektisch: der ewige Friede kommt nach dem letzten Gefecht von Gut und Böse. Daß die Erlösung erst nach Vollzug von Qualen erfolge, gilt auch für die Kunstpädagogik der Klassischen Moderne. Kunst hat nicht den Sinnen zu schmeicheln, im Gegenteil, durch deren Züchtigung wird die Seele erst reif für das »Geistige in der Kunst« – so der Titel von Kandinskys Programmschrift von 1911, die stark theosophisch gefärbt ist. Künstlerische »Modernität« – sinnigerweise geht der Begriff auf die »devotio moderna« des Mittelalters zurück – kann als Prozeß zunehmender Vergeistigung der Kunst angesehen werden: Von der »blauen Blume« zum »Blauen Reiter«, und von fern winkt Dantes Vision der Beatrice, die schauen darf, wer seine Leiblichkeit im Purgatorium abgebüßt hat. Das Vorrücken ästhetischer Innerlichkeit seit der Aufklärung hat der Kunst die fröhlichen Barockflausen gründlich ausgetrieben. Aus Kunst war Ernst geworden. Jede neue Kunstbewegung der Moderne hatte denn auch ihr eigenes Programm, den Kunstbetrieb in seiner Eitelkeit zu reformieren. Richard Wagners Festspielhaus in Bayreuth hatte weder Foyer noch Toiletten: Der Besucher war als sinnlich-leibliches Subjekt auszulöschen. Als ästhetisches Subjekt war er die Geisel einer autonomen Kunst: Der pechschwarz verdunkelte Zuschauerraum – eine technische Neuheit dank Gasbeleuchtung – machte den galanten Seitenblicken, weg von der Kunst, hin aufs Leben der Nachbarin, ein Ende. Kunsterfahrung wurde zum Martyrium: überlange, pausenarme Aufführungen, unverständliche Bilder, dissonante Musik. Bei der Strafe, in die Kaste unberührbarer Banausie zurückgeworfen zu werden, hatte der Bildungsbürger die Kunst als ästhetische Qual der Läuterung zu tragen.

Doch immer schlich sich auch in den reformierten Kunstbetrieb der Avantgarden die alte Eitelkeit wieder ein. War dieses Laster dem Kunstbetrieb eigen? Es gab Bemühungen, ihn um der Ernsthaftigkeit der Kunst willen ganz abzuschaffen. Doch ohne Betrieb geht Kunst nicht: Kunst wird erst Kunst im Moment, wo ein Publikum sich um sie schart. Eine Kunstform ist erfolgreich, die es versteht, ein Publikum gemäß ihrer ästhetischen Botschaft zu konditionieren. Das Publikum, das sich nach Maßgabe der Kunst aufführt, schließt den Reigen einer künstlerischen Darbietung. Kunst wird Kunst durch ihre Rezeption. Selbst die bildungsbürgerliche »Eigentlichkeit«, die strenge Beschränkung auf das Werk der Kunst, ist ohne den Rahmen ihrer ungeschriebenen Kleidungs- und Verhaltensvorschriften nicht denkbar.

Die moderne Rezeptionsethik: Kunst als Kasteiung, war bereits vom Dadaismus lächerlich gemacht worden. Doch die neue Heiterkeit wurde erst einmal vom Anachronismus politischer Pathosformeln überdeckt, bis Pop Art fünfzehn Jahre nach dem Zweiten Weltkrieg dem Ernst der Kunst endlich ein Ende machte. Kunst wird fun. Lyotard hat an der Ästhetik der Moderne die Idee des »Erhabenen« ins Zentrum gestellt: die Schönheit des Bilderverbots, die atemberaubende Freiheit des kahlen Raums. Sie haben ihre Anziehungskraft verloren und beginnen zu verstauben wie die Panoramen des 19. Jahrhunderts, nachdem der Film als wirksamere Simulationsquelle zu flimmern begann. Ein neues Heidentum ist angebrochen mit einem entsprechenden Polytheismus der Bildverehrung, die um so inbrünstiger ist, je mehr die gescheiterte Erziehung im Geist modernistischer Strenge noch nachhallt. Die »Postmoderne« der Achtziger war nicht der erste wirkliche Publikumsliebling unter den Kunstströmungen gewesen. Schon Pop Art hatte im Amerika der frühen sechziger Jahre sofort einen überwältigenden Erfolg: Endlich konnte man es den geschmäcklerischen Europäern heimzahlen, die einen mit diesen abstrakten Sprachlosigkeiten einschüchtern wollten. Endlich durfte man kitschig sein und sich seines Konsumlebens erfreuen im Bewußtsein, daß dies das wahrhaft avancierte Kulturverhalten sei. Hic America, hic salta!

Die Rezeption des Erhabenen erfordert die religiöse Haltung der Kontemplation: Stehend, sitzend und (seltener) kniend (denn das erinnerte doch zu peinlich an die Abkunft ästhetischer Erfahrung aus der religiösen) läßt der moderne Betrachter das Numinosum über sich ergehen. C. D. Friedrichs Mönch am Meer hatte seine heilige Pflicht zum ästhetischen Brevierlesen stehend geübt; heute werden schon die Pennäler von der Museumspädagogin ermuntert, es sich so bequem wie nur möglich zu machen. Immer schön locker! Postmoderne Rezeptionspraxis erlöst den Kunstkonsumenten von den Anstrengungen einer Initiation.

Der Versuch einer Restauration, zurück zur künstlerischen Innerlichkeit, erfolgte parallel zur politischen »Wende« Anfang der achtziger Jahre: Dem New-Age-Manager entsprach der Malerfürst, dessen Heftigkeit epigonal auf den Geniebegriff der Romantik pochte. Der Versuch, die Ergebnisse von Konzeptkunst und amerikanischer Pop Art zu widerrufen, versandet inzwischen in Betulichkeit und beliebiger Urviecherei.

Falls es die Philosophen noch nicht gemerkt haben: Kunst ist erlöst vom Zwang zur Geistigkeit. Das Kunsturteil kann – wie schon zu Zeiten vor und bis Immanuel Kant – wieder knapp ausfallen und sich auf den Satz beschränken: Mir gefällt's (oder auch nicht). In der ästhetischen Praxis vollzieht sich gegenwärtig die Rückkehr zum barocken Sensualismus. In erster Linie ist das Schöne wieder da, um genossen und/oder besessen zu werden. Nur ja keine angestrengte Andacht vor Bildern! Das Verhaltensmuster ändert sich:

Wer heute Kunst ernst nimmt, macht sich des Banausentums verdächtig; es zeugt von Bildungsbeflissenheit, und die ist von gestern. Es darf gelacht werden.
Heideggers Satz »Die Kunst gibt zu denken« ist offensichtlich falsch. Das gibt zu denken.

Scheinwerdung des Fleisches

Die nachmoderne Kultur kehrt zu einem schlichten Sensualismus zurück, der sich definieren läßt als: Mäßigung der Sinne durch deren direktes, aber kontrolliertes Beschäftigen. Im konsumierenden Genuß baut die Werbung zugleich die Bremse der Selbststilisierung ein. Auf Bierreklamen sind die anhänglichsten Kunden, die Penner, nicht vertreten; mäßige, gesunde Menschen nur dürfen sich öffentlich im Weltformat zuprosten. Die Werbung ölt die heikle Scharnierstelle der Zivilisation zwischen Genuß und Entsagung; als Mittlerin zwischen Kunst und Leben zeigt sie, wie wir, eingerahmt von Kunst, Möbeln und all den schönen Sachen und Menschen, den Verzehr als ästhetischen Akt begehen sollen. Plakate sind Regelwerke für das Fest des Lebens.
Werbung erfüllt einen zivilisatorischen Auftrag. Ihre Allgegenwart stiftet das Gemeinschaftsgefühl einer Teilhabe am Schönen. Ein Werbespot führt die Fortsetzung des Alltags mit ästhetischen Mitteln vor. Die Allgegenwart der Werbung bewirkt, daß Kunst und Leben sich in weichen Schnitten überblenden. Ausgeweitet wurde das Montageprinzip der Zerstreuung: jenes kaleidoskopische Durcheinander von Reklamen, Waren und Gerüchen der Pariser Passagen; der Flaneur war, wie Benjamin schrieb, süchtig auf die konsumistische Vorlust. Diese Sucht ist kein Privileg der Bohème geblieben; der ganze Alltag, bis in die biedersten Haushalte hinein, ist heute flaneurisiert. Werbung macht in ihrer Summe nicht aufmerksam, sondern zerstreut, indem sie den Konsumenten in ein diffuses Wohlgefühl versetzt. Die elevator music im Warenhaus, als avanciertester Kunstausdruck im Konsumbereich, hat kein Leitmotiv. Der einzelne Werbeimpuls ist nicht da, um beim Wort genommen zu werden. Sein manifester Inhalt spricht nur das Kurzzeitgedächtnis an. »Ich rauche gern ...« Wen oder was denn? Ist unwichtig. Der Werbezweck besteht darin, das Konsumklima als Trancezustand gesellschaftlich aufrechtzuerhalten.
Eine Unterscheidung zwischen sozialistischer Propaganda als Werbung für Ideen und kapitalistischer Reklame für Waren ist nicht haltbar. Auch die Produktwerbung ist Ideenwerbung; die Idee des Konsumkapitalismus wurde einfach professioneller präsentiert.

Werbung zeigt den Schein dessen, was ist. In säkularisierter Form entspricht sie den Reliefs an den Kathedralen: einem Grundrauschen normativ ethischer und metaphysischer Anschauungsformen, die man alle schon kennt, in deren steter Wiederholung aber gerade der Sinn liegt. Redundanz stimmt heimatlich. Man fühlt sich zu Hause in diesem Zeichenwald von Monatsarbeiten, typologischen Vorbildern und altbekannten Heilsversprechen. Werbung verweist uns nicht mehr auf ein Jenseits des Jüngsten Gerichts, wie die Tympana der Kathedralen, sondern auf ein Jenseits der unmittelbaren Gier. Ich gebrauche die Kathedralenmetapher, um die gesellschaftliche Dimension der Werbung zu verdeutlichen. In ihrer ästhetischen Dimension ist Werbung natürlich näher der neuzeitlichen Dekorationskunst. Das kultivierte Leben in Oper und Salon pflegte die üppig frisierte Enthaltsamkeit. Durch Kunst wird der Triebmensch zum ästhetischen Gesellschaftsmenschen gemäßigt. In eleganter Entsagung wandelt er unter triefenden Akten und deftigen Stilleben. Die Werbegrafik mit ihren unbetretbaren Bildern von Genuß und Glück entspricht dem barocken Stilleben. Beide sind Anleitungen, die ewige Vorlust ertragen zu lernen. Mit einem betäubenden Angebot an lustvollem Schein erfährt die Masse eine Lektion im Sinne der Stoa. Die pausenlose Berieselung mit Genußversprechen, die in diesem Überfluß abstrakt werden, festigt die Einsicht in die Unverfügbarkeit der Welt – auch der des Konsums. Idealer Genuß und realer Verzicht fügen sich so zu einer stabilen Stimmung der Melancholie. War es im Barock die »vanitas«, ist es heute »to stay cool«. Das interesselose Wohlgefallen setzt Humphrey Bogarts Abschiedslächeln auf. Die müde Äußerung, daß aller Reichtum eitel sei, war ein Privileg der Reichen. So ist es geblieben. An der Verinnerlichung von coolness im Schein des Überflusses sind jene erkennbar, die am Konsum in seiner ganzen Bandbreite teilnehmen können. Wer sich von Werbung beeindruckt und beeinflußbar zeigt, entlarvt sich als Immigrant.

Konsumkultur ist also eine Schule der eleganten Mäßigung in konformem Genießen. Das Paradox der Werbung ist es, Interesse zu wecken im Geist einer zivilisiert gesättigten Interesselosigkeit. Zur Belohnung verspricht Konsumtheologie nichts Jenseitiges; sie erlöst ganz im Jetzt, im wirklichen Schein. Sich dem Bild des Fernsehers anzuverwandeln, ist die Transfiguration, die als Möglichkeit allen verheißen ist. Die offene Kamera, das offene Mikrophon lassen jeden teilhaben am Medium, das zugleich die Botschaft ist. Jeder Mensch, sagt Warhol, habe ein Anrecht, für eine Viertelstunde weltberühmt zu sein. Auf diesen Höhepunkt übe man sich jetzt schon ein! Selbst das Privatleben ist dazu da, von der Videokamera aufgezeichnet zu werden. Hochzeiten, Begräbnisse, Geburtstage werden längst nicht mehr begangen, sondern gespielt vor der Kamera. Wenn ein neues Videoband einzulegen ist, muß der Organist allenfalls den Mendelssohn nochmals spielen. Und die Statisten des Brautpaars gehen klaglos an den Start zurück. Die Zeit diesseits des Bildschirms ist eine Pause der Wirklichkeit, die schließlich als Film stattfindet.

Wie sagte doch Oscar Wilde? »Die Natur ahmt die Kunst nach.«

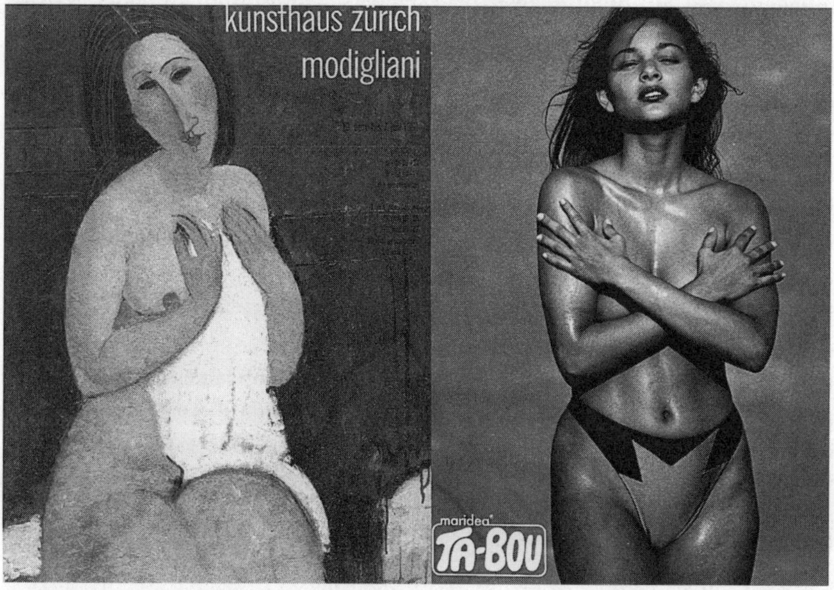

Foto: Manfred Ziegele. Plakate einer Ausstellung und einer Boutique für Bademoden, gemeinsam aufgetaucht an Litfaßsäulen, im Zürcher Sommer 1991.

Aber Kunst ist kein Seinsverweis mehr. Die Pop Art hat George Berkeleys »esse est percipi« verschärft zu: »was scheint, ist«. Die gute alte Dialektik von Sein und Schein, von Form und Inhalt ist an den Tatsachen zerbrochen. Generationen deutscher Intellektueller haben sich Hegels Satz gemerkt: »Der Schein selbst ist dem Wesen wesentlich; die Wahrheit wäre nicht, wenn es nicht schiene und erschiene.« Wunderschön, diese deutsche Polyphonie von Sinn und Klang in den Wörtern; sie ist schwer aufzugeben, wenn sich der Geist daran gewöhnt hat. Aber man übersetze das einmal ins Amerikanische! Für Andy war Sein und Schein schlicht ein Pleonasmus. Nicht zu zählen sind die ideologiekritischen Mißverständnisse der Deutschen, die Pop Art im Sinne Adornos als »Mimesis ans Verhärtete und Entfremdete« deuteten. »So what?« mag Warhol darauf geantwortet haben. Er fuhr seinen Rolls gerne. Amerikanische Pop Art ist Affirmation für die Welt der Werbung und des Konsums ohne Hintertreppen der Subversion. Die ästhetische Haltung der unbedingten Bejahung gewinnt an Aktualität, seit die Welt als zweipolige, zwischen herrschender Wirklichkeit und utopischer Möglichkeit, zusammengebrochen ist. Pop Art verkörpert eine Ästhetik absoluter Immanenz. Es gibt keine Gnade, kein Außerhalb, kein Jenseits, kein Vielleicht im Leben. Hier ist die Rose, hier tanze! Wer dies nicht gnostisch herausfordernd oder nihilistisch verzweifelt, sondern mit fröhlicher Gleichgültigkeit aufnimmt, hat den Zeitgeist verstanden.

Spätestens seit Andy Warhol ist klar, daß zwischen Kunst und Werbung kein Unterschied besteht. Kunst ist ebenso angewandt, wie die Werbung frei ist. Der Satz »Alles ist Kunst« trifft zu. Kunst ist Dekoration und Kritik, Stiefellecken und Umsturz, alles gleichzeitig und daher neutral wie eine Tapete aus komplementärem Blumenmuster. Täglich ereignet sich die Epiphanie von Andys Geist in allen Supermärkten der Welt: Siehe, den Stapel Brio Waschmittel! Die mystische Einheit von Ware, Werbung und Kunstform in Realpräsenz! Die Prophetie der Avantgarde hat sich erfüllt: Kunst ist lebend geworden und wohnt jetzt mitten unter uns.

Alles ist Kunst, aber nicht alle sind Künstler geworden. Wie erklärt sich dieser Widerspruch? Joseph Beuys, unter den Künstlern der sechziger Jahre deren Anachoret, scheint nicht recht bekommen zu haben.

(Realästh)Ethik der Werbung

Lyotard sah als Kennzeichen der Postmoderne das Ende der Großen Erzählungen; die Geschichte der Moderne sei die ihres Fortschritts. Mit der Implosion des Sozialismus als geplantem Höhepunkt ist das Ende dieser Großen Erzählung besiegelt. An der gegenwärtigen Auflösung der Sowjetunion wirkt gerade die Schlichtheit so dramatisch: Sie erinnert an die vielen Weltuntergänge, die trotz hieb- und stichfester Prophezeiungen nicht stattfanden. Vielleicht die enttäuschendste aller gnostischen Pannen hatte der Stauferkaiser Friedrich II. verursacht, jener Ketzer, der fließend arabisch sprach und sich für heidnische Philosophie interessierte. Ausersehen als Antichrist von papsttreuen Fundamentalisten, starb er einfach dahin: zehn Jahre vor dem Letzten Gefecht, auf das die Mächte des Guten sich doch so schön vorbereitet hatten. Eine vergleichbare Ernüchterung über die Prosa der Geschichte findet jetzt wieder statt. Letzte Hoffnung auf eine anständige Apokalypse bietet noch das Waldsterben. Wehe, auch daraus würde nichts!

Daß die Geschichte eine Dramaturgie, eine Drift zum Guten oder Bösen habe, ist als globale Sinngebung abhanden gekommen. Steht eine neue Große Erzählung an? Wenn nicht, müssen wir sie erfinden. Die schrumpfenden Entfernungen auf der Erde machen eine gemeinsame Geschichte notwendig. Die technischen Bedingungen zu ihrer Verbreitung sind gegeben. Das Satellitenfernsehen ist für den Globus, was einst die Kathedrale für eine Stadtgemeinde war. Das merkwürdige Bestiarium, das an Kapitellen wucherte, breitet sich heute auf dem Bildschirm aus: Wie an jeder Großen Erzählung, dem Grundgerüst, rankt sich ein Synkretismus von volkstümlich-paganen Wunschvorstellungen, antik-humanistischen Bildungsfragmenten und religiösen Wertbildern. Herkules ist Batman geworden, statt dem Hexameter dient die Sprechblase als Gefäß der »geflügelten Worte«. Soviel zum Rankenwerk; woraus aber würde das Grundgerüst der neuen Großen Erzählung bestehen? Natürlich wird es keine Fortschrittsgeschichte mehr sein. Die Ausdehnung des Fortschritts hat den Erdball umrundet. So wie der Barock in der Ausbreitung (und Verdünnung) von Renaissancethemen bestand, besteht die Postmoderne in der Globalisierung der Moderne. Die Geschichte der Freiheit ist erzählt; sie muß jetzt nur noch Gegenwart werden, indem wir sie vollziehen.

Wolfgang Welschs Vorschlag zur Postmoderne gehört zu den sympathischen. Die Idee eines bunten Flickenteppichs der Pluralität wird über die ganze Erde ausgebreitet. Aber was passiert mit der schönen Vielfalt, wenn die regulierenden Gewaltmonopole zusammenbrechen: im Libanon, in Aserbaidschan, in Jugoslawien …? Gibt es überhaupt noch Vielheit unter den Bedingungen der industriell-elektronischen Weltzivilisation? Ich spreche nicht von den Amazonasindianern und den Papuas – wirklichen Resten einer anthropologischen Vielfalt, deren Ausrottung sich kaum bemerkt vollzieht (sie kommt zu wenig im Fernsehen) –, sondern von der überwältigenden Mehrzahl von Menschen in Schwellenländern, die nach dem American Way of Life streben. Diese Milliarden müssen durch eine gemeinsame Geschichte verbunden werden. Man kann nicht einen Kühlschrank für die Küche und den Tschador für die Frau wollen. Marx leicht abgewandelt: Ein Kühlschrank hat auch seine ethischen Mucken. Wer ihn einschaltet, zapft unvermerkt die Rationalität der Aufklärung an. Im Gebrauch des Tiefkühlfachs liegt ein Stück Befreiung der Frau von der Küche. Wer sich also eindeckt mit der materiellen Kultur des Westens, muß auch das Kleingedruckte beachten: »Life, liberty and the pursuit of happiness …«

Für die postmoderne Vielfalt gilt die Doktrin einer begrenzten Souveränität. »Ethnozentrismus wider Willen« hat Hans Magnus Enzensberger die Einsicht genannt. Ohne die globale Geltung der Menschenrechte ist Pluralität allenfalls vom internationalen Waffenhandel reguliert. Die unmittelbare Andersheit verhält sich unvereinbar: in sich eingekapselt oder aggressiv überwältigend. Damit die Vielheit angesichts der geschrumpften Entfernungen auf dem Globus überhaupt bestehen kann, braucht es zuerst eine Abmachung, die Ganzheit betreffend: Jeder Andere muß übereinkommen, daß der Andere anders sein darf. Vielfalt als Kultur kann nichts anderes sein als die Erinnerung ans Anderssein in der Tracht von früher, jetzt vorgeführt einem Publikum, das weiß, daß eigentlich alle gleich sind. Sich gemeinsam am Anderssein zu freuen, macht den Reiz großer Städte aus. Urbanität – sofern sie gelingt – ist gezähmte Vielfalt, die der Stadtindianer ästhetisch genießt.

Das Gerüst postmoderner Vielfalt ist die Werbung. Als Große Erzählung in Bildern überwölbt sie den Erdball und macht, daß wir in jedem Nest der Welt uns in redundanter Heimatlichkeit wiederfinden. Wie die regelmäßig über Kreuzgewölbe sich wiederholenden Bündelpfeiler einer Kathedrale greift der Mythenbau vom Warenschein ins Weltgewimmel hinein und wird ihm Gefäß. Die Steinmetzen dieses Riesenbaus kommen aus aller Welt, überraschend viele aber aus Osteuropa. Die Warholas kamen aus der Slowakei, Richter und Polke aus der DDR. Die Magie der Ware erhöht sich mit der Erfahrung ihres Mangels; und kommt noch die Tradition der Bilderverbote seitens Byzanz und Moskaus dazu, ergibt sich Pop Art als kulturelle Reaktion beinahe von selbst. Die bloße Berührung einer Dose Del Monte scheint da Wunder zu wirken. Warhol, von der Mutter im Geist der orthodoxen Kirche erzogen, malte Ikonen, für deren Verehrung die allzu Konsumgewöhnten zu stumpf geworden waren. Daß Habenichtse aus dem alten Osten Designer der Neuen Welt werden konnten, deutet auf eine Chance: Die Vergleichgültigung des Konsums, sobald er nicht mehr in einer anderen, begehrenswerteren Welt stattfindet. Ein Ende der Gier nach Waren durch Teilhabe an deren schönem Schein: In dieser Umkehr vom Lustansporn zur Mäßigung liegt die sensualistische Lehre der Werbung.

Weil das alles ein bißchen sehr nach pragmatischem Optimismus klingt, nenne ich es »Realästhetik«: die populäre Absicherung der Idealpolitik einer Weltbürgerschaft durch den Schönen Schein der Werbung. Pop Art war, trotz – oder gerade wegen – ihrer entschiedenen Oberflächlichkeit immer auch Herzenssache. »Close the gap!« rief Leslie Fiedler 1964 aus: zum Brückenschlag zwischen Hochkultur und Normalverbraucher; an diesem Ethos läßt sich anknüpfen. Nicht selten verbreitet ein internationales Produkt in seiner Werbung das Klima der Völkerfreundschaft. Mir gefällt, wie Benetton die Teenager bewirbt für eine Massenware, einträchtig zu konsumieren im Weltdorf. Ohne die vereinfachende Herzlichkeit auf Vorschuß kriegen wir die Vielfalt auf der Erde nicht hin. »Monotheismus der Vernunft und des Herzens, Polytheismus der Einbildungskraft und der Kunst, dies ist's, was wir bedürfen!«. Ins *Kursbuch* geschrieben sei der Satz aus den

Jugendtagen von Hölderlin, Schelling und Hegel jenen Intellektuellen, die diesen Zweckoptimismus als Kitsch abtun.

Was für ein beruhigendes Gefühl, mitten auf dem New Yorker Times Square zu stehen: ringsum das Staccato der Polizeisirenen, Schwaden aufdringlichen Parfums der Stricherinnen und Lichtreklamen, die man besser unbeachtet läßt, um einer Kindergang nicht als Tourist und Opfer aufzufallen. Wir sind angekommen, im Auge des Scheins! Wollen Sie etwa, daß es sich auf uns wirft? Oder reicht jetzt nicht bei weitem die Gewißheit, daß man jederzeit den Times Square wiedersehen kann? Und daß man in der Zwischenzeit nichts verpaßt dort. An Schönheit und Abenteuer ist deren Aura hinreichend. Der Kreislauf des Konsums hebt sich auf und vergeistigt sich im zweckfreien Genuß seiner Werbung.

Einladung zum Abonnement

Das **Kursbuch**

Begründet von Hans Magnus Enzensberger
Herausgegeben von Karl Markus Michel und Tilman Spengler
Redaktion: Ingrid Karsunke.

Das **Kursbuch** erscheint mit vier Heften im Jahr: Die Hefte haben einen Umfang von je ca. 190 Seiten. Einzeln kostet das **Kursbuch** DM 13.

Wenn Sie sich zu einem Abonnement entschließen, zahlen Sie pro Heft statt DM 13 nur DM 10. Bitte wenden Sie sich an Ihren Buchhändler. Ist keine Buchhandlung in der Nähe, schicken Sie diese Karte an uns. Wir sorgen dafür, daß Sie das **Kursbuch** regelmäßig, sofort nach Erscheinen erhalten (zum Abopreis plus Porto).

Übrigens: Wenn Sie jetzt abonnieren, können Sie bereits erschienene Hefte zum jeweiligen Abopreis nachbeziehen. Und: von jeweils 5 bestellten Heften erhalten Sie eins geschenkt!

Lieferbare Kursbücher

106: Alles Design
105: Krieg und Frieden
104: Weiter denken
103: Rußland verstehen
102: Mehr Europa
101: Abriß der DDR

Name ____________________

Straße ____________________

Ort ____________________

Rowohlt · Berlin
Einsteinufer 63 a

1000 Berlin 10

Reinhard Bentmann
Geschichtsdesign

Die Verwandlung des Stadtraums zur guten Stube

Rekonstruierte Idylle

Ein Sommernachmittag am Wochenende in irgendeiner kleinen alten Stadt in Deutschland, nennen wir sie, um ungenau zu sein, Limburg, Alsfeld, Herborn oder auch Steinau. Das alljährliche Altstadtfest ist angesagt, nun in ungebrochener Kontinuität schon zum zehnten oder fünfzehnten Mal. »Altstadtwetter«, strahlt der Bürgermeister und blickt zufrieden über die breiten Reihen festlich geschmückter, fröhlicher Zecher an roh gezimmerten Tischen und Bänken. Um die Wette mit dem Bürgermeister strahlt die Festkulisse aus Fachwerkfassaden, alle aufgeputzt nach restauratorischem Fachbefund im idealisierten Farbzustand ihrer besten Zeit, eine Fraunhofersche Regenbogenreihe, die das Herz des Stadtdesigners lachen läßt. An den Balken kein Tädelchen. Was verwurmt, verfault, vielleicht auch nur von einem schlecht gelaunten Zimmermann vor dreihundert Jahren falsch versetzt war, ist ausgetauscht, zugeplombt, korrigiert, mit dem Schrupphobel eingeschönt.

Kein Fenster ohne Sprossen, manche leider spiegeln zu sehr, weil sie in Aspik zwischen den Scheiben sitzen. Und vor fast allen Fenstern die Blumen – ärgerlich nur, daß der alte Geizkragen links hinten und direkt am Marktplatz die Türkenfamilie nicht mitmachen, wo doch die Regionalschau alles filmt. Das Pflaster, Beton, aber mit aufgerüttelten Kanten und schön breiten Fugen, sieht fast aus wie echt. Echt auch Spitzahorn und Robiniengewächse in ihren Hochbordbeeten, die es zwar in alter Zeit hier nicht gab, doch die Altstadt muß sich auch verändern dürfen, in Maßen, wohlgemerkt. Die Festanrainer haben ihre Haus- und Kellertüren geöffnet und schenken Apfelwein aus. Einige haben Tafeln aufgestellt mit Fotodokumenten der Sanierungsgeschichte ihrer Häuser. Unter den Rathausarkaden – sie sind ein Beitrag aus neuerer Zeit, weil hier die Fußgänger durchmußten, als der Autoverkehr noch durch die Altstadt tobte – unter den Rathausarkaden hat der Förderkreis Alte Kirchen einen Stand aufgebaut und bietet Bastelbögen und Broschüren an. Dicht daneben werben die Naturschützer für die Erhaltung eines Feuchtbiotops in einem Seitental der Lahn.

Am Morgen gab es einen Jazz-Frühschoppen im Burghof zur Einbindung der jüngeren Generation. Jetzt stehen Volksmusik, Trachtengruppen und Mundartgedichte für die gesetzteren Jahrgänge auf dem Programm. Der Bürgermeister spricht, der Landrat spricht, es sprechen die Vertreter der Fraktionen, selbst der Grünen, der Sanierungsbeauftragte berichtet, der Stadtbaumeister. Die Vorsitzende der Altstadtbürgerinitiative nimmt eine Ehrenmedaille entgegen. Der Präsident des Geschichtsvereins schaut pikiert, weil er erst im nächsten Jahr an der Reihe ist. Die Spenderliste für die Rettung des Romanischen Hauses wird verlesen – zugleich ein Spektrum der wohlsituierten mittelständischen Betriebe der Stadt. Zum Schluß des Festaktes wird ein Brunnen enthüllt mit hessischen Märchenmotiven oder jenem legendären Ritter und Raufbold, der bei einer Belagerung die Feinde mit eigenhändig gestemmten Weinfässern erschlug. Den Brunnen hat ein Kaufhauskonzern gestiftet, der nach langem Hickhack doch am Rande der Altstadt statt vor den Toren siedeln konnte.
Schon lockt aus dem Festzelt die Blasmusik, und es beginnt der »gemütliche Teil«, wie der Bürgermeister betont, nicht ohne den Hinweis zu vergessen, daß am Sonntag früh ein Lanzenstechen und Scherzturnier stattfindet, veranstaltet auf seinem »Altstädter Hof« vom Grafen, der seine zerrütteten Finanzen durch den Grundstücksverkauf an das Kaufhaus sanierte. Die verführerische Programm-Musik dazu liefern unter der Headline »Spaß mit Geschichte« kommerzielle und professionelle Geschichtsgaukler wie die Gruppe »Kramer Zunft und Kurtzweyl«, die der Bürgermeister samt Feuerschluckern, Märchenerzählern, orientalischen Gewürzhändlern, Quacksalbern, Bütteln, Nachtwächtern, Drehleierspielern und Rauschpfeifern mieten konnte, damit sie die überdesignte Altstadt vollends zur Theater-Illusion machen. Alle sind zufrieden, kein Mißklang stört den Einklang. Hat da wer gelacht?
Szenen wie diese ließen sich hierzulande und heutzutage hundertfach erleben, und ich muß gestehen, daß meine Anfänge als Landdenkmalpfleger von ähnlichen Gefühlen warmen, nostalgischen Einvernehmens mit der konservierten Idylle bestimmt waren, daß ich ein romantisches, literarisch unterfüttertes Bild von der alten Stadt, vom heilen Dorf in mir hatte, Verse von Eichendorff oder Mörike, Illustrationen von Ludwig Richter und den Tagtraum vom ländlichen Wirtsgarten, wo man im Frühsommer im Schatten alter Kastanien den Apfelwein prüft und wo bei lakonischen Gesprächen mit wettergegerbten Gesellen das Gespenst der Stadt hinter Kirchturmshorizonten versinkt und man, getragen von der Idylle als einem inneren Gesetz der Seele, zum Eigentlichen vorstößt, zum Wesentlichen.
Aber ist denn diese Gemütlichkeit wirklich nur ein verschmocktes Gefühl,

dieses Einvernehmen die verschwitzte Notgemeinschaft von emotional Beschädigten? Ist die Rettung *der* Idylle als Rettung *in die* Idylle mit der Hoffnung auf Rettung *durch die* Idylle wirklich so verfehlt? Werden hier falsche Bedürfnisse mit den richtigen Mitteln, richtige Bedürfnisse mit den falschen Mitteln befriedigt? Darf man Spielverderber sein, wo inzwischen ein so allgemeiner Konsens über die gesellschaftliche Notwendigkeit von Geschichtspflege und Denkmalschutz besteht, daß das Thema den Homo ludens vor laufender Fernsehkamera beschäftigt, Veit Relin, Björn Engholm und Hansjörg Felmy?

Die Feststellung, daß in Szenarios wie dem geschilderten ein spezifisches und sich wandelndes Verhältnis zur Geschichte, daß hier eine bestimmte neue (alte) Form der Rezeption von Geschichte ihren zeitmodischen, auch kommerziellen Ausdruck findet, ist banal, deshalb nicht weniger zutreffend und notwendig. Fragen wir uns: Was steckt denn wirklich dahinter? Offenbar versinnlicht sich die Midlife crisis einer nicht mehr ganz jungen, nun fast fünfzig Jahre alten Gesellschaft in der Träumerei nach rückwärts, in der Regression in den Schoß der Geschichte und ans warme hölzerne oder steinerne Herz der alten Städte, um nur ja der Verpflichtung zu entkommen, erwachsen zu werden.

Die Nostalgiewelle war in aller Munde. Im bürgerlichen Feuilleton ist sie kein Schlagwort mehr, das Reizstellen sensibilisieren könnte. Sachliche Landbürgermeister haben sie in ihre Argumentationspalette aufgenommen, um den modischen Aspekt im Tun der amtlichen Denkmalschützer zu denunzieren. Der Zusammenhang mit der Umweltwelle oder reaktionären Konstatierungen einer »Tendenzwende« ist zur Genüge aufgedeckt und so trivial wie schlüssig. Unmißverständlich und lakonisch hat Herbert Rosendorfer 1979, auf dem Scheitel der Welle, das Phänomen definiert: »Nostalgie ist die Modernisierung des Sperrmülls auf ideologischer Basis.« Die Soziologen haben sich längst der Sache bemächtigt, die Medien, der Kommerz. Die Vermarktung und Verwertung ist so allgemein, daß die Besonderheit der Erscheinung dahinter zu verschwinden droht. Stillgelegte Bahnhöfe aus dem Anker-Steinbaukasten in der Wetterau oder im Harz wurden zu teuer gehandelten Attributen des Snob-Appeals, und das Produktmarketing für Biere zum Beispiel zielte mit seinen um Vogelgezwitscher, Waldesrauschen, Quellgemurmel, Altstadtglocken, Kutschenrasseln und Hufgetrappel als Versatzstücken eines neuen »locus amoenus« organisierten Kampagnen so konsequent auf eine fast schluchzend repristinierte Wertsphäre, daß die Denkmalämter erstickten in der Flut abzusegnender Baueingaben für Fachwerkkneipen und Ausleger-Reklamen in Schmiedeeisen, abgeflämmtem Eichenholz oder im Wetterfahnenstil.

Erste Ansätze zeigten sich in der längst überfälligen und dann nachgerade hektischen Aneignung des Historismus durch Kunstjournaille und Kunsthandel. Mangels vermarktbarer Masse wandte sich die historistische Bewegung der Händler und ihrer schreibenden Hehler bald der jüngsten Vergangenheit zu. Das Art Deco, der mitteleuropäische Dekorationsstil zu Beginn des Plastikzeitalters, wird inzwischen unter Spezialisten in Paris so teuer gehandelt wie in Hamburg oder München. Über mehr oder minder gelb verfärbte Bakelit-Schreibtisch-Sets oder -Haarbürsten wird heute mit der gleichen Kennerschaft gestritten wie vor Zeiten über karolingische Elfenbeine. Große Bilddokumentationen über die Nierentisch-Epoche liegen seit Jahren vor, und inzwischen sind auch die last pretty old things der sechziger Jahre aus der Kümmersphäre des Trödels in die Glitzervitrinen der Wiesbadener Taunusstraße aufgestiegen.

Von nichts kommt nichts. Der Markt, der Antiquitätenmarkt zumal, produziert nicht nur Bedürfnisse, er wird auch von ihnen produziert. Woher kommt die marktprognostisch so günstige Situation für Produkte aus Omas und Uromas Mottenkiste, für Trödel, Plunder, Kunstgewerbe aus jüngerer und jüngster Vergangenheit? Nostalgie heißt ja Heimweh, ihr Wunschziel ist Heimkehr. Rückkehr woher, Heimkehr wohin?

Stilisierte Geschichte

Die Auseinandersetzung mit, die Befreiung und Verdrängung von Geschichte, der eigenen und der der anderen, ist spätestens seit dem italienischen und deutschen Humanismus des 16. Jahrhunderts eine der Leitlinien kultureller Entwicklung in Europa. Schon die antike, vor allem spätantike, aber auch die mittelalterliche Kulturgeschichte war zyklisch bestimmt von einer Folge von Renaissancen und Reprisen. Dieses Prinzip kam im 16. Jahrhundert auf seinen prägenden Begriff. Auch die Folgezeit stellt sich dar als ein häufiger Wechsel »historischer« Phasen der Aneignung von Geschichte, in denen Geschichte *geschrieben* wurde, und »ahistorischer« Phasen der Verdrängung von Geschichte, in denen Geschichte *gemacht* wurde. Dieser komplizierte Vorgang kulminierte in den zwanziger bis vierziger Jahren, als sich in Westeuropa der Faschismus zu politischen Systemen konsolidierte.

Die gängigen Faschismus-Definitionen, die seinen »revolutionären« und seinen reaktionären Charakter zugleich fassen, zielen auf dieses positiv reagierende wie abwehrend agierende Verhalten zur Geschichte im Faschismus. Eine der Wurzeln der faschistischen Bewegung war zum einen der völlige Ausstieg aus Geschichte, zum anderen das Zurücktauchen in Geschichte als längst Vergangenes, Archaisches, Mythisches, adaptierbar im Sinne des irrationalen Common sense als das manipulierbar weit Entfernte und gerade noch vorbewußt Erahnbare und Erträumbare: zum Beispiel Tacitus' fromme und moralische Legende von den »edlen Wilden« Germaniens, vergleichbar den Edlen Wilden der Aufklärung im 18. Jahrhundert. Odins Rabe wechselte – vorbereitet durch Bayreuth-Hysterie und Bismarckkult im Sachsenwald – in der Regimekunst zwanglos über auf Hitlers Schulter. An der Wanderung der mythischen Attribute beteiligten sich auch andere, modernere Versatzstücke einer theaterhaft travestierten und mythisierten Geschichte wie Eisenhelm, Brustharnisch und Reiterlanze. Verständlich, daß dem Schwindel verfiel, wer schon vorher »Lekythe« auf »Hadesmythe« zu reimen wußte wie Gottfried Benn.

Der eine – revolutionäre – Aspekt lag im Hieb durch das gordische Knäuel einer als Unheil erlittenen jüngsten Vergangenheit, in der Abrechnung mit einer historischen Kontinuität, die man nicht als die eigene empfand. Der andere – reaktionäre – Aspekt lag in der Herstellung einer neuen historischen Kontinuität über die Zeiten hinweg in eine je nach propagandistischer Verwertbarkeit nähere oder fernere *aetas aurea:* biologistisch unterlegter und mythisch verklärter Rückgriff auf das Imperium Romanum bei Mussolini; auf einen kaum mehr faßbaren Begriff von völkisch-germanischer Frühgeschichte bei Hitler; auf feudale und aristokratische Strukturen bei Franco; auf die große Zeit der Conquista und kolonialer Weltaneignung bei Salazar. Es ist nur konsequent, daß damals – wenn auch in ganz anderem Sinne als heute – die Frage nach Denkmalräumen als Lebensräumen nicht ungewöhnlich war. Die neu geschaffenen oder angeeigneten Environments der Systeme hatten allemal monumentalen, denkmalhaften Charakter. Hitlers und Speers Skizzenbücher handeln von denkmalhaften Ereignisbühnen politischer Schaustellerei wie von echten Monumenten.

Die agrarische und vorindustrielle Lebens- und Produktionsform wurde, in pervertierender Vorwegnahme des Morgenthau-Plans, als die vermeintlich heilere, moralisch höherstehende mitsamt ihrem architektonischen Milieu wie Fachwerkkonstruktion, Strohdach, Klinkerfassade idealisiert, wirtschaftlich subventioniert, denkmalpflegerisch festgeschrieben, sogar normativ auf den neuen Siedlungsbau und Zweckbau übertragen. Selten hatte eine – allerdings systemkonforme und gleichgeschaltete – Denkmalpflege bessere Zeiten als gerade in Deutschland seit 1933. Architektur war allemal Denkmalarchitektur. Arbeiterwohnungsbau wie Autobahnmeisterei wiesen die gleichen mächtigen, »lagerhaften« Satteldachlandschaften mit altertümlichen Gaupenreihen auf. Straßen- und Eisenbahnviadukte waren in Natursteinverbänden zu verblenden. Die Fachwerkfassade stand im Mittelpunkt einer architektonischen Ästhetik der Eigentlichkeit, und für Freilicht- und Heimatmuseen war mehr Geld vorhanden als heute.

Die herrschenden Ideologien handelten ganz ausgesprochen von Geschichte (siehe Hitlers »Kampf« und Rosenbergs »Mythos«) und spielten zugleich in einem merkwürdig geschichtsleeren und geschichtslosen Rahmen. Ganz in dieser Tradition konnte ein Mann wie Franco, befragt nach seinem Verhältnis zur vorfalangistischen, republikanischen Geschichte Spaniens, noch kurz vor seinem Tode äußern, ein Staat wie der seinige müsse sich nicht mit Geschichte befassen, denn er mache seine Geschichte selbst, d. h. neu.

Die unmittelbare Nachkriegszeit, in ihrem Versuch, sich vom Faschismus zu befreien, doch unlöslich gebannt an dessen ruinöse weltanschauliche Relikte, war gekennzeichnet durch einen zumindest intentionalen Abschied von den als falsch und verhängnisvoll erkannten Legitimationssystemen und ideologischen Konstruktionen der faschistischen Ära, zugleich aber durch einen Abschied von Geschichte überhaupt, d. h. von einer als Handlungsanleitung gesetzten historischen Dimension.

Die Nachkriegsgesellschaft war geprägt von Pragmatismus und einer merkwürdigen Berührungsangst vor historischer Reflexion. Die Probleme schienen alle im Vorwärts zu liegen, nicht im Rückwärts. Wiederaufbauphasen können sich kaum Rückbesinnung leisten – dieses Argument wird von den damals Dreißig- bis Vierzigjährigen noch heute ermüdend wiederholt, etwa wenn Kritik an der damaligen Wiederaufbaupolitik laut wird, einem Wiederaufbau auf Kosten lediglich halb zerstörter oder nur in den Dachstühlen und Fachwerkobergeschossen ausgebrannter Altstadtquartiere, die man heute als sanierungsfähig ansehen würde (so der Fall in Gießen und Frankfurt).

Mit wachsender Etablierung, auch Zementierung und Verkrustung der politischen und gesellschaftlichen Verhältnisse in West- und Osteuropa kehrte sich in einem bemerkenswerten Ausgleichsprozeß dieses Verhältnis zur Geschichte, insbesondere zur jüngsten Vergangenheit, seit den Siebzigern um. Dreißig Jahre lang hatte man Geschichte verdrängt, hatte kollektive historische »Schuld« nicht etwa abgearbeitet, sondern ins kollektive Unbewußte geschoben. Zugleich hatte man mehr oder weniger erfolgreich versucht, die Geschichte des Dritten Reichs und des Zweiten Weltkriegs durch Verdrängung scheinhaft zu bewältigen. Heute aber, wo von Nachkriegszeit keine Rede mehr sein kann, ist die Beschäftigung mit nationalgeschichtlichen Ereignissen, weltgeschichtlichen Zusammenhängen und historischen Galionsfiguren zur Mode geworden. Es gibt spezielle populäre Geschichts-Periodicals, welche Geschichte, in handliche Happen unterteilt und reduziert auf die leicht konsumierbare Anekdote, offerieren. Historische Biographien verkaufen sich besser denn je. Ausstellungen über die jüngste Vergangenheit haben Zulauf. Das 19. und frühe 20. Jahrhundert wurde entdeckt und von einer regen Ausstellungsmaschinerie kulturell vermarktet: Nazarener, Symbolisten, Gründerzeit, Ludwig II. von Bayern, politische Agitation im Kulturbetrieb der Weimarer Zeit, selbst die bislang im Giftschrank gehütete offizielle Kunst des Dritten Reichs. Aus der historischen Versenkung und den Schächten kleinster historischer Spezialdisziplinen tauchten in opulenten Geschenkbänden rätselvolle Völkerschaften wie »Die Hunnen«, »Die Phönizier«, »Die Hethiter« auf. Archäologie ist in immer neuen Reprisen seit Cerams *Götter, Gräber und Gelehrte* zum gesellschaftsfähigen Konversationsthema geworden, wie schon einmal vor über hundert Jahren, als sich Theodor Fontanes Protagonisten über Schliemanns trojanische Schatzfunde ereiferten. Die zeitgenössische Konzeptkunst machte sich unter dem Rubrum »Spurensicherung« oder »Individuelle Mythologie« auf den Weg in die kollektive oder private Erinnerung. Eine programmatische Materialisation war ein riesiges Modell von Ostia Antica, in weihevoller Ausleuchtung präsentiert auf der *documenta.*

Endstation Sehnsucht

Eine ideologiekritische Betrachtung allein genügt nicht zur Erklärung dieser Rückbesinnung auf die Geschichte und auf ihre sinnlich wahrnehmbaren Relikte: historische Baustrukturen, in Jahrhunderten gewachsene Stadträume und ländliche Ortsbilder, antikes Mobiliar, altes Gebrauchsgut von Bauern und Kleinbürgern. Ein sozialpsychologisches Moment spielt kräftig mit. In den geschichtslosen Betonburgen der Trabantenstädte oder in der giftigen Monotonie steriler Eigenheimsiedlungen kamen Qualitäten, welche die historische, vorgeblich »organisch« gewachsene Stadt oder das einigermaßen intakte Dorf quasi naturwüchsig mitlieferten, abhanden und wurden zu mehr oder weniger unbewußt, deshalb nicht weniger leidvoll vermißten Bedürfnissen, welche die moderne Welt des Bauens, des Wohnens, der Gebrauchskultur nicht mehr ohne weiteres zu vermitteln vermochte, zum Beispiel emotionale Wärme, Nachbarschaft, Intimität, spontane Kommunikation, soziale Fürsorge ohne das Stigma der Kontrolle oder des bloßen neidvollen Vergleichs unter Konsumkonkurrenten. Besondere Wohn- und Architekturzeitschriften für »Wohnverbraucher« und Bauherren wie *Schöner Wohnen, Ambiente* oder *Palazzo* erlauben den Blick durchs Schlüsselloch in die Wohnwelten der privilegierten Trüffelschweine des guten Geschmacks und handeln von der künstlichen Wiederherstellung atmosphärisch »gesättigter« und emotional aufgeladener Milieus wenigstens innerhalb der eigenen vier Wände mit dekorativen, textilen und farbpsychologischen Mitteln und durch bestimmte identitäts- und kommunikationsstiftende Wohntypen und Erlebnisarrangements wie Minigarten im Dacheinschnitt, Kaminsitz, Grillplatz, Maisonette-Wohnung, Schlafempore über der Kehlbalkenlage. Wo der urbanistische Planer bei der magischen Verwandlung des Stadtraumes zur guten Stube versagte, mußte der Innenarchitekt und Möbeldesigner herhalten und die Bedürfnislücken auffüttern.

Die Flokatikultur in gründerzeitlichen Minderkomfortwohnungen mit Stuckdecken und aufpoliertem Sperrmüllmobiliar ist seit zwanzig Jahren Symptom und Symbol der ungestillten Sehnsucht nach Geborgenheit. Die suburbane Variante war der Drang der städtischen Intelligentzija nach der Datscha im bäuerlichen Fachwerkgehöft, das unter möglichst intensiver Eigenbeteiligung hergerichtet wurde. Die wieder in Gebrauch genommenen Materialien der städtischen oder ländlichen Wohn- und Küchenkultur der Kaiserzeit eigneten sich vorzüglich, um über die sammelnde, restaurierende und gebrauchende Beschäftigung mit ihnen die stahl- und lackblitzende Kälte der kapitalistischen Oberfläche zu vergessen und um sich über das Vehikel handwerklich oder wenigstens halbindustriell gefertigter Gegenstände zurückzuträumen in eine geschichtliche Sphäre, als alles offensichtlich noch menschliches Maß hatte, Originalität, Individualität, Eigencharakter. Die »alte« Zeit, als die Großeltern umeinander warben, wurde zwar nicht unbedingt politisch und gesellschaftlich, aber doch emotional zur »guten« Zeit idealisiert – ein Vorgang, der sich als Gegenbewegung zum Generationskonflikt und als Pendelkorrektiv einer unreflektierten Aussöhnung mit der Geschichte, versetzt über zwei oder drei Generationen, auch in der Vergangenheit nicht selten so abspielte.

Bereits 1975 reagierte das Europäische Denkmalschutzjahr auf die Welle und nobilitierte den nostalgischen Bedarf wie die Materialien, auf die er sich richtete. Die offizielle Kulturpolitik, bald auch die Städtebaupolitik bemächtigten sich einer Erscheinung und besiegelten sie, die die Allianz von allgemeiner Sehnsucht, Kommerz und Propaganda hervorgetrieben hatte. Zuerst wurden die gehobenen Wohnwelten als Innenwelten nostalgisch aufgeschminkt. Das genügte bald nicht mehr. Die Städte folgten. Die Innen- und Altstädte wurden zur nach außen gestülpten guten Stube umfunktioniert. Die alte Stadt wurde als seelische Energiequelle, als attraktiver Wirtschaftsfaktor und als neuer Wohnstandort entdeckt. Denkmalräume wurden zu Lebensräumen stilisiert – mittels Stadtmöblierung, Althausmodernisierung, Stadtdesign, erhaltender Flächensanierung, deren amtliche Vollstrekker in Bauämtern und Ministerialetagen samt den Hilfstruppen in Architekturbüros und gemeinnützigen Wohnungsbauunternehmen im Verein mit

den phantasiebegabten Fachleuten für altstadtgerechte Bänke, Leuchten, Papierkörbe, Blumenkübel und Hundeklos in den Entwurfsabteilungen der Plastik- und Spritzgußformereien über die alten Städte herfielen wie einst Isolanis Kroaten.
Das Städtebauförderungsgesetz von 1971 mit seiner Orientierung auf historische Stadtkerne lieferte die politische und finanzielle Grundlage und begann sich gegen Ende der siebziger Jahre sichtbar in den Altstädten auszuwirken. Auch beim amtlichen Denkmalschutz wurde die Gesetzeslandschaft zunehmend reicher ausgestattet.

Denkmäler als Lebensräume

Leichtfertige Erklärungen wie Dokumentationspflicht oder Nostalgiemode genügen nicht zur Deutung der Erscheinung. Auch kann dieses Interesse seine Erklärung nicht allein in den Objekten haben. Denn die Denkmäler haben ihre immanente Qualität nicht verändert und sind heute nicht weniger gefährdet als in der Nachkriegszeit, die in ihrer hektischen und unkontrollierten Neubauwut mehr und nachhaltiger zerstörte als die Bomben der Alliierten, vergleichbar dem aggressiven Bauboom der Gründerzeit nach 1870.
Tiefer stößt man vor, wenn man alle Trends, die sich heute auf die gesamte Umwelt in ihren natürlichen, elementaren Qualitäten und auf deren Gefährdung richten, mit dem konservatorischen Bewußtsein in Zusammenhang bringt. Nicht nur Architekturtheorie, Städtebau und Psychologie haben längst erwiesen, daß der Mensch in den Ballungsräumen eben nicht nur von (wären sie denn vorhanden) gesunder Luft, gesunder Erde, gesundem Wasser allein lebt, sondern daß er – frustriert oder motiviert, stimuliert oder gelähmt – auf spezifische Qualitäten des »man made environment« reagiert. Dieses ist in bedeutenden Teilen eine *gebaute* Umwelt, die durch architektonische Zeichen der Vergangenheit und der jüngsten Geschichte geprägt ist. Die Ansprüche an Lebensqualität richten sich offensichtlich auch auf die architektonisch geformte Umwelt. Warum aber haben sich diese kanonischen Ansprüche so intensiv auf das *geschichtliche* Ambiente gerichtet? Es ist doch unabweisbar, daß die zeitgenössische Architektur, in ihrer theoretischen Begründung ihrerseits auf einen geschichtlichen Weg zurückblikkend, Programme, Lösungen, Modelle zur Humanisierung der Umwelt anzubieten hat, zum Teil auch realisierte, die diesen Ansprüchen vollauf genügen. Es wäre sicher falsch, alles und jedes, sämtliche Gefühle des Unbehagens an der architektonischen Umwelt, auf ein Versagen der modernen Architektur in ihrer Praxis und Theorie zu schieben.

Kirchturmsgeist, Profitmaximierung auf der Ebene des geringsten ästhetischen Widerstands (3 Prozent Kunst am Bau), kleinbürgerlicher Geschmack und zwanghafte Imitation amerikanischer Mißverständnisse des Internationalen Stils verbanden sich im Widerstand ebenso gegen die moderne Architektur in ihren humanen, progressiven, utopiehaltigen Entwürfen wie gegen die historisch gewachsene Architektur in den Metropolen, indem sie diese zerstörten, jene aber gar nicht erst zum Zuge kommen ließen. Im Handlungsrahmen kapitalistischen Städtebaus und der Verfügungsmonopole der Bau- und Bodenkonzerne wurden die Architekten nicht zu Drahtziehern, sondern zu Handlangern. Nicht wenige Architekten vollzogen nach dem planlosen und theoriefeindlichen Gründeroptimismus der fünfziger Jahre eine Saulus-Paulus-Wandlung. Der Zusammenhang mit schwindendem Neubau-Auftragsvolumen und der Steigerung der staatlich geförderten Altbausanierung ist evident. Heute agitieren die Ideologen der Behälterarchitektur und eines falsch verstandenen Funktionalismus häufig Seite an Seite mit Konservatoren, bürgerlichen Kultur-Initiativen, bodenrechtlich engagierten Gruppen der Linken und Hausbesetzern (vgl. dazu die Beschlüsse und Thesen des BDA in den letzten Jahren).
Die Resultate der neuen Gründerzeit sind allenthalben sichtbar: Gesichtslosigkeit, Anonymität, Devastation architektonischer und sozialer Urbanität, schwindende Identifikation der Bürger mit ihrer aus Trümmern wiedererstandenen Stadt, wobei im Wiedererstehen zur Ruine wurde, was nicht schon vorher Ruine war (Westend Frankfurt, Berlin-Kreuzberg, zahlreiche mittelalterliche Stadtkerne wie in Hameln oder Göttingen, wo dieser Prozeß bis heute läuft). Was aber bewegte breitere Gruppen der Bevölkerung quer durch politische Flügel und soziale Schichten, sich auf eine Sicherung der Spuren der eigenen steingewordenen Vergangenheit zu begeben? Weshalb konnte im Rahmen der Konzeptkunst ein antikes Stadtmodell zum gefeierten autonomen Kunstwerk werden? Wieso befaßte sich eine junge Künstlergeneration dermaßen intensiv mit der Ansammlung und Präsentation von historischen Materialien aus Kunstgeschichte und Ethnologie?

Wende in die Geschichte – Vorwärts, wir müssen zurück!

Spätestens seit den siebziger Jahren konnte sich niemand mehr aus der bitteren Erkenntnis herausmogeln: Die vorgebliche Zweckrationalität des »neuen« Bauens nach 1945 lieferte Exemplare der Irrationalität und des Chaos. Der moderne Städtebau bot nicht Ordnung, sondern Desorientierung. Der soziale Wohnungsbau trug nicht zur sozialen Stabilisierung und Identifikation bei, sondern zur Marginalisierung und Stigmatisierung ganzer Gruppen. Auch der »bürgerliche« Eigenheimbau schuf weniger Behaustheit als Isolation, psychische Verödung und politische wie soziale Sklerose. Nicht zufällig wurde in Deutschland das Nachbarschaftsrecht durch eine Flut von Prozessen zwischen lauernden Freunden und lächelnden Feinden, also erbittert füreinander engagierten Nachbarn, zu dem am intensivsten durchgearbeiteten Bereich des bürgerlichen Rechts, mit einer einsamen Spitzenreiterposition im europäischen Rechtsvergleich. Ganze Advokatenseilschaften leben vom Nachbarschaftsstreit, der sich mit Vorliebe am Bau- und Bodenrecht entzündet.

Der Angriff auf diese architekturbedingten sozialen Deformationen nahm aber selber irrationale Züge an, indem er sich so ausschließlich und nachgerade beschwörend auf die organisch gewachsenen, als organisch erfahrbaren historischen Strukturen berief, sie zum Medium der Rettung städtischer Umwelt verklärte. Man identifizierte sich mit den gebauten Quellen der alten Zeit, und man identifizierte sich zugleich mit einer mythisierten, zur »guten« alten Zeit stilisierten Geschichte. Die Spritzgußleuchten nach Schinkel-Entwürfen, die gleich einer elektrischen fünften Kolonne die Fußgängerzonen zu okkupieren begannen, leuchteten einen wieder heimeligen Stadtraum aus, in dem nur noch der Nachtwächter und der Ausrufer mit der Messingglocke fehlten. Die aus Pariser Boulevards oder Kommerzienratsgärten des Fin de siècle entlehnten Sitzmöbel luden zum Verweilen in Konsumschneisen, die sich mit ihrer historisierenden Staffage als gediegener, durch Geschichtsdesign über Vergangenheit mit der Zukunft versöhnter Aufenthaltsort anbiederten, wo Gegenwart kaum noch störte. Und in den Plastikkübeln nach Art von Pücklers Muskauer Fuchsienbrücke wucherte buntes und teures Stadtgemüse und signalisierte, daß der Mensch vom Brot allein nicht leben muß.

Das architektonische Ambiente der Historie diente als Gegenbild zeitgenössischer Architektur. Diese wurde zum gestalteten Symbol einer unwirtlichen, unheilen Welt erklärt, jene zum Zeichen der heilen Welt nobilitiert. Da in der hochindustrialisierten Leistungsgesellschaft die zweite Natur immer endgültiger und unumkehrbarer die Stelle der ersten eingenommen hat, erscheinen offenbar die noch erhaltenen städtebaulichen Zusammenhänge der Vergangenheit als Abglanz und Reservat der ersten Natur. Sie werden zur Staffage eines rückwärtigen Traumes von vermeintlich paradiesischen Zuständen, als erste und zweite Natur noch im Einklang, zumindest in sinnvollem, erträglichem Gleichgewicht standen. Die Begeisterung für ein umfassendes »Recycling« auch in der Architektur war legitim, die Absage an eine auf die architektonischen Strukturen übertragene, verhängnisvolle Wegwerfhaltung war nur zu notwendig, denn diese Einstellung kostete uns ganze Innenstädte und Einzelquartiere. Doch hat man dabei oft vorschnell die Inhalte und Programme vergessen, die sich in den historischen Bauten materialisierten, hat vergessen, zu wessen Dienst und Frommen und vor allem auf wessen Kosten sie einst erstellt worden sind.

Die Motive für diese nostalgische Mode, für diesen wütenden Erhaltungstrend um jeden Preis, welcher viel zu allgemein affirmiert wird, als daß er noch naiv ernstzunehmen sein könnte, verflechten und multiplizieren sich im Falle der als idealer Passepartout bemühten Denkmalpflege zu einem äußerst komplizierten Netz, das letztlich die gesamte gebaute und die gesamte kultur- wie naturräumliche Umwelt umgreift.

Die unterschiedlichsten Projekte und Programme sind unter die allgemeine Bewegung zu subsumieren: Venedig und Bologna, Nubien und Abu Simbel, Lübeck, Warschau, Krakau, Colmar, Xanten, Alsfeld und Limburg, Eltville und der Rheingau, Erbach und der Odenwald, Köln und sein sich in Natriumsulfat verwandelnder Dom, Frankfurt mit Opernhaus und Römertorso, Kaiserstraße und Mainfront, Karlsruhe und sein seit Jahren als Baumschule flachgelegtes »Dörfle«-Quartier, das einst Handwerkern, Proleten, Studenten und dem Amüsiergewerbe als sozial bunt durchmischter Raum diente und nun zum Denkmal städteplanerischen Unvermögens geriet. Die Projekte und Probleme lassen sich alle aus sich selbst und aus regionalen politischen und sozialen Gegebenheiten erklären. Das Gemeinsame muß in einem übergreifenden Moment liegen.

Sind denn die von Loos, Veblen oder Schultze-Naumburg nicht in jedem Fall zu Unrecht gegeißelten Dekormasken und Ornamentgreuel bereits zu Symbolen des Widerstandes geworden, eines Widerstandes mit Bretterbarrikaden und bloßen Händen gegen das Kapital, wo dieses sich der physischen Gewalt der Polizei bedient, um seine Bodenspekulationen und Bauprojekte erfolgreich durchsetzen zu können? Dabei geriet offenbar in Vergessenheit, daß hier die Paläste, architektonischen Herrschaftszeichen, säkularisierten Zwingburgen einer Klasse verteidigt wurden, deren gesellschaftliche Praxis aus dem Kern der (noch) heilen Welt des 19. Jahrhunderts jenes Unheile, Unheilbare hervortrieb, dem man nun als Heilsmodell eines »befreiten« Wohnens und Lebens, einer befreiten sozialen Interaktion für Wohngemeinschaften, Selbsterfahrungsgruppen und politische Kleingruppen eben jene Bauten des Groß- und Besitzbürgertums in alter Fassade, doch mit neuem Inhalt glaubte entgegensetzen zu müssen.

Vergessen scheint auch, daß dieselben großen Herren, die sich hier mit romantischen Fachwerkerkern, neugotischem Burgturm und Zinnenwerk, kompliziert verschachtelten Dachlandschaften und dem pathetischen Rustikamotiv als Maskerade ihrer Wohnresidenzen den Anschein landständiger, auf gesicherten agrarischen oder feudalen Verhältnissen basierender Solidität gaben, mit rücksichtsloser Spekulation, Investition und Profitmaximierung jenen Ausverkauf des Landes wie der Städte einleiteten, der heute auf seinen letzten Begriff gekommen ist, so sehr, daß Umweltschutz, Landschaftsschutz, Denkmalschutz, Stadtbildschutz an der Spitze der gesellschaftspolitisch notwendigen Aufgabenstellungen rangieren können. Und es ist nicht wegzuleugnen, daß es jene gründerzeitliche Architektur und Stadtplanung war, die bedenkenlos Schneisen und Wunden ins Bild der alten, funktionierenden Städte des Mittelalters und des Barock schlug, Verletzungen des städtischen Organismus, die sich im 20. Jahrhundert dann verhängnisvoll weiterfraßen.

Wer sonst amorphe Wertkategorien wie Idylle, arkadisches Bewußtsein, Heimat, angestammtes Brauchtum, Verwurzelung, Tradition in ihrer Fatalität und in ihren fatalen Konsequenzen erkannt hat und geißelt, nistet sich nun selber in eben jenen Erkern, Türmen und wechselweise fachwerk- oder rustikaverbrämten Fronten ein, die letzten Endes – über alle Gegenstrategien von Funktionalismus und Bauhaus hinweg – in die Reichskanzlei und andere Hervorbringungen nazistischer Machtarchitektur einmündeten. Aber wie man aus den Romanen Fontanes und den Dramen Ibsens heute neue Interpretationsmöglichkeiten gewinnt, so halten offenbar auch die Architekturen der Jahrhundertwende Erlebnismöglichkeiten bereit, die die moderne Architektur verwehrt, lassen sich ihre verschwenderischen Zimmerfluchten ohne große Reflexion über Sinn und Ende einer »neuen« Architektur leicht mit neuen, sinnvollen Inhalten füllen, so als wollte man die inzwischen abgelaufene Geschichte ungeschehen machen und in der Ausstattung von vorgestern das Morgen vorbereiten.

Von manchen Zeitgenossen wird die säkulare (vorgeblich säkulare) Wende kurz vor Torschluß unseres Säkulums und unseres Millenniums vor allem auch als eine Wende in bezug auf deutsche Vergangenheit begriffen und gepriesen. Unversehens wurde diese Wende zur doppelten Hechtrolle rückwärts in einen okkultistisch verdunkelten geschichtlichen Raum, dessen nostalgisch verklärte, scheinbare Fülle und Illumination verbirgt, wie leer und öd er in Wirklichkeit ist. Denn die Geschichte und Geschichtlichkeit, die hier gemeint sind und gewollt werden, laufen auf Geschichte als ein geheimnisvolles und okkultes Überich als Legitimation gegenwärtigen politischen Versagens und zukünftiger ökonomischer, ökologischer und sozialer Schrecken hinaus. Was von dieser Art von geschichtlichem Okkultismus zu halten ist, hat ein berufener Frankfurter Philosoph benannt: es ist die »Metaphysik der dummen Kerle«.

Der Salto mortale zurück in die Vergangenheit ist abenteuerlich genug (und nicht nur abenteuerlich, sondern auch gefährlich): Aufhebung der Vergangenheit, die sich klammheimlich verdrängt anstatt bewältigt sieht, da ihre Aneignung als Usurpation geschieht, als gewaltsamer sportlicher Akt unter den trügerischen Zeichen objektiver Auseinandersetzung, die in Wirklichkeit das geschichtliche Material vernebelt, anstatt es als Handlungsanleitung zu nutzen. Augen rechts, heißt die Parole, aufgesattelt und ab in die Vergangenheit, vorwärts, wir müssen zurück! Zu schmetternden Clairons dürfen, ja müssen wieder *alle* Strophen des Deutschlandlieds gesungen werden, und aus dem Fernsehschlaf beim Spätfilm wird man aufgeschreckt durch die geschändete, so oft mißbrauchte Tonfolge.

»Die Deutschen müssen endlich aus dem Schatten einer unseligen Vergangenheit heraustreten ins helle Licht einer Geschichte, auf die sie wieder stolz sein können«, so oder ähnlich hörte man viele Stimmen im Zusammenhang mit der Auseinandersetzung darüber, ob der 8. Mai 1945 nun als »Befreiung«, als »Zusammenbruch«, als »nationale Katastrophe« oder als dringend notwendiger »Neubeginn« zu bewerten sei. Häufig ging es gar nicht darum, eine nachwachsende Generation nur zum Vergessen anzuhalten, sondern es ging darum, schlicht überhaupt nicht wahrzunehmen. Nur so ist es zu begreifen, daß die klärenden Worte von Weizsäckers, die doch nur das Normale waren, das gemeinhin Selbstverständliche, als so außergewöhnlich wirken konnten.

Gefälschte Geschichte: Geschichtsdesign als Denkmaldesign

Falsche Geschichtlichkeit, vulgo »Geschichtsklitterung«, wir können sie auch Geschichtsfälschung nennen, hat einen bemerkenswerten politischen Aspekt: Wer seine eigene Geschichte fälscht, begeht auch Zukunftsfälschung, betrügt sich um einen wesentlichen Teil seiner eigenen Zukunft. Der Geschichtsprophet Rudolf Augstein reklamierte dies bereits 1988: »Lenins System war auf mehr Geschichtsfälschung angelegt, als ihm vielleicht bewußt war, auf mehr als zuvor, auf Fälschung nicht so sehr dessen, was war, sondern dessen, was sein würde. Dergleichen kann nie ganz bewußt und nie ganz unbewußt geschehen, die Absicht ist beinahe nebensächlich.«

Am Verfahren der Geschichtsklitterung als Akt bewußten Fälschens und Verfälschens ist ein Zeitalter oft besser in seinem Selbstverständnis zu fassen als am methodischen Bodensatz vorgeblich objektiver Geschichtsschreibung. Es ist symptomatisch für Herrschaft und ihre Systematik, daß historische Sachverhalte manipuliert oder nicht vorhandene Sachverhalte erfunden, konstruiert werden. Eine zentrale Rolle bei der Legitimation von Macht (auch bei der Demonstration von Ohnmacht) kommt der gebauten

Geschichte, den Monumenten zu. Als der Kölner Dom in den achtziger Jahren des vorigen Jahrhunderts als nationaler Kraftakt »aller« Deutschen vollendet wurde, war dies zugleich Demonstration des preußischen Herrschafts- und Vormachtsanspruchs, der sich nun auf ganz Deutschland erstreckte, auf das alte Reich Karls des Großen, insbesondere auf die alten rheinisch-katholischen Stammlande.

Schon einige Jahrzehnte vorher hatte König Ludwig I. von Bayern mit seinem hochpathetischen Megaensemble von neuer Walhalla-Ruhmeshalle (in der formalen Haltung und den fast identischen Ausmaßen des Parthenon), klassizistisch-neogotisch überformter Salvatorkirche und denkmalgerecht instandgesetzter Burgruine Donaustauf, das Ganze komplettiert durch die in Fernsichtweite liegenden Regensburger Domtürme, die damals neogotisch vollendet wurden, und durch die Befreiungshalle in Kelheim, nicht nur eine Musterkollektion baudenkmalpflegerischer Methoden im Umgang mit dem Original geliefert, sondern in bemerkenswerter Personalunion von Denkmalpflege, Architektur, Ideologie, gebauter Geschichte, Selbstdarstellung, Monumentenneuschöpfung und politisch-visionärer Haltung seine eigenen, bayerisch-donauländischen Ansprüche geltend gemacht. Aus dem Abstand von fast eineinhalb Jahrhunderten erschließt sich dem heutigen Betrachter die erstaunliche Schlüssigkeit dieser aus weiträumiger Flußlandschaft, vorgefundenen Baudenkmalen und neugeschaffenen Monumenten damals entstandenen »Großen Gesamtanlage«, die über einen ganzen Stromabschnitt hin die antike Welt und das germanische Jenseits, die mittelalterliche deutsche Stadt und die Renaissance der Gotik, Griechenland, den süddeutschen Katholizismus und den Klassizismus, den Schicksalskampf gegen Napoleon und den bayerischen Beitrag dazu so grandios wie kurios in einem mit Baudenkmalen ausstaffierten Landschaftsgemälde zusammenbindet, das doch mehr ist als nur eine »marmorne Schädelstätte« (Heinrich Heine). Wen wundert bei diesem monarchischen Denkmalpfleger, dessen Bild zu Unrecht durch die Lola-Montez-Affaire zur Karikatur verzerrt wurde, daß er mit seinem Schloß Ludwigshöh oberhalb von Edenkoben der toskanischen Villa der Renaissance seine Referenz erwies und – gleichsam im selben Atemzug – ganze historische Quartiere von Alt-München schleifen ließ, um sein neues, klassisches Musen-München zu schaffen, und daß er sich 1826 durch höchstes Dekret vor der alten deutschen Stadt verneigte, als er die Schleifung der Stadtmauern von Dinkelsbühl verhinderte?

Kaum andere Anspruchshaltungen bei der Indienstnahme topolatrisch hochgradig besetzter Denkmalorte werden greifbar in der Vereidigung der Rekruten der Armee des jungen Staates Israel auf dem Festplateau der Trutzfestung Massada, wo die letzten dreihundert Aufrechten dem Ansturm der römischen Besatzungsmacht in einem Meer von Feinden erlagen und wo fast 2000 Jahre später ein Staatsarchäologe mit hoher Funktion im Generalstab sogar die grausigen Relikte der letzten Auswürfelung vor dem Kollektivselbstmord gefunden haben wollte – oder in den alljährlichen Versammlungen als Druiden vermummter gälisch-walisischer Separatisten ausgerechnet in Stonehenge, das weder die Kelten noch die Druiden noch die ersten Bürger von Wales, auch nicht deren Vorfahren hochtürmten, sondern Megalithiker eines ganz anderen Kulturkreises.

Angesichts solcher nachgerade naiven Geschichtsklitterung mit Hilfe der Objekte denkmalpflegerischer Begierde nehmen sich die inzwischen von der deutschen Einigung ein- und überholten Vorgänge um die Erhaltung des Bundestagsgebäudes und des Plenarsaales in Bonn in unseren Tagen grotesk, ja erbärmlich aus. Nachdem das Ideologem des deutschen »Provisoriums« und einer provisorischen Bundeshauptstadt von der politischen Faktizität in die Abstellkammer der Geschichte verdrängt worden ist, läßt sich nun die politische Verfälschung der neueren teildeutschen Nationalgeschichte an einem denkmalpflegerischen Problemfall festmachen, und wie ungewollte Satire liest es sich in einem staatsrechtlichen Gutachten zum Bonner Plenarsaal, wenn es da heißt, die Identität des Objektes sei auch noch nach dem Abbruch gewahrt, da es nach wie vor dieselben Abgeordneten seien, die hier tagen.

Ganz offensichtlich gingen die Machthaber früherer Zeiten beim Fälschen »ehrlicher«, hemmungsloser, auch argloser und damit weniger zynisch vor. Wenn Demokraten verfälschen, so fälschen und mogeln sie sich über dieses Faktum hinweg. Sie fälschen also im doppelten Sinne, wenn sie als Denkmalpfleger und Architektur-Ikonodulen im Laboratorium der Geschichte herumexperimentieren. Greifen wir ein ebenso markantes wie fatales Beispiel heraus, die neuerlichen Renovierungen von Land-Synagogen, an denen zum Beispiel Hessen – wie Thea Altaras nachweisen konnte – noch einen erstaunlich hohen Bestand hat. Die These sei gewagt: die Verdrängung, die Verfälschung des real vorhandenen Antisemitismus macht sich fest an jeder auf Hochglanz polierten Synagoge. Hier fälschen wir, indem wir restaurieren.

Die umfassendste Fälschung aber, verstanden als bewußte Täuschung oder als idealistische Illusion oder als unbewußte Selbsttäuschung, ist die Vorstellung von der Möglichkeit einer objektiven Historiographie. So alt wie die Geschichtsschreibung, wie der beschreibende und bewahrende Umgang mit Gegenständen, Fakten, Urkunden als historischen Gegenständen, Fakten und Urkunden ist die Verfälschung von Gegenständen, Fakten und Urkunden. Die Geschichte, die wir als Kapital aus der Vergangenheit von unseren

Vorvätern geerbt haben, geben wir verfälscht an unsere Enkel weiter, um unser Bild von uns selber zu retten. Wenn Geschichte ein Wechsel auf eine humanere, emanzipiertere Zukunft sein kann, so sind wir in dieser Haltung nichts anderes als Wechselfälscher.

Die politischen Herren der Antike, in Ägypten, in Rom, vollzogen solche Akte gleichsam in unschuldiger Brutalität, in zynischer Naivität. Die Erasio memoriae, die Auslöschung von Erinnerung und Geschichte, war ein üblicher Akt der Tagespolitik. Unser Handeln auf diesem Feld ist larvierter, hinterhältiger, deshalb effektvoller, aber auch gefährlicher, weil eng mit dem Selbstbetrug alliiert.

Die schrittweise Annäherung der Originale an ihre eigene Fälschung, das heißt: an das Bild, die Vorstellung, die wir uns von ihnen gemacht haben –: so könnte man jegliche konservatorische oder restauratorische Tätigkeit definieren, Fälschung dabei verstanden als die Illusion von einem wie auch immer gearteten authentischen, objektiv »richtigen« Zustand, der sich jedoch um so hartnäckiger ins Nebulöse entzieht, je mehr wir ihm auf den Leib zu rücken suchen.

Wenn dem so ist, so folgt daraus ein weiteres: Wenn denn die materialen Hervorbringungen der Kunstgeschichte, Religionsgeschichte, Stadtbaugeschichte, politischen Geschichte, die Burg, die Kathedrale, das Rathaus, das Stadttor, unvermehrbares, unveräußerbares kulturelles Kapital unserer Gesellschaft sind, quasi das universale Tauschäquivalent im Marktbetrieb patriotischer Identifikation und eines funktionierenden kulturpolitischen »Umsatzes« (die Metapher kommt auf ihren Begriff bei Betrachtung unserer früheren hohen und höchsten Banknoten mit Limburger Dom, Burg Eltz oder Holstentor), dann sind wir, indem wir diese Monumente verfälschen, verfälscht weitergeben, an ihnen herummanipulieren, um ihren Wert zu erhalten, ihren Wert zu steigern, nichts anderes als kulturelle Falschmünzer, als Geldfälscher. Heute ist auf den realen Banknoten für solches Tun nur Zuchthaus angedroht. Früher wurde, wer Münzen fälschte oder verfälschtes Geld in Umlauf brachte, gehenkt, in Öl gesotten und Schlimmeres.

Illusionsmaschine Altstadt

Es liegt heute nicht mehr im Trend, historische, abgewohnte Fachwerkquartiere als »altes Gelerch« zu schelten. Auch sind die letzten Türken oder Jugoslawen längst verdrängt aus diesen Quartieren, die sie seit Ende der fünfziger Jahre besetzt, benutzt, im Mindestmaß repariert und bewohnbar gehalten – und damit hinübergerettet hatten in die Reconquista der Altstadt in den siebziger Jahren. Die Generation, die sich nach dem Krieg noch mit

Bagger und Spitzhacke über diese historischen Stadtrelikte hergemacht hatte im Zeichen von Prosperität, Modernität, Mobilität, vorgeblicher Urbanität ist abgetreten – mit ihr die Angst, man könne sich über die erbärmlichen Fachwerkbutzen selbst verraten, nämlich die eigene kleinbürgerliche, kleinbäuerliche oder Handwerker-Provenienz. Die Enkel der ehemaligen Altstadtbürger gehen locker um mit der neu entdeckten Schwarzweißgrafik ererbter oder neu erworbener Fachwerkhäuser. Die kuscheligen Holz-Lehm-Fassaden, die auch im Sommer so wirken als sei Weihnachtszeit, halten zuverlässige, unangefochten anerkannte Traditionswerte bereit, mehr Werte einer Design-Tradition als einer politischen oder sozialen natürlich. Wer sich im Fachwerk einnistet, der demonstriert damit nicht erst seit kurzem Kultur, Smartheit, regionale Gebundenheit und unverdächtigen Heimatsinn – eben jenen Geschmack moderner Biertrinker, die die Produkte von Hausbrauereien wiederentdeckt haben und Obergäriges bevorzugen. Im Innern der Häuser aber, ja innen, da kann alles so sein, wie von der Ausstattungsindustrie verordnet, da kann man sich so geben, wie man wirklich ist: Bäder in hochpoliertem brasilianischen Blaugranit, Armaturen aus Mailand, Hochfloriges oder Glänzendes auf den Böden und von Wand zu Wand Bauhausnachbauten wirkungsvoll kombiniert mit falschen Bauernmöbeln aus Bayern oder Holland, perfekte Life-style-Arrangements. Das ist es, was das ältere Geld und der bessere Geschmack der einschlägigen Schichten in Frankreich, England oder Italien so lieben an uns Deutschen und auch ein bißchen eklig finden wie Kaviar mit Bratkartoffeln, Hummer mit Himbeersoße.

Um die Altstadt aus Aschenputtels Kammer zur guten Stube zu verwandeln, bedarf es angespanntester Bemühung. Da wird geschummelt und lackiert, gewienert und poliert, geglättet und garniert, was das Zeug und der Geldbeutel hält. In jedes Altstadtguckloch ein paar Sprossen, aufs Glas geklebt zur Not, gar als Klapprahmen zum Fensterputzen herausschwenkbar. Aufs Dach den Betonbiberschwanz in farbgemischter Palette nach Lebkuchenart, dazu auf den First die schönsten Feierabendziegel, kleine Reiter, Kreuze, Gickelhähne, all das kriegt man jetzt wieder, teuer, schön und in Handarbeit. Im Altstadthöfchen, in einen exotischen Gartentraum verwandelt mit chinesischen Gräsern, ägyptischen Stauden, Himalajakiefern und argentinischem Büffelrohr, die Ruhebank mit gußeisernen Löwenfüßchen, der Schwarzwaldbrunnen mit Baumstammtrog und Umwälzpumpe und das Orchideengewucher im grün patinierten Kupferkessel, der einst zum Eindicken von Pflaumenmus diente.

Von den Fachwerkhäuser, auch anderen alten Häusern aber bleiben, wenn sie modernisiert, durchsaniert, nach den Regularien der städtebaugeförderten professionellen Altstadtplanung hergerichtet, zugerichtet, hingerichtet sind, im statistischen Mittel – so glaubwürdige Hochrechnungen von Fachleuten am Bayerischen Denkmalamt – nach Ausblasen der alten Lehmstakungen und Neuausfachung mit Schwemmsteinen, nach Fußboden- und Deckenbegradigung, nach Wärme- und Schallisolierung (Bundesstandard), Komfortausbau für Küchen, Bäder, stille Örter ganze 15 oder 20 Prozent der historischen Bausubstanz und des konstruktiven hölzernen Tragewerks übrig! In den Makleranzeigen für solche nach ihrem Denkmalwert nahezu auf Null reduzierten, geleckten Hexenhäuschen heißt es dann: »In neuem Glanz erstrahlend« oder »Wohnkomfort 2000 im Gewand von 1500«. Der Konservator aber muß wohlwollend nicken und zufrieden gucken bei der Einweihung, er muß sogar eine kleine, gequälte Rede halten, sonst verstünde man ja die Welt nicht mehr – wenn nur der häßliche Schwitzfleck nicht wäre am Rücken, da wo das gute Gewissen und der schlechte Geschmack widerstreiten.

Die Altstädte wurden im Zuge ihrer Sanierung irritierend alterslos. Sie haben sich dem gesellschaftlichen Idealbild des fortschrittlichen, konsumaktiven Dreißigers angepaßt, dem die Kindheit, also seine eigene Vergangenheit, ebenso abhanden kam, wie ihm seine eigene Zukunft fernliegt, das Alter. Die Altstadt als Design-Ereignis ist zur »dynamischen Rentnerin« geworden, festgeschrieben in einem merkwürdig sterilen Zustand ewiger »Quotidianität« und Ubiquität.

Der Talmi- und Tünneffcharakter des Illusionsunternehmens Altstadt kam kürzlich auf seinen Begriff, als man hörte (und auch sehen konnte), daß die Frankfurter Römerzeile Ost, schon wenige Jahre nach ihrer Einweihung mit Blasmusik und Handkäs, zum Sanierungsfall wurde. Was Filmkulissen und Theaterdekorationen so an sich haben, das traf auch dieses Environment: es war mit zu heißer Nadel gestrickt, nach kurzer Zeit verbraucht und ging buchstäblich in die Knie. Jetzt stehen an den neuralgischen Eckpunkten stählerne Stützkorsetts. Wobei ich mich persönlich einer magischen Vorstellung nicht entziehen kann, die von Naturvölkern kultiviert wird: Beim Fotografieren schwindet vom »abgenommenen» Bildgegenstand mit jedem Lichtbildakt immer ein wenig Substanz, bis am Ende nichts mehr übrigbleibt, bis sich alles in die Fotoalben verflüchtigt hat. Wer je das Kameraklicken der Japaner am Römer erlebte, so ein Summen und Surren wie von tausend mechanischen Bienen, der versteht, was ich meine. In Venedig ist dieser Schwundvorgang noch weiter fortgeschritten. Am Schluß wird auch der Römer, wenn er nur genügend ausgeguckt und abspioniert ist, bei Osaka oder auf Okinawa wiederaufgebaut, und die Frankfurter stehen mit einer leergeräumten guten Stube da.

Regina Carstensen
Fassadenkorrektur

Der Mann sah aus, als habe ihn die Natur zum Fleischhauer bestimmt und bei der Schaffung seiner Visage daher gleich die Kundschaft miteingerechnet, mit der er es zu tun haben würde. Aber die Natur irrte auch diesmal, und der Mann wurde nur General. Seine feisten Gesichtszüge gruppierten sich um eine Nase von schier unglaublicher Dimension, weshalb ihn seine Soldaten »den Schnüffler« nannten. Doch der Duke of Wellington betrachtete sein Riechorgan als sein wertvollstes Stück und war der Ansicht, sie verleihe ihm eine besondere befehlshaberische Autorität. Auch Napoleon, sein Gegenspieler auf englischer Seite, bewunderte Männer mit starken Nasen und setzte viel Vertrauen in sie. »Gebt mir«, so forderte er, »einen Mann mit einer anständigen Nase.« Das war allerdings vor Waterloo.

Ein anderer, der vielleicht nicht gerade von der Nase, sicher aber vom Denken mehr verstand, hielt den »Pilaster im menschlichen Antlitz« dafür prädestiniert, zwischen äußerer Erscheinung und vermutetem Charakter Parallelen zu setzen: »Wer eine dicke Nase hat, ist träge wie ein Ochse«, postulierte Aristoteles in seiner Physiognomik. Sie diente über zwei Jahrtausende später noch Johann Caspar Lavater als Anregung für seine *Physiognomischen Fragmente zur Beförderung der Menschenkenntnis und Menschenliebe*, eine Mustersammlung von Physiognomien berühmter Männer, die sich in der Nasenfrage zu der Aufforderung versteigt: »Oh, Ihr Fürsten! wenn Ihr Eure Minister wählt, seht Euch vor allem ihre Nasen an.«

Seit biblischen Zeiten, Salomon 30, 33 bezeugt es, galt die Nase als zentraler Teil der Physiognomie, wenn es um die charakterliche Beurteilung ihres Trägers ging. Denn alles in seinem Gesicht vermochte der Mensch schönend zu verändern: durch gleißnerisches Lächeln den bösen Mund, durch hoch ausgezupfte Augenbrauen den Dolchblick, durch Allongeperücke und Puder den syphilitischen Ausschlag, der nicht eben auf sittigen Lebenswandel schließen ließ. Nur an der Nase, diesem Gefüge aus Knochen und Knorpel, scheiterten alle Versuche des Kaschierens – die dyspeptisch rote Knolle verriet den Trunkenbold, die Sattelnase den Hurenbock im fortgeschrittenen Stadium der Lues. »Der Auswuchs bestätigt die Wurzel«, lehrte Sokrates, selbst Besitzer einer derart hypertrophen Nase, daß er, Menschenfreund der er war, beim Hochzeitsgott der Griechen altruistisch Fürbitte leistete: »Gütiger Hymenäus, bewahre alle jungen Männer vor einem solchen Schnitzwerk im eigenen Gesicht.«

Mittlerweile, das ist allerdings erst einige Jahrzehnte her, hat sich auch die Nase dem Fortschritt gebeugt. Sie läßt sich, bei geschicktem Einsatz besonders tönungsstarker Kosmetika auf Kunstharzbasis, auf dem Wege der optischen Täuschung vergrößern oder auch verkleinern, wie das Beispiel der Nudelwerberin Steffi Graf zeigt. Der Rest des menschlichen Gesichtes steht dem persönlichen Gestaltungswillen ohnehin offen wie niemals zuvor – der Popularmusiker Boy George und die Erbin Gloria von Thurn und Taxis haben es hinreichend demonstriert. Vor allem letztere bewies die Designfähigkeit des menschlichen Antlitzes, indem sie sich im Lauf der letzten zehn Jahre unter anderem als Adelsdame (ein Hauch Rouge über weißem fond de teint), als Punk (Frisur à la Wahnsinn), als Mutter (dezent visagiert), als Domina (Lippenwülste in Jodfarbe etc.) und als Ethno-Wesen (wahlweise auf indisch oder asiatisch) präsentierte. Derzeit trägt sie Geschäftsfrau.

Veränderungswünsche grundlegender Art besorgt der Schönheitschirurg. In einer der letzten Oasen der Privatliquidation (Umsatz per annum in Deutschland: über 100 Millionen Mark) erhalten weit auskragende Nasen ein schlankes Profil, werden hunderttausendfach Falten gestrafft, Hängelider gelockert, sackende Wangen geliftet; plissierte Münder entfältelt der Doktor per Collagenspritze, Wangenknochen hebt und formt er mittels Silikon-Implantaten, ebenso das fliehende Unterkinn, das im allgemeinen Verständnis, Entschlußlosigkeit oder gar Imbezilität signalisiert. Zunehmend legen sich auch Männer unters Skalpell, vor allem Manager und Politiker – rund zehn Prozent der Bundestagsabgeordneten, so schätzt ein langjähriger Bonn-Berichterstatter, haben sich das von tausend Kompromissen schwabbelig gewordene Gesicht schon dynamisieren lassen.

Nach spätestens vier Stunden, wenn der Anästhesist das Ventil für das Narkosegas Halotan wieder zugedreht hat, erwacht der Patient. Er ist dann um bis zu 15 000 Mark ärmer, dafür aber generalüberholt, gleichsam neu geboren, wie er hofft, und dem Schönheitsideal entsprechend – was auch immer das sein mag.

Quer durch die Jahrtausende haben Dichter und Philosophen zu ergründen versucht, welche Bewandtnis es mit der Schönheit des menschlichen Antlitzes habe. Thales von Milet zum Beispiel sah in ihr »die einzig sinnlich erfahrbare Form des Geistigen«; ein weiterer Monumentaldenker der Antike, der gleichfalls allzeit zitable Platon, pries sie als »eine der edelsten Tugenden, die den Menschen über das Tier erhebt und äußeres Zeichen für ein schönes Gemüt ist«. Mit den Altvorderen sind sich deren Nach-Denker stets einig gewesen, daß schöne Menschen auch gut sind. So behauptete zum Beispiel Dr. med. Friedrich Schiller, gelernter Militärarzt und mit einem Vogelkopf auf kränkelndem Leib geschlagen, daß »körperliche Schönheit Ausdruck einer inneren Schönheit« sei. Goethe, von imposantem Äußeren, bestätigte knapp: »Guter Kopf, guter Verstand.«

Diese Vermutung teilt die Welt noch heute – in welchem Maße, haben Soziologen und Psychologen in den letzten Jahren analysiert: Weil Schönheit als Talent gilt, werden häufig die Aufsätze attraktiver Schüler und Schülerinnen besser benotet; befördert gutes Aussehen die sozialen Aufstiegschancen, vor allem durch Heirat; gelten wohlgestalte Menschen als intelligenter, erfolgreicher, sozialer und warmherziger; läßt die vorgeblich blinde Justitia trotz ihrer Augenbinde attraktive Delinquenten oft billiger davonkommen – keiner, nicht einmal der Alldenker Adorno (»Schönheit ist auch eine Einkommensfrage«) hat das Phänomen schlüssiger auf den Punkt gebracht als Arthur Schopenhauer, der als schwerer Neurodermiker wußte, wovon er sprach: »Schönheit ist ein offener Empfehlungsbrief, der die Herzen im voraus für sich gewinnt.«

In zahlreichen Untersuchungen zur »interpersonellen Attraktivität« haben Psychologen versucht, dem Phänomen auf die Spur zu kommen. Fazit: Das Geheimnis der Schönheit ist ihre Gewöhnlichkeit. Diese ernüchternde Einsicht verdankt die Menschheit einer vielfach mit gleichem Ergebnis wiederholten Testreihe, bei der Porträt-Fotos per Computer digitalisiert werden; durch Mitteln der Digitalwerte erzeugt der Rechner dann das prototypische Mischgesicht, das gleichsam den Durchschnitt des Durchschnitts repräsentiert – Männer wie Frauen flogen förmlich darauf, wenn es ihnen zum Vergleich mit den ursprünglichen Einzelphotos vorgelegt wurde. Dieser unbewußte Hang zur »Zentraltendenz« scheint die seit jeher verbreitete Vorstellung zu bestätigen, wonach Ebenmaß ein wesentliches Element von Schönheit sei.

Weshalb das so ist und warum sich der Mensch so leicht in den Bann der Schönheit schlagen läßt, das wiederum haben die Soziobiologen zu ergründen versucht, jedoch nicht schlüssig belegt. Unumstritten ist, daß die Evolution den Durchschnitt dem Extrem vorzieht, da der Durchschnitt in aller Regel überlebensfähiger ist. Daraus leiten die Soziobiologen die (freilich gewagte) These ab, daß im Zuge des evolutionären Ausleseprozesses jene Lebewesen, die in ihrem Aussehen dem prototypischen Durchschnitt der jeweiligen Art am nächsten kamen, bei der Partnerschaftswahl die größten Chancen hatten, weil sie die Gewähr für körperliche und genetische Gesundheit boten – das Schönheitsideal ein Verhaltensrelikt aus der Vorzeit, gleichsam die Ursuppe, die der Mensch täglich aufs neue auslöffeln muß? Der Stichling jedenfalls verfährt nach dem Prinzip der Zentraltendenz, die Henne ebenfalls, auch Frosch und Affe tun es, das ist erwiesen. Beim Menschen freilich, der der Sprache mächtig ist, gibt es wohl noch andere Faktoren; wie sonst wäre zu erklären, weshalb etwa einer wie Heiner Müller weibliche Wohlgestalt in so reicher Zahl um sich zu scharen vermag?

Weil jede sichtbare Entstellung des Gesichts Lebensführung und Berufschancen, vor allem aber das Selbstwertgefühl drastisch beeinträchtigt, stigmatisiert die Staatsgewalt seit Jahrtausenden Missetäter mit Vorliebe durch das Abschlagen von Nase oder Ohr oder das Brandmarken der Stirn. Aus demselben Grund bemühen sich Heilkundige ebenfalls seit Jahrtausenden, die Folgen von Gesichtsverletzungen zu beseitigen. Dem dänischen Astronomen Tycho Brahe beispielsweise, der im Zuge eines im Januar 1567 ausgefochtenen Raufhandels seine Nase verloren hatte, verpaßte der Leibarzt des Königs einen Ersatz aus Silber. Französische Offiziere des 18. Jahrhunderts, die sich in der Schlacht ein paar Schmarren pour le mérite eingefangen hatten, zahlten viel für einen kundigen Feldscher, der sich auf die Herstellung jener Mixtur aus Salpetersäure und Ochsenblut verstand, die eine wulstige Narbenbildung verhindern sollte. Kein Geld der Welt hingegen vermochte die österreichische Kaiserin Maria Theresia von ihrem Erbteil zu befreien – der mächtigen Unterlippe der Habsburger, von der sie zu Recht vermutete, sie gebe ihr »das Aussehen eines Bullenbeißers«.

Für Mitglieder minderer Schichten konnten solch physiognomische Auffälligkeiten unangenehm, zuweilen sogar hochnotpeinlich sein. Denn bis in dieses Jahrhundert hinein war die durch Lavater begründete Lehre von der Physiognomik verbreitet, derzufolge sich Charakter und Wesen eines Menschen aus seinem Gesicht ablesen ließen: Eine Hakennase beispielsweise machte ihren Träger als Erpresser oder gar als Spion verdächtig, »der in sprungbereiter Lauer durchs Leben geht«. Buschige Augenbrauen, wie sie etwa Theo Waigel wachsen, sprachen für »Verschlagenheit und Hinterlist«, eine hohe Stirn signalisierte ein »geräumiges Gehirn«, dicke Backen »meist einen wüsten Lebenswandel«. Den Staatsfeind hingegen verrieten »die großen Ohren und ein düsterer Blick«. Was in diesem Zusammenhang während des Dritten Reichs in Deutschland geschah, hat jeder anständige Bürger der Bundesrepublik, sofern er überhaupt je davon wußte, längst vergessen.

Erst seit Anfang dieses Jahrhunderts, nach der Entdeckung wirksamer Verfahren der Keimfreiheit, Narkose und Blutstillung, vermögen die Chirurgen grundlegend in die Physiognomie einzugreifen. Mittlerweile haben sie die Techniken des Sägens, Schneidens und Nähens derart perfektioniert, daß sie das Gesicht nach Belieben zu gestalten vermögen. Diesbezüglich einzigartige Leistungen vollbrachten sie an Michael Jackson, der den jeweils letzten Stand der kosmetischen Chirurgie repräsentiert – mehr als ein Dutzend Eingriffe waren nötig, bis sein einstmals negroides Gesicht endlich auf androgyne Elfe umgeschnitten war.

Nur zu oft willfahren kosmetische Chirurgen solch extremen Wünschen ihrer Klientel. Da geht es dann nicht mehr darum, das hängende Kinn wieder glattzuzurren und die schrundig gewordene Stirn zu glätten. Da wird vielmehr die gesamte Charakteristik des Gesichts verändert – vor allem in Amerika, wo es für achtzehnjährige Töchter aus wohlhabendem Hause mittlerweile zum gesellschaftlichen Komment gehört, sich zur Volljährigkeit die erste Schönheitsoperation schenken zu lassen. Hinterher sehen die Patientinnen dann aus wie das Model oder die Filmschaffende, deren Fotos ihnen der Chirurg während des Beratungsgesprächs zur Auswahl vorgelegt hat. Über 150 solcher »Generaleingriffe« habe er in diesem Jahr schon gemacht, resümiert der New Yorker Society-Chirurg Ben Bradley, darunter »mindestens 40 mal den Typ Julia Roberts und so an die 30 mal Linda Evangelista«.

Den Messerhelden, um vollmundige Sprüche nie verlegen, gilt ihr Tun als »Psychotherapie mit dem Skalpell«. Nur zu selten jedoch bedenken sie die Probleme und Hoffnungen, die ihre Patientinnen mit in die Praxis tragen; dies würde auch nur jenen Allmachtsrausch stören, der Lift-Boys wie Bradley bisweilen geradezu schwindlig macht. Der signierte, herrgottsgleich, ein OP-Photo von sich: »Hier sitze ich und forme Menschen.«

Warum sich Menschen den Herausforderungen der kosmetischen Chirurgie so tapfer stellen, darüber haben Psychologen ausgiebig gegrübelt; herausgekommen ist dabei allerdings (wie so oft) nicht mehr als das, was sich der Laie ohnehin schon gedacht hat: Angst vor dem Alter, Verlagerung psychischer Probleme auf das Äußere, Hoffnung auf Rettung einer Partnerschaft durch Attraktivitätssteigerung sowie die seit jeher verbreitete Vorstellung, einem Idealbild entsprechen zu müssen.

»Ein Mensch ist schön, wenn seine Züge das Ebenmaß der Schöpfung widerspiegeln«, verkündete Hildegard von Bingen vor 900 Jahren. »Und vor allem, soll seine Haut rein und leuchtend sein.« Die Heilige hatte gut reden, schließlich war sie Ordensfrau und hatte damit das, was der Dermatologe eine »Nonnenhaut« nennt. Denn nichts läßt die Haut so schnell dahinwelken wie Hektik, Streß und Alkohol, vor allem aber das ausgiebige Sonnenbad. Da helfen dann auch all die Tiegel und Tuben mit teuren Kosmetika nichts, denn deren Wirkweise beruht immer noch auf demselben banalen Effekt, der seit Kleopatras Zeiten bekannt ist: Die kostbar duftenden Cremes erhöhen lediglich den Gewebedruck, indem sie Haut mit Wasser sättigen und ihr so zu einem geschmeidigeren Aussehen verhelfen. In die tieferen Schichten dringen sie nicht ein, allen Werbeversprechen zum Trotz – doch genau dort unten, in der Lederhaut, hat die Falte ihre Heimstatt. Diese Illusion bezahlen Deutschlands Frauen und Männer mit jährlich rund 11 Milliarden Mark.

Jedoch, zu allen Zeiten war es ein leichtes, »aus dem ewigen Wunsch der Frauenzimmer nach einem jungfräulichen Antlitz«, so der Medikus Johann Jackob Woyt im 17. Jahrhundert, »klingende Münze zu schlagen«. Mit allen Salben der Scharlatanerie geschmierte Füchse verkauften ihnen Extrakte aus Galläpfeln, Mastix und Weihrauch, Destillate aus Terpentin und Bleisud, Dektote aus Arsen und versottenem Storchenfleisch – schier das ganze Reich der Natur wurde mobilisiert für die »weibische Artzney, welche den Halß und das Antelitz so weiß macht als Alabaster«. Ähnliches versprach der Hersteller einer Gesichtsmaske aus radioaktivem Schlamm, die in den fünfziger Jahren reißenden Absatz fand – Werbeslogan: »Eva entdeckt die Isotopen.«

Weiß, poliert und hoch habe die Frauenstirn zu sein, befand man im Mittelalter und bandagierte nächtens den Kopf mit in Säure getränktem Katzenkot, um den Haaransatz wegzuätzen und dem Gesicht so einen madonnenhaften Ausdruck zu verleihen. 1000 Jahre später wurde, wenn auch mit weniger drastischen Mitteln, auf ähnliche Weise verfahren, so eine niedrige Stirn dem Schönheitsideal im Wege stand: Erst nachdem sich die junge Rita Casino das Stirnhaar weggezupft und die Haare rot gefärbt hatte, wurde sie Rita Hayworth und ein Star. Dafür litt sie von da an unter Asthma – Diagnose: allergische Reaktion auf die Färbungsmittel.

Zumindest eine Facette der Frage, weshalb Frauen ihr Gesicht seit jeher durch Schminken verändern, glaubt der Anthropologe Desmond Morris *(Der nackte Affe)* geklärt zu haben. Er meint, daß sich das Menschenweibchen nur deshalb die Lippen röte, um »sexuelle Frontsignale« auszusenden. Statt wie unter Affen üblich »dem Männchen ostentativ das Gesäß hinzurecken«, male sich die zivilisierte Äffin mit der aufrechten Gangart schwellende Genital-Symbole ins Gesicht – eine These, für die Morris von den Feministinnen gehörig Prügel bezogen hat. Die behaupten vielmehr, daß »die männlich geprägte Gesellschaft ein furchtbares Schönheitsdiktat über die Frau ausübt«, so die amerikanische Frauenrechtlerin Joyce Clarendon Mitte der achtziger Jahre. Inzwischen allerdings sieht sie von vorne aus wie fünfunddreißig und begrüßt ihre Mitkämpferinnen von ehedem mit einer sparsamen, ganz englischen Mimik. Ihre Begründung dafür, sich liften zu lassen: »Alle meine Freundinnen haben es auch getan.«

Sabine Sauer
Kunst am Bau

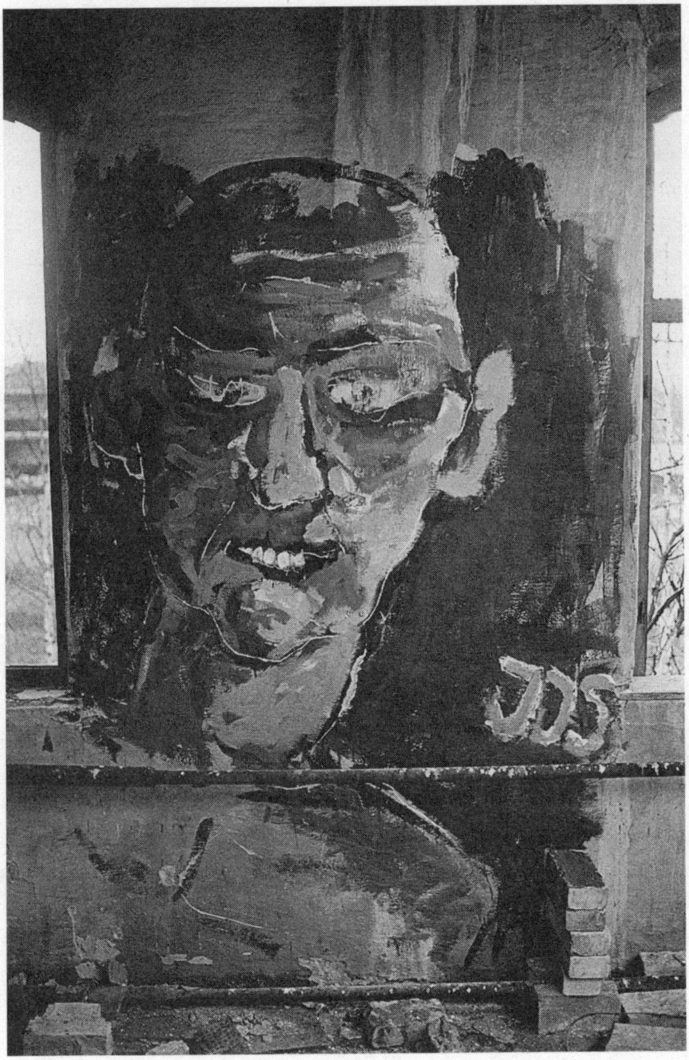

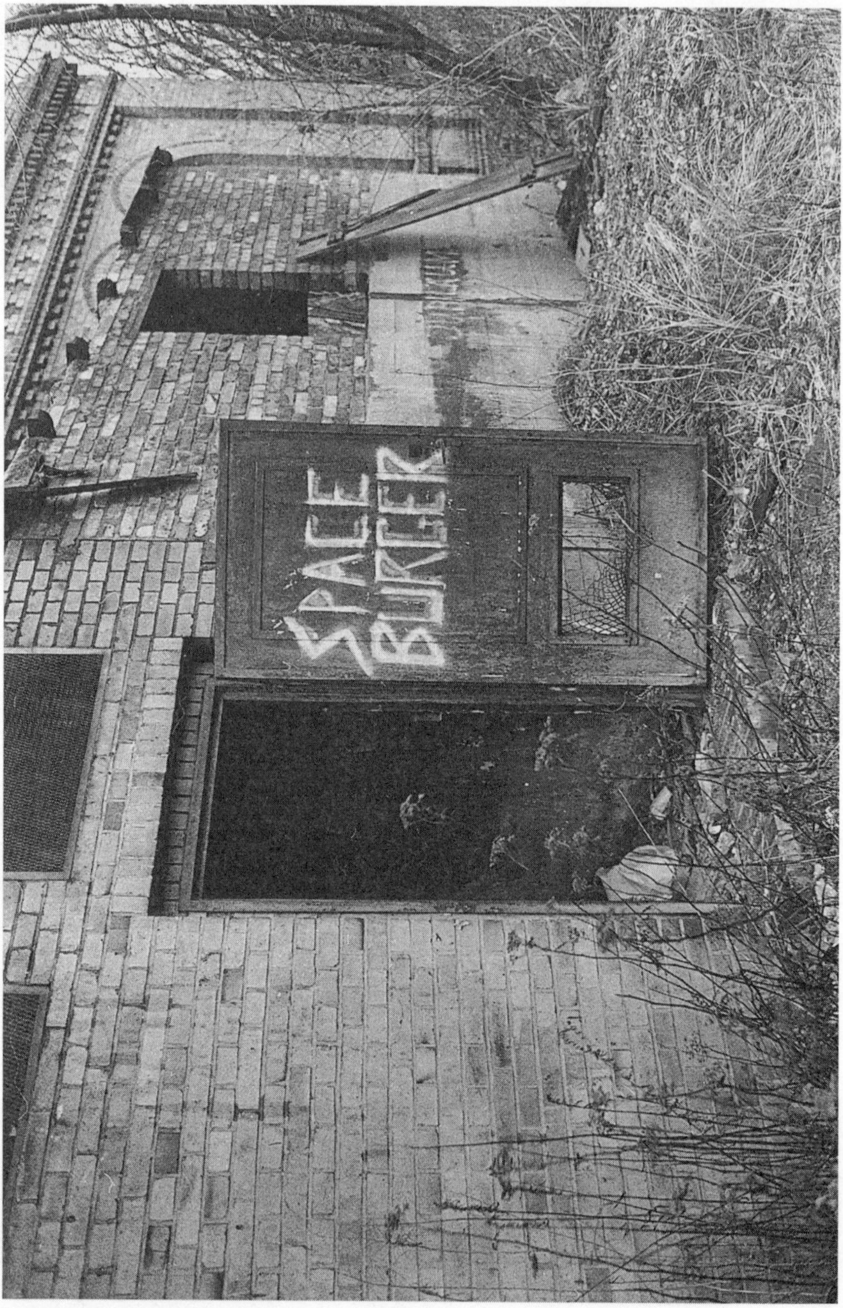
SPACE
BURGER

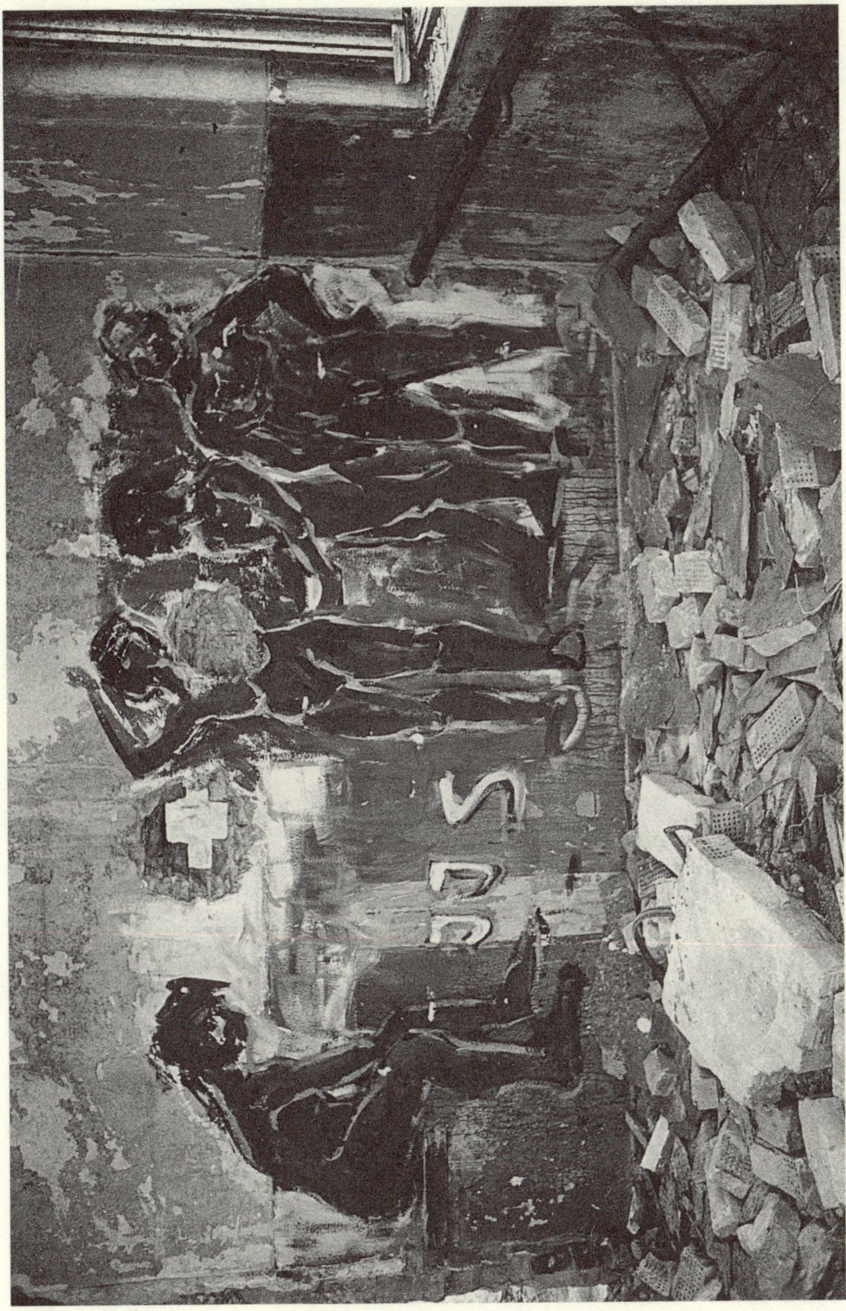

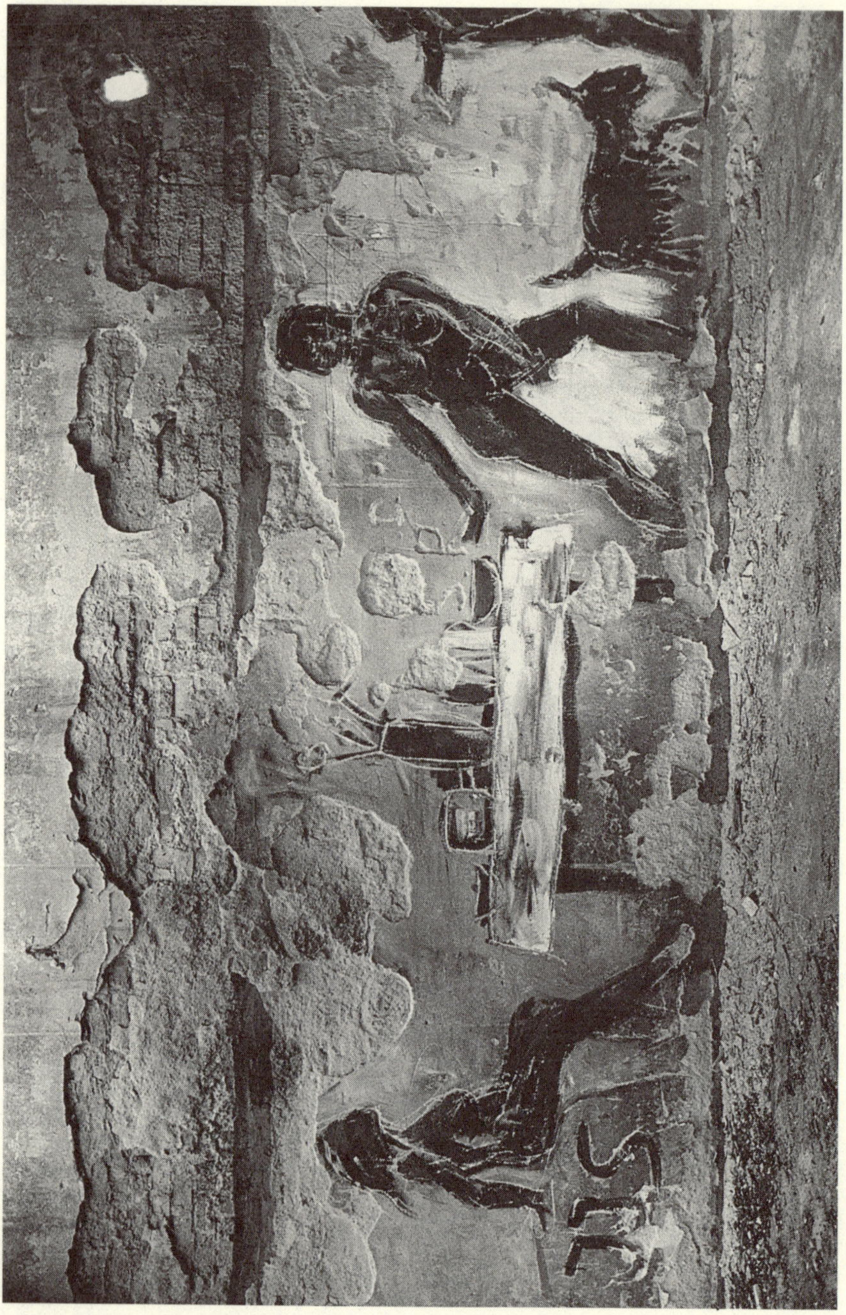

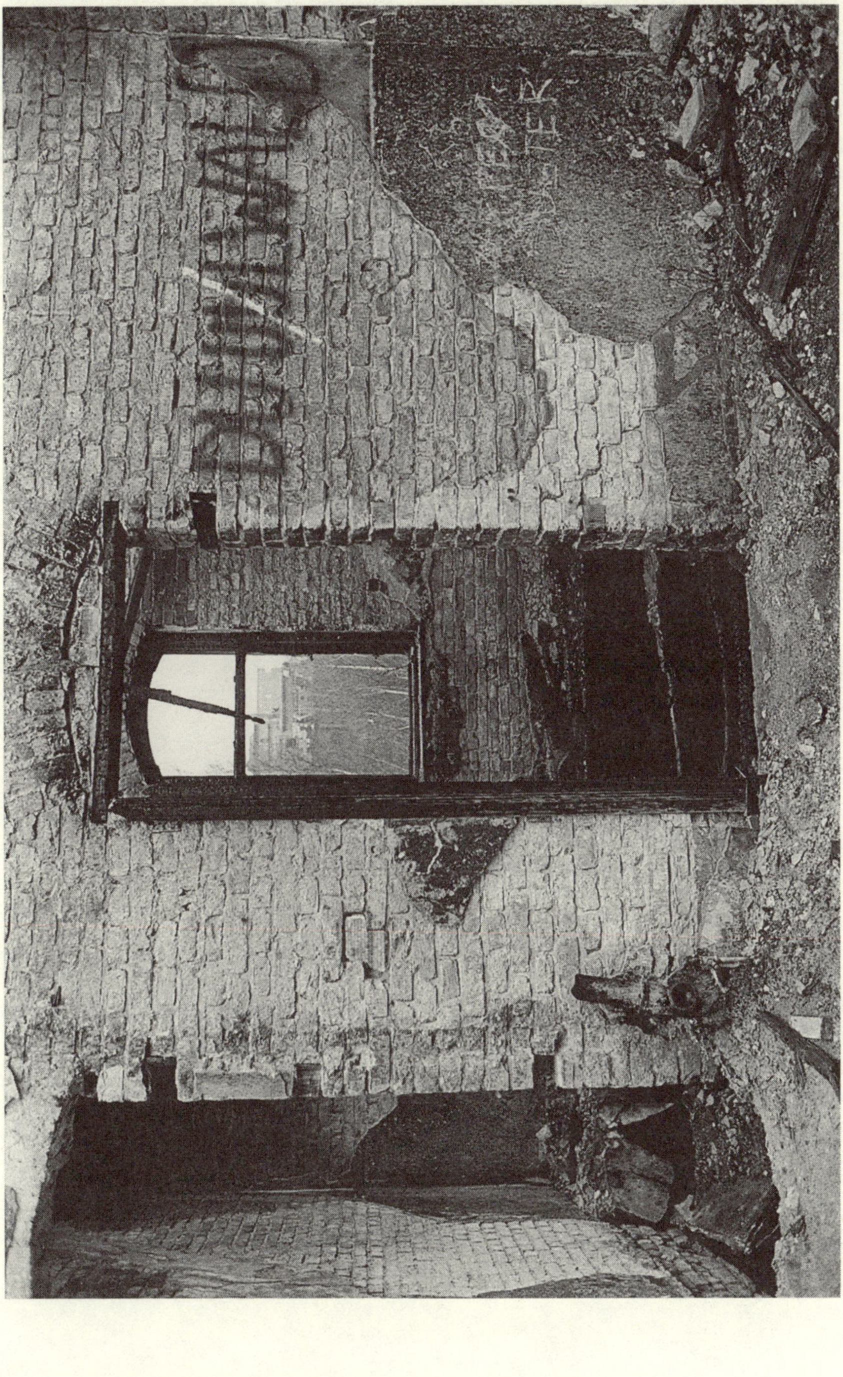

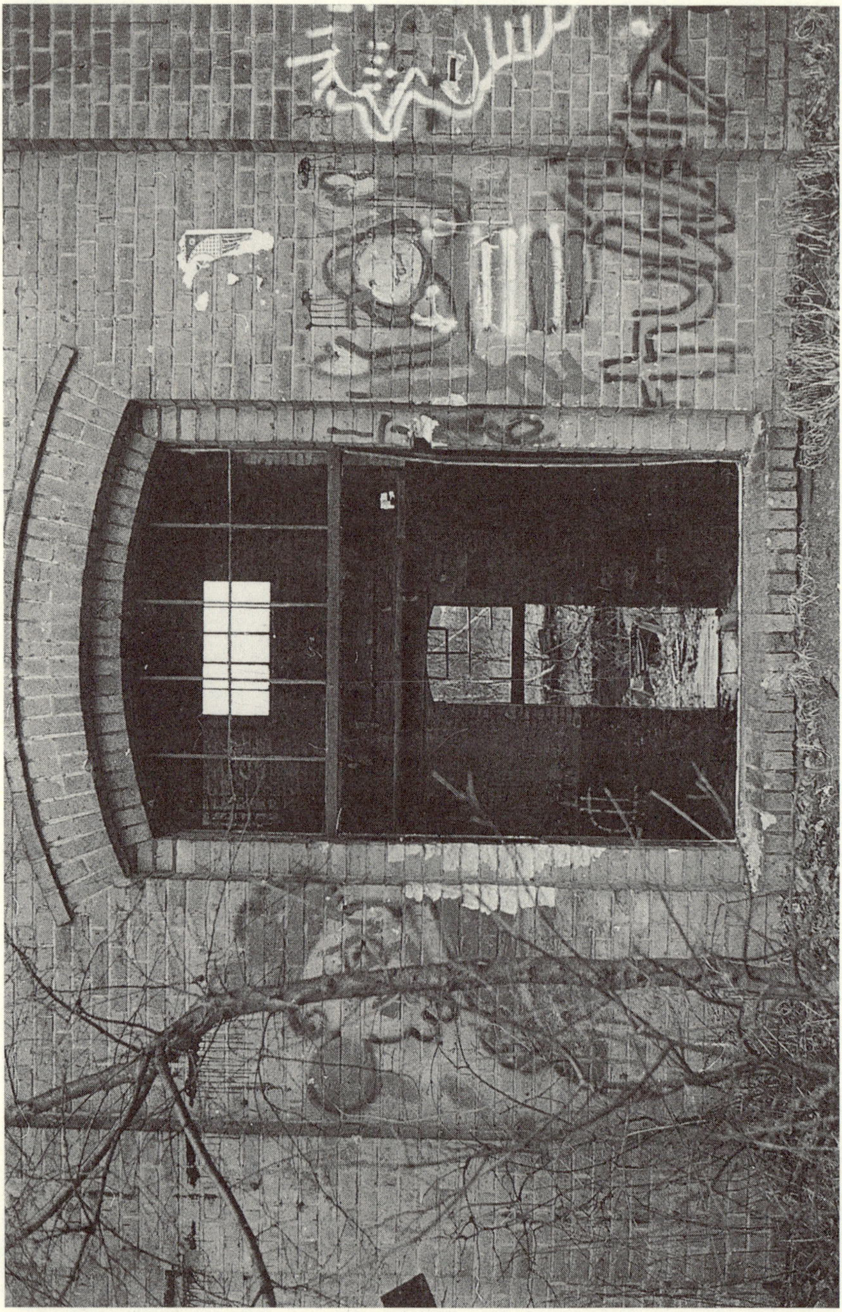

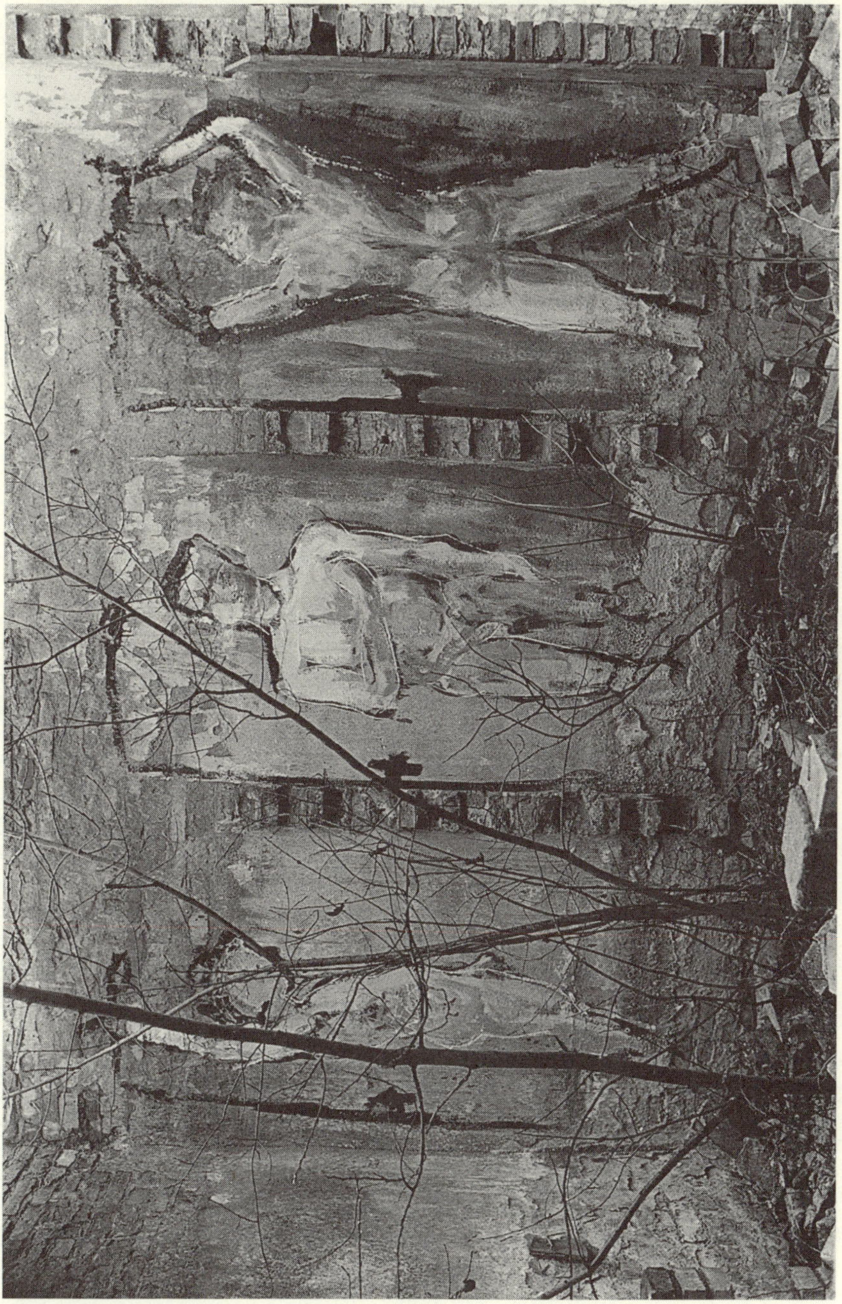

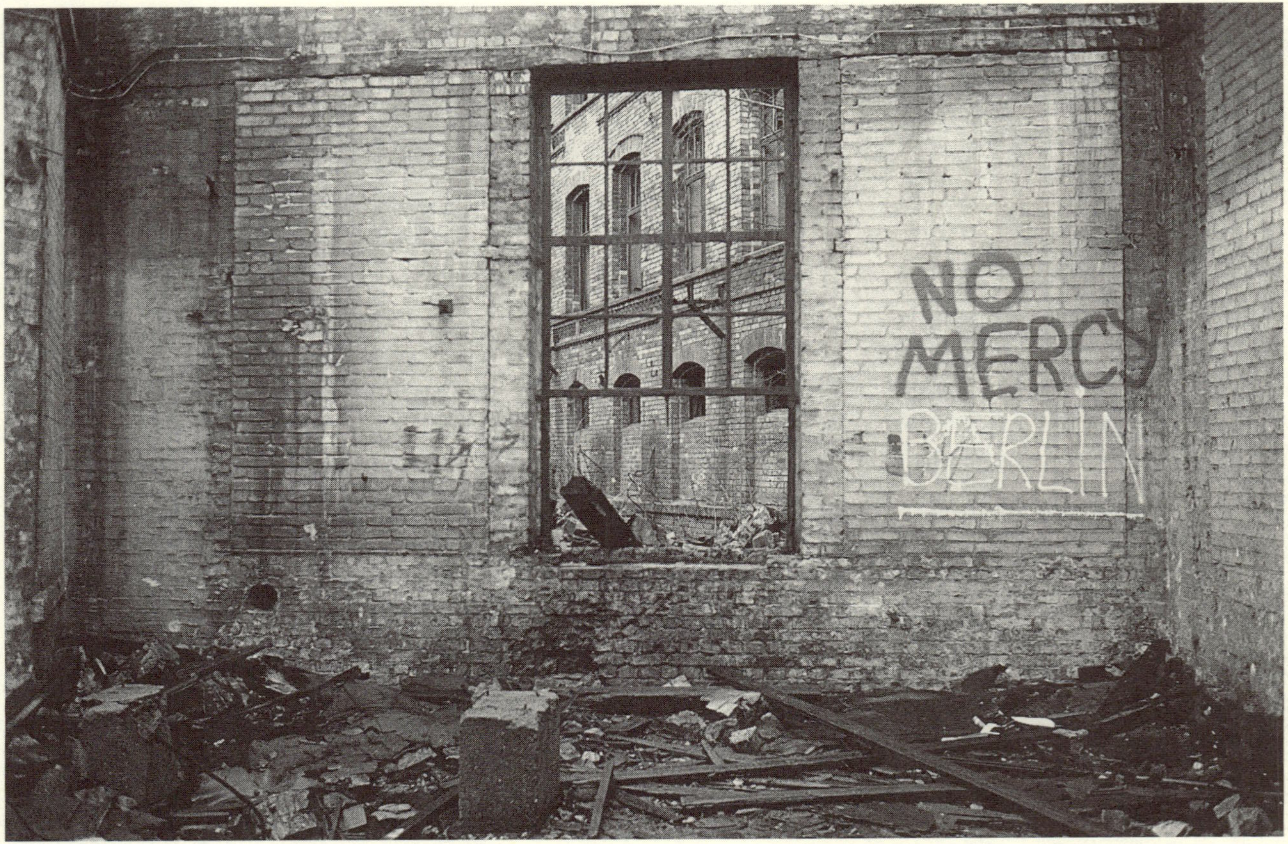
NO
MERCY
BERLIN

Walter Grasskamp
Das gescheiterte Gesamtkunstwerk

Design zwischen allen Stühlen

Janus Zu den Künsten, die sich auf eine Muse berufen dürfen, hätte die Antike das Design nicht gerechnet. Selbst bei den nachträglichen Zuschreibungen der Neuzeit, als Malerei und Architektur sich eigene Musen zulegten, konnte das Design nicht bedacht werden. Bis heute fühlt sich keine der griechischen Damen verantwortlich für eine Tätigkeit, die in Deutschland bei ihrem angelsächsischen Namen gerufen wird und schon dadurch eine gewisse Heimatlosigkeit verrät. Doch kennt die antike Mythologie durchaus eine Figur, die sich als Schutzgottheit des Design empfiehlt, Janus nämlich, der die vordere Kopfhälfte gleich zweimal trägt. Es qualifiziert ihn dabei weniger, daß er für Türen, Schwellen und öffentliche Pforten zuständig ist, vielmehr, daß er für das Beginnen steht, für die ersten Stunden des Tages oder den ersten Monat des Jahres, der als Januar bekanntlich nach ihm benannt ist, warum also nicht auch für Skizzen und Entwürfe, Prototypen und Modelle? Und wenn er, kraft seines Doppelgesichts, in die Vergangenheit wie in die Zukunft schaut, so verkörpert er damit eine Eigenschaft, die jeden guten Entwurf auszeichnet, nicht erst seit der Postmoderne. Vor allem aber eignet er sich zum Halbgott der Designer, weil er sich nicht entscheiden kann, wo er hinschauen will: Janusköpfigkeit ist die extremste Form des Schielens, und Design ist eine schielende Kunst.

Denn Designer streben in der Regel ebenso nach ihrer Anerkennung als Künstler, wie sie auf ihr kommerzielles Ansehen als Fachleute und Unternehmer achten. Es zerreibt sie zwischen Handwerk und Industrie, weil sie mit einer Atelierphilosophie in einer Fabrikgesellschaft konkurrenzfähig bleiben müssen. Zwischen nüchternem Marketing und ästhetischer Gesellschaftsreform pendelnd, produzieren sie janusköpfige Waren, die nämlich im gleichen Maße gestaltet sind, wie sie ihrerseits das Alltagsleben gestalten. Ihre Formgebungen oszillieren zwischen Schaufenstereffekten, die schnelle Konsumreflexe hervorrufen sollen, und einem ästhetischen Sendungsbewußtsein, das sie letztlich in den respektablen Ruin treiben müßte. Zwischen dem öffentlichen Verfall des Stils und der Privatisierung des Geschmacks suchen sie nach einer lukrativen Chance, ihren subjektiven ästhetischen Prioritäten öffentliche Resonanz zu verschaffen. Doch bestenfalls für eine kurze Zeit gelingt es ihnen, einer Modewelle weithin sichtbar obenauf zu sein, bevor sie schon von der nächsten zurück ins kalte Wasser des Vergessens geschwemmt werden. Richtig prominent wird kaum jemand unter ihnen, und wenn, dann stets die falschen, zumindest nach dem Urteil der anderen, die ein (Nach-)Leben lang im kulturellen Niemandsland zwischen Anonymität und Urheberrecht verschüttet bleiben.

Aber womöglich ist gerade die Widersprüchlichkeit des Design seine Stärke. In ihm bildet sich die gesellschaftliche Entwicklung ab wie in kaum einer anderen Kunst. Design ist der sozialen und politischen Wirklichkeit näher, als es ein politischer Künstler oder sozialer Plastiker je annehmen dürfte, und seine Auswirkungen reichen weiter als noch der hybrideste künstlerische Anspruch. Das gilt aber auch in negativer Hinsicht: Weil Designerprodukte es weitaus häufiger nur bis zur Müllhalde schaffen als ins Museum, hat sich neuerdings ein noch ungünstigeres Ansehen dieses Standes ergeben. Denn zwischen Luxus und Massenkonsum angesiedelt, geraten Designer zwangsläufig den Ökologen ins Visier, die ihnen eine Überfüllung der Müllplätze durch Kundenblendung, Konsumanheizung und den glitzernden Mißbrauch wertvoller Ressourcen vorhalten. Designer bieten sich, selbst bei erwiesener Unschuld, für eine solche Verteufelung allerdings auch an, denn schließlich sind sie es ja, die häufig genug den Schein für das Wesen ausgeben.

Dabei sind sie so empfindlich. Lauscht man ihren Gesprächen über jene Dinge des Lebens, die Unbeteiligte für drittrangig halten würden, über Paginierung etwa oder Sofafüße, kann man sich manchmal des Eindrucks nicht erwehren, daß sie in einem Spannungsfeld zwischen Sensibilität und Hysterie geführt werden. Und den ausgeprägten – und meist auch aufdringlichen – Geschmack eines Kollegen *nicht* zu teilen, kommt einer narzißtischen Kränkung gleich. Denn dort, wo ununterbrochen kaum abzusichernde Geschmacksurteile zu fällen sind – oft im Vorgriff auf Marktentwicklungen, mit deren Prognose selbst skrupellose Astrologen überfordert wären –, überleben zwangsläufig nur die ästhetischen Solipsisten. Ihr Dogmatismus nimmt mit dem Alter auf beängstigende Weise zu, ist aber häufig nur eine larvierte Depression, denn auch die durchsetzungsfreudigen laufen auf Dauer Gefahr, wie ihre verzagteren Kollegen zwischen den Erfahrungen eines merkantilen Alltags und ihrem Drang nach Höherem zu resignieren.

LAMENTO Dieser Drang ist ausgeprägt. Es gibt wohl kaum eine andere Kunst, die so sehr um Anerkennung ringt, nach Überhöhung verlangt, wie das Design. Aber in der nivellierten Konsumgesellschaft müssen Designer ihre Heroisierung schon selber betreiben, wobei sie allerdings den Verdacht der Kundenwerbung nie ganz loswerden. Es paßt ins Bild, daß sich hierfür kein Meisterdenker bereit findet. Kein *nouveau philosophe*, kein charismatischer Ausstellungsmacher, kein seriöser Kunsthistoriker, kein kluger Feuilletonist nimmt das von den Musen verschmähte Kind auf den Schoß – die wenigen Ausnahmen hierzulande bestätigen immer noch die Regel. Vielmehr drängen alle dorthin, wo stilechtes Prestige zu erwerben ist, zu den nachdenklichen Podiumsdiskussionen über die Lage der Kunst, zu schwungvollen Eröffnungsreden über die letzten Wilden, in die Kataloge der Kunstmarkthelden oder die Regalmeter der Renaissanceforschung, neuerdings auch in eine eher kryptische Medientheorie.

Dagegen steht kaum eine brauchbare Geschichte des Design in den Buchregalen, dort, wo sich die *Weltgeschichten der Kunst* in Metern messen lassen. Allenfalls nach Ländern und in beliebige Zeiträume aufgeteilt (unter denen schon Dekaden wie Epochen gehandelt werden), auf bestimmte Konsumartikel oder einzelne Heldenfiguren konzentriert, lassen sich Bücher auflisten, die jedoch, aus akademischer Perspektive gesehen, häufig mit dem Makel der befleckten Geburt behaftet sind, weil sie als Ausstellungskataloge, im schlimmsten Fall sogar im Firmenauftrag geschrieben wurden. Und grundsätzlich gelten die umfassenderen Werke entweder nur dem Produkt- oder dem Grafik-Design – was beide gemeinsam haben, könnte vielleicht eine systematische Theorie des Design beantworten, nach der man allerdings vergeblich Ausschau hält.

Aber wie sollte diese auch aussehen? Denn so selbstverständlich wie heute spricht man ja erst seit wenigen Jahrzehnten von *design*. Der Legende nach war es Mies van der Rohe, der bei seiner späteren Emigration nach einem Begriff fahndete, mit dem sich den Amerikanern das Anliegen des Bauhauses – Gestaltung mit dem ganzen deutschen Pathos funktionaler Nüchternheit – nahebringen ließe, und dabei auf *design* verfiel. (Der Nationalsozialismus hat – gegen alle seine Absichten – eben nicht nur die »klassische« Moderne durch die Vertreibung ihrer Protagonisten internationalisiert, sondern auch die angewandte Moderne in eine folgenreiche Symbiose aus europäischem Formbewußtsein und nordamerikanischer Verwertungsvitalität getrieben.) Seit der Nachkriegszeit heißt im rückimportierten »Internationalen Stil« daher auch hierzulande Design, was vor 1933 gerade als »Gestaltung« Geltung gewonnen hatte, nachdem schon bis dahin die unterschiedlichsten Bezeichnungen in Umlauf gewesen waren: Angewandte Kunst, Gebrauchskunst, Kunsthandwerk oder Kunstgewerbe – einst hochangesehene Begriffe, die heute meist nur noch als Schimpfnamen Verwendung finden.

Wie sollte also eine historisch-kritische Theorie des Design aussehen, wenn der Begriff erst in den letzten Jahrzehnten in Gebrauch gekommen, die Sache selber aber schon um einiges älter ist? Je weiter man die Geschichte des Design zurückverfolgt, desto mehr zerfasert der rote Faden und verliert sich in anderen Stoffen. Denn das Problem ist ja kein rein begriffliches, sondern auch ein vertrackt historisches. Um es, der Sachlage angemessen, einmal zu verdinglichen: Zählt das berühmte Salzfaß von Benvenuto Cellini zur Vorgeschichte des Design, oder ist es als Geniestreich des Kunsthandwerks der Kunst näher als jeder Anwendung? Steht ein durchdachter Flaschenöffner in der Tradition der angewandten Kunst? Oder ein Holzschemel in der des Kunstgewerbes, nur weil er von Max Bill entworfen wurde? Zählt die populäre Druckgrafik des 17. Jahrhunderts zur Vorgeschichte des Grafik-Design, Dürers Druckgrafik dagegen zur Kunstgeschichte? Und was haben Henry van de Velde und Luigi Colani gemeinsam oder Johannes Gutenberg und El Lissitzky?

Bewusstseinsspaltung Historisch vertrackt ist die Lage vor allem hierzulande. Schon der erste große Nachkriegsrückblick auf die Moderne hatte nämlich einen folgenreichen Platzverweis für das Design kanonisiert: Die *documenta 1* zeigte 1955 den Künstler Schwitters, nicht den famosen Designer, der schon 1927 dem »ring der werbegestalter« vorstand, zu dem auch Willi Baumeister gehört hatte, der in Kassel ebenfalls nur als Maler gewürdigt wurde. Gerhard Marcks präsentierte sie als neoklassizistischen Bildhauer, nicht als Leiter der Keramik-Werkstatt am Bauhaus; Moholy-Nagy, Lissitzky und all die anderen osteuropäischen Konstruktivisten zeigte sie erst gar nicht. Noch dogmatischer sprang die Nachkriegszeit mit jenen um, die sich vor 1933 im Namen der »Gestaltung« von der Kunst losgesagt hatten. Nach 1945 wurde auf Kunst zurückgestutzt, was vor dem Entwicklungsbruch des Nationalsozialismus mehr hatte sein wollen, ja, etwas ganz anderes hätte werden können. Schnell waren im Nachkriegswesten die deutschen Prioritäten wieder hergestellt und festgezurrt: Erst kommt die Kunst, dann lange nichts, und dann erst das Design.

So hat Hitler seinen kunstpolitischen Triumph nicht an der Hauptfront – gegen die moderne Kunst – errungen, sondern der Sieg fiel ihm posthum auf einem Nebenschauplatz zu, auf dem er zu Lebzeiten fast nur Niederlagen verbuchen konnte. Er hatte zwar die Schöpfer der neuen »Gestaltung« vergrault, die hinterlassenen Fakten konnte aber selbst sein eigens für die »Schönheit der Arbeit« berufenes Amt kaum mehr aus der Welt schaffen. Walter Gropius mochte das »Dritte Reich« verlassen haben, aber eine Firma, die einen von Gropius entworfenen Dauerbrenner produzierte, ließ sich darin auch nicht vom »Amt für Schönheit der Arbeit« stören. Man erklärte sich vielmehr bereit, die Produktion des inkriminierten Objekts sogleich zu stoppen, wenn das Amt sich im Gegenzug bereitfinde, ein deutscheres Modell vom Entwurf bis zur Serienreife zu finanzieren – und war die Plagegeister los. Das Bauhaus hatte sich so hellsichtig und modern an der Nahtstelle von Marktwirtschaft und Industrieproduktion angesiedelt, daß seine Spuren weder vom Markt noch aus der Produktionssphäre zu eliminieren waren, jedenfalls nicht so einfach, wie die moderne Kunst sich aus den Museen entfernen ließ.

Doch hat sich nach der Niederschlagung des NS-Regimes die ambivalente Privilegierung des modernen Design während des Bildersturms bitter gerächt. Keine demonstrative Wiedergutmachung rehabilitierte das zuvor verketzerte Design und seine außer Landes gegangenen Protagonisten. Nur nebenbei, in einer kleinen Fotodokumentation moderner Architektur, nahm sich die *documenta 1* der naheliegenden Aufgabe an – immerhin wurden dort Gropius, Mies van der Rohe, Ernst May oder Erich Mendelsohn repatriiert, wenn natürlich auch eher symbolisch. Aber selbst die prominenten Dozenten der Ulmer Hochschule, Max Bill und Vordemberge-Gildewart, traten auf der *documenta 1* nur als Maler und Bildhauer auf. In der Tat ist die Rehabilitierung der modernen Kunst im Westen Deutschlands so eindeutig zu Ungunsten des Design ausgegangen, daß in den sechziger Jahren regelrechte Neuentdeckungen zu machen waren, für die als Beispiel die späte Prominenz Wilhelm Wagenfelds stehen kann oder der verdienstvolle *Kurt Schwitters Almanach*, den Michael Erlhoff seit Anfang der achtziger Jahre herausgibt.

Kaum eine westdeutsche Kunstakademie hat sich folgerichtig nach 1945 bereitgefunden, die Breitenausbildung von Designern in ihren heiligen Mauern zu dulden. Gerade die bildenden Künstler verbeißen gnadenlos die ungeliebten Kollegen von der Anwendung. Keine andere Bezeichnung klingt in den Akademieklassen der Maler und Bildhauer obszöner, keine üble Nachrede trifft dort schmerzhafter als das Schimpfwort *Designer*. In der Tat hätte die Verdrängung des Design aus einer vor 1933 ehrbaren und auch aussichtsreichen gesellschaftlichen Position nach 1945 nicht so gründlich gelingen können ohne die bereitwillige Kollaboration der akademischen Künstler.

Mit der Schließung der Ulmer Hochschule, der einzigen prominenten Nachkriegsbrücke zu den Gestaltungs-Entwicklungen der Weimarer Republik, war das Schicksal des Design hierzulande dann mehr oder weniger besiegelt. Es nahm seinen Weg in den prosaischen Dienstleistungsbereich und hatte sich von allen Ansprüchen auf künstlerischen Rang und Namen zu verabschieden. Das Trauma des unverstandenen Gestalters, des verkannten Genies am Reißbrett war geboren, ein Psychodrama, das noch heute häufig und gerne zu Spontanaufführungen gebracht wird, etwa wenn verhärmte Gesellschaftsreformer einem verblüfften Publikum mit ergreifender Sprachlosigkeit schwören, nichts sei schwieriger auf der Welt, als eine vernünftige Türklinke zu entwerfen oder eine lesbare Schrift – an die Beiläufigkeit ihres Tuns haben sich die Designer nicht gewöhnen mögen. Ausdauernd trauern sie dem verlorenen Ansehen des Künstler-Designers nach oder sehnen sich nach italienischen Verhältnissen. Nur zähneknirschend benutzen sie den Dienstboteneingang der Kultur – Janus ist eben ein schwieriger Gott, eine Muse wäre willkommen!

Doch bei aller Nachsicht, die man für sie aufbringen mag, ergibt die immer wieder aufbrechende Selbstwertkrise des Design ein psychohistorisch betrachtet eher fragwürdiges Bild: Design hängt an der Kunst wie ein Kind an seiner Mutter, das seit sechzig Jahren nicht wahrhaben will, schon längst volljährig zu sein. Es hilft nichts, nach Spielzeugen zu greinen, die ihm einst ungerechterweise weggenommen worden sind, wenn es heute mit ihnen aussähe wie ein Greis, der mit einem Bau(haus)kasten spielt. Der ständige Hinweis auf die ehrbare Herkunft, mit der Designer heute gerne ihr heruntergekommenes Ansehen kompensieren, verschleiert nur die wahren Familienverhältnisse, denn Kunst mag die Mutter des Design sein, aber die Nachforschung ergibt, daß Grafik-Design und Produkt-Design Zwillinge mit verschiedenen Vätern sind.

Paradise lost Sucht man nach historischen Metamorphosen, aus denen hervorgegangen sein könnte, was wir heute als Produkt-Design betrachten und oft genug beklagen, dann stand, wie bei vielen anderen Entwicklungen der Moderne, das 19. Jahrhundert Pate. An seinem Beginn hatte Napoléon mit dem »Empire« den letzten höfischen Stil in Auftrag gegeben, der – in der Tradition des französischen Absolutismus – das gesamte Erscheinungsbild des Staates umfassen sollte, Innendekoration und Mobiliar, Kleidung und Gebrauchsgegenstände, Architektur und die repräsentative Handhabung des öffentlichen Raumes. Parallel dazu etablierte sich europaweit ein bürgerlicher Möbelmarkt, der bis in die höfische Ausstattung hineinreichte und dem höfischen Kunsthandwerk den Boden zu entziehen begann. Das Biedermeier kann dann als die erste Epoche gelten, deren Erscheinungsbild über einen bürgerlichen Markt und nicht durch ein höfisches Proszenium geprägt wurde.

Empire und Biedermeier markieren auf der Kippe zur Verbürgerlichung von Herrschaft und Geschmack ein historisch entscheidendes Dilemma, daß nämlich die Kategorie des Stils ihre universale Verbindlichkeit in dem Zeitraum einzubüßen begann, in dem sie als Grundbegriff bürgerlicher Kunstgeschichtsschreibung gerade Geltung gewann. Die umfassende Realisierung eines Stils stand ihr mit dem Rokoko noch scheinbar greifbar vor Augen, doch war es das letzte historische Beispiel. Denn mehr noch als das Empire war das Biedermeier eine Periode, die wegen ihrer Innenraumgestaltung Bedeutung gewann, während der Stilverbund mit der Architektur sich auflöste. Zwar stiftete beiden Stilen ein europäischer Klassizismus passende Fassaden, aber ihre Unverwechselbarkeit liegt nicht in der Architektur, sondern in der Möbelkunst begründet, zumal sich das Biedermeier als erste regelrechte Wohnmode auch in Bürgerhäusern einführen ließ, die nach außenhin alles andere als klassizistisch aussahen.

Als emblematisch für die bürgerliche *Internalisierung des Stils*, die mit dem Biedermeier in die Welt trat, kann die Fassade des Rosenhauses in Adalbert Stifters *Nachsommer* gelten. In diesem Roman, dessen Thema die Kunst der Inneneinrichtung ist, bildet die Schilderung des Rosenhauses den Abschluß einer eskalierenden Reihung bürgerlicher Wohnidyllen. Seine breit und liebevoll geschilderte Ausstattung steht im Gegensatz zu einem auffälligen Manko, denn das Rosenhaus *hat keine Fassade*; sie wird von den Rosenstöcken verdeckt, die dem Haus seinen Namen geben. Darin steckt mehr als nur eine blumige Aussöhnung von Natur und Kultur, die Stifter der agrarökonomischen Anlage des Rosenhauses insgesamt unterlegt, und mehr als eine schon fast komische Apotheose bürgerlicher Innerlichkeit. Das Rosenhaus steht für die Ablösung des Interieurs von der Fassade, Innenarchitektur verselbständigt sich und zersetzt dadurch die Einheit des Stils, die bis dahin verbindlich war: Das Biedermeier ist ein Rumpfstil. Es vermag vom Innenraum aus noch auf die Malerei auszugreifen – die häufig genug dem Interieur gewidmet ist –, auch noch auf Kleidung und Frisur, aber schon die Plastik läßt sich ebenso wenig verbindlich zuteilen wie die Architektur.

Es war Hans Sedlmayr, der die Grundzüge dieser Interpretation des Biedermeier für seine fulminante Kritik der Moderne entwickelt hat. Aber auch ideologisch weniger ambitionierte (und belastete) Kunsthistoriker lassen heute die Entwicklungsgeschichte des Produkt-Design wie selbstverständlich mit dem Biedermeier einsetzen. Selbst wenn sie keine Materialisten sind, ist ihnen die Bedeutung der Industrialisierung für den Stilverfall geläufiger als Sedlmayr, und durch bürgerliche Ambivalenz ersetzen sie dessen Ordnungsvorstellungen. Doch beiden Tendenzen der Design-Geschichte kann man wohl ein geringes Gespür für die Bedeutung des Marktes nachsagen. Die Internalisierung des Stils läßt im Biedermeier aber bereits die Ambivalenz jener *Privatisierung des Geschmacks* erkennen, die zum ästhetischen

Kennzeichen der Moderne werden sollte. Diese Ambivalenz besteht darin, daß innerhalb der eigenen vier Wände scheinbar private Einrichtungsarrangements vorgenommen, doch in Wahrheit Auswahlentscheidungen zwischen Möbel- und Konstellationstypen gefällt werden, wie sie der Markt vorgibt. Weil die Wohnsphäre als der Bereich der privat zu konsumierenden Güter das erste Einsatzfeld für jene spezialisierte Formphantasie war, die unserer Vorstellung von Design nahekommt, haftet ihm bis heute das Image des Privaten und Persönlichen an. Doch war dieser Eindruck schon damals falsch, denn privat mochte die Konsumsphäre wohl sein, aber die Herstellungssphäre, in der Design zunehmend auch zum technologischen Faktor wurde, war eine gesellschaftliche, nämlich die der Produktions- und Distributionsöffentlichkeit des Marktes. Mit der Standardisierung der Produkttypen durch die beginnende Industrialisierung, ihrer Veröffentlichung über die Warenwerbung und ihrer Verbreitung auf expandierenden Märkten beginnt die Privatisierung des Geschmacks als Stildämmerung: Der Markt dringt mit seinen Produkten und Moden bis in die intimsten Sphären, während sich die Innenwelt des Bürgerhauses nach außen hin nicht mehr stilistisch identisch repräsentiert und abgrenzt. Ein feiner Spalt bildet sich zwischen Interieur und Fassade, zwischen Innenarchitektur und öffentlichem Raum.

STILDÄMMERUNG In diesen Spalt trieb der Historismus der zweiten Jahrhunderthälfte seine Klötze. Der Historismus, der auf die gleichzeitige Verfügbarkeit aller Stile pochte, machte das Ende des Stils so unerträglich anschaulich, daß er die moderne Gestaltung als Ekelreaktion förmlich herbeizwang. An die Stelle der klassizistischen Passepartout-Fassaden des Biedermeier und des Empire setzte er Renaissance-, Barock- oder Romanikverblendungen, die jedoch nicht als Indiz für eine stilistische Geschlossenheit des ästhetischen *oikos* gelesen werden wollten. Hinter einer neo-romanischen Fassade mochte ein bürgerliches Stadtwohnhaus liegen, das von der Eingangshalle über den Salon bis in die Schlafzimmer im Neo-Barock eingerichtet war oder in einem düsteren Renaissance-Verschnitt, in Neo-Rokoko oder Neo-Gotik, womöglich sogar zimmerweise in unterschiedliche Imitationsreservate parzelliert. Damit war die Collage eigentlich schon erfunden. Allenfalls öffentliche Gebäude, die Dresdner Oper von Semper etwa, ließen noch die Geschlossenheit einer verbindlichen Stilimitation erkennen, an die schon Schinkel sich gehalten hatte, doch privat ging es drunter und drüber. Die kurzlebigen Wohnmoden unterboten die Lebensdauer der Architektur; die Geschmacksvielfalt, die der Markt ermöglichte, entzog jeder stilistisch einheitlichen Repräsentation vollends den Boden.

Triebkräfte dieser Entwicklung waren Industrialisierung und Marktwirtschaft gleichermaßen. Sie unterliefen nicht nur die Existenzgrundlagen des höfischen Kunsthandwerks, sie zerstörten auch – was viel verheerender war, der Kunstwissenschaft aber nur selten vor Augen steht – die einheitlichen und – im Rückblick betrachtet – außerordentlich »ästhetischen« Traditionen regionaler Handwerkskulturen, zu denen man im frühen 20. Jahrhundert vergeblich unter dem Schlachtruf »Heimatstil« zurückzukehren versuchte. Traditionalistische Orientierungen an einer schlichten Gestaltung langlebiger Gebrauchsgüter konnten nicht im Interesse der bürgerlichen Kulturwarenproduktion sein. Die über Generationen hinweg entwickelten Formen ländlicher Handwerkskultur lagen so weit unter dem Niveau der höfischen Kultur, daß die Disqualifikation leicht war, vor allem da, wo sie als »abgesunkenes Kulturgut« (Hans Naumann) denunziert werden konnten. Die Zerstörung des historischen »Design ohne Designer« erschien allenfalls der Volkskunde bemerkenswert; die Kunstwissenschaft siedelte sich hingegen sendungsbewußt in der Nachfolge der höfischen Stile an, die der Markt gleichzeitig zur bürgerlichen Maskerade degenerieren ließ.

Die Fabrikation der Möbel und die Ausdehnung ihrer Märkte ergab im Verbund mit der wachsenden Verschleißgeschwindigkeit der Mode bald das Bild einer stilistischen Vielfalt, die sich in Beliebigkeit auflösen *mußte*. Zugleich kristallisierten sich neue Zuständigkeiten auf dem ästhetischen Dienstleistungsmarkt heraus, den Handwerkern wurde der Architekt übergeordnet, der sich aber für die Innenausstattung schon bald nicht mehr zuständig fühlte, die Innenarchitekten oder Dekorateuren überlassen wurde, sofern man sich auf dem Markt der Einrichtungsobjekte nicht selber orientieren wollte. In den Manufakturen und Fabriken verkamen die einst selbstbewußten Handwerker zu Lieferanten für Entwürfe, die so lange reproduziert wurden, wie die Mode reichte. In der Konfrontation von Architekt und Ingenieur nahm das 19. Jahrhundert dann schon jene zwischen Künstler und Designer vorweg, die das 20. Jahrhundert prägte. In diesem Schutthaufen der Stile und der zugehörigen Transformation der Arbeitsweisen, die das 19. Jahrhundert hinterließ, ist bereits die Hohlform des heutigen Designers als Dienstleistungsspezialisten zu erkennen. Doch wurde seine Entwicklung durch Gegenreaktionen auf den Historismus noch einmal hinausgezögert.

Dem Stilpluralismus des Historismus mit all seinen Dissonanzen sowie der Partikularisierung der ästhetischen Kompetenzen wurde nämlich das *Gesamtkunstwerk* entgegengesetzt. Richard Wagners romantische Synästhesie der Hochkünste in der Exklave des Opernhauses nimmt sich aus wie eine symbolische Kompensation für den verlorenen Stil, der als öffentliches Erscheinungsbild der Gesellschaft längst zerfallen war. Doch auch die Architekten und Gestalter, der Alltagswirklichkeit stets näher als die Künstler, artikulierten ihr Unbehagen am Historismus im Rahmen des Gesamtkunstwerkes.

HELDENZEIT Als sich nämlich Jugendstil, Sezessionen, Werkbund und Konstruktivismus um die Jahrhundertwende gegen die unbewohnbaren, düsteren Interieurs des Historismus, zumal der Gründerzeit und ihrer Emporkömmlinge, zu formieren begannen, versuchten sie, die grundsätzliche Entgleisung des 19. Jahrhunderts zu korrigieren, nämlich Architektur, Interieur und Repräsentation des Bürgerhauses wieder *aus einem Guß* zu schaffen – das Treppenhaus nicht weniger als das Besteck, die Tapeten nicht weniger als die Fassade, die Kleidung genauso wie die Sanitärinstallationen, den Schreibtisch wie den Schminktisch. »Auf der Suche nach dem verlorenen Stil« (Sedlmayr) nahmen die Reformbewegungen die bürgerliche Kulturtheorie ernst und versuchten, Stil als Generalnenner aller Alltagsdinge wieder zu etablieren – als bürgerlichen Stil freilich, und damit nur in der Reichweite eines Villenhaushalts. Was in der Villa nebenan passierte, war etwas anderes; sie war eben ein weiteres bürgerliches Gesamtkunstwerk in der ästhetisch-liberal partikularisierten Gesellschaft der Vororte. In den Villenvororten pflanzte sich das ästhetische Problem der Innenstädte fort, wo zuvor Theater, Opernhäuser, Museen, Kirchen, Postämter, Rathäuser, Bahnhöfe oder Hochschulen in jeweils in sich stimmigen, untereinander aber verschiedenen Stil-Imitationen gebaut worden waren. Die Reformbewegungen verblieben somit im Problemkreis der Stildämmerung; ihr Erscheinungsbild war mindestens ebenso »unästhetisch« wie das des Historismus, kam aber suggestiver und geschmacklich kompakter daher.

In dieser Zeit erweitert sich der ästhetische Spielraum der Gesellschaft. Hatte der Historismus den Keil in jenen Spalt gesetzt, der sich bereits in Empire und Biedermeier zwischen Interieur und Fassade aufgetan hatte, und damit die Differenz von Innen und Außen etabliert, so rekonstruierten die Reformbewegungen die Einheitlichkeit des Stils – allerdings nur in der Reichweite des Privathaushaltes. An die Stelle der Diskrepanz zwischen Innen und Außen trat die des Nebeneinanders unterschiedlicher Gesamtkunstwerke, die Kontingenz ästhetisch geschlossener Mikrokosmen. Hatte der Historismus den Markt der kunstgewerblichen Objekte und Dienstleistungen auszudifferenzieren begonnen, so stand jetzt eine Generation ästhetischer Riesen auf, um noch einmal alle Zuständigkeiten an sich zu ziehen. Aus den wenigen Jahrzehnten der ästhetischen Reform stammen daher fast alle Helden, die das Design heute für sich ins Feld zu führen pflegt: Charles Rennie Mackintosh, Antonio Gaudí, Henry van de Velde, Victor Horta, Joseph Hoffmann, Peter Behrens und andere kompetente Universalisten des Details – allesamt Architekten, die wahren Väter des Produkt-Design. Sie profitierten bewußt von der stilistischen Geschlossenheit ihrer Miniatur-Gesamtkunstwerke, denn diese garantierte die Identifizierbarkeit ihrer »Handschrift«, also des wichtigsten künstlerischen Merkmals auf den Kulturmärkten des anbrechenden 20. Jahrhunderts. Stil wurde in jenen Jahren vollends zum Individualstil – für den Gestalter als Markenzeichen, für den Kunden als ästhetische Identifikationsmöglichkeit. Aber schon damals ahnte man dunkel, daß auch der Individualstil keine ästhetische Erlösung verhieß: Der – neben Stifter – zweite große Design-Romancier des 19. Jahrhunderts, Joris-Karl Huysmans, hatte schon 1884 in dem Roman *Gegen den Strich* seinen Helden den ganzen schrecklich-schönen Weg durch den individuellen Edelkonsum in die Leere der Existenz, durch das »Elend des Schönen« (Rainer Gruenter), zurücklegen lassen, auf den sein Adept Oscar Wilde wenige Jahre später Dorian Gray noch einmal schickte. Die Gestalter mochten mit dem Individualstil glücklich und berühmt werden, die Ästheten wurden es nicht.

UTOPIE PERDUE Doch lieferte die rapide Entwicklung der bürgerlichen Gesellschaft auch schon das Gegengift zur gepflegten Anarchie privatistischer Gesamtkunstwerke. Die Industrialisierung erlaubte und erzwang die Standardisierung fast aller bis dahin dem Belieben von Handwerkern, Gestaltungshelden und Auftraggebern anheimgestellten Dinge des täglichen Lebens. Zugleich begann sie die Denkmuster von Wohnungsbau und Stadtplanung so entscheidend zu verändern, daß sich das 20. Jahrhundert von Beginn an in einen völlig neuen, historisch vorbildlosen Horizont gestellt sah, den einer *Machbarkeit der Lebenswelt*. Das hierzulande in den fünfziger Jahren viel zitierte »Land der unbegrenzten Möglichkeiten« ist nur eine späte geographische Externalisierung dieses zu Anfang unseres Jahrhunderts in fast ganz Europa gültigen Erwartungshorizontes.

Industrialisierung der Gebrauchsartikelproduktion und Siedlungsplanung wurden damals von einer zweiten Generation moderner Gestaltungshelden als einmalige Chance erkannt, gleich einer ganzen Gesellschaft das formale Gepräge zu verleihen – wenn schon kein einheitliches, dann zumindest ein in formalisierten Spielräumen differenziertes. Schon beim berühmten Werkbund-Streit anläßlich der Kölner Ausstellung 1914 begann sich diese moderne Perspektive der Gestaltung gegen das großbürgerliche Festhalten am Individualstil durchzusetzen. Der Streit markiert das Datum einer Transformation, die dann – mit kriegsbedingter Verzögerung – erst 1919 mit der Gründung des Bauhauses erkennbar wurde.

Die neue Perspektive von Industrialisierung und Siedlungsplanung gab der Gestaltung zwangsläufig eine politische Dimension, auch dort, wo keine der damals kursierenden politischen Ideologien übernommen wurde. Als Favorit der Gestalter kristallisierte sich aber auch im Westen der Sozialismus heraus. Er schien zur ideologischen Folie der gestalterischen Überlegungen bestens geeignet, weil er gleichsam das politische Pendant zur ästhetischen Standardisierung darstellte. Die »Kathedrale des Sozialismus«, die der politisch ansonsten eher verhaltensunauffällige Lyonel Feininger als Gründungsemblem des Bauhauses ablieferte, markierte die Allianz bis an die Grenze zur unfreiwilligen Komik. Denn es war kein proletarischer Sozialismus, mit dem die zweite Generation der Proto-Designer liebäugelte, sondern einer in bürgerlicher, nämlich ästhetisierender und kunstreligiöser Tradition. Er ging auf Utopien eines anderen Historismus zurück, die sich in England unter dem Eindruck einer frühen und rabiaten Industrialisierung entwickelt hatten, auf den romantischen Sozialismus der Präraffaeliten etwa, die in einer Ständegesellschaft nach frei erfundenen mittelalterlichen Vorbildern ihre Utopie suchten. Über ihren Adepten William Morris gewannen solche Vorstellungen auch in Deutschland Bedeutung. Die ästhetischen Utopisten des 19. Jahrhunderts wurden zu Kronzeugen für den Sonnenstaat der Gestalter, die nun nicht mehr dem verlorenen Stil nachtrauerten, sondern zu Adventisten eines sozialistisch-ästhetischen Gesamtkunstwerks der Gesellschaft konvertierten.

Es ist dieser utopische Schwung – für den das Bauhaus stand, aber etwa auch die Darmstädter Mathildenhöhe und Karl Ernst Osthaus' »Folkwang« –, der bis heute anrührt, wenn über die Aufgaben des Design philosophiert wird. Die *Reinheit des Beginnens* – nach dem *fin de siècle* nachgerade eine Pathosformel des 20. Jahrhunderts – erweckt immer wieder Sehnsüchte nach einem ähnlichen Schlußstrich unter die schlechte Normalität des Weiterwurschtelns; der Mythos des Anfangs besticht bis heute selbst die Gemüter von Design-Theoretikern. Dabei sind Zweifel angebracht und mittlerweile auch verbreitet, ob nicht die Modernisierung der Gestaltung weit vor das Bauhaus, in die Inkubationszeit des Historismus zu datieren sei. Andererseits ist inzwischen auch klar, daß mit der Schließung des Bauhauses die Wirkungsgeschichte der funktionalen Gestaltung in Deutschland keineswegs abrupt beendet war. Es sind nicht nur Gestalter wie Mies van der Rohe oder Herbert Bayer, deren Weiterwirken unter veränderten Vorzeichen heute befremdet, sondern auch sachlich-politische Kontinuitäten. Denn hinter der Fassade von Hitlers Gesamtkunstwerk-Plänen – die napoleonisch aufgeblasene Diktatur eines neusachlich-klassizistischen Individualstils über den Rest der Welt – hielt die Modernisierung der Arbeitswelt Tritt und mit ihr auch die Logik der Normierung. Ausländischen Beobachtern mag die Deutsche Industrie-Norm (DIN) heute als eine zum Nationalsozialismus passende Domestizierung selbst der Dinge erscheinen, aber sie setzte nach 1933 nur fort, was schon lange vorher als notwendig erkannt und begonnen worden war. Man darf sich also durch Hitlers ausufernden Individualstil nicht blenden lassen, wenn man die Design-Wirklichkeit des »Dritten Reiches« verstehen will. Denn manche der noch im Nationalsozialismus virulenten utopischen Ideen stammen aus demselben Reservoir, aus dem auch das Bauhaus schöpfte, und viele Entwicklungen der neuen Gestaltung wurden vom »Dritten Reich« widerstrebend oder unbemerkt übernommen. Wie unübersichtlich diese Geschichte tatsächlich ist, hat die eher hilflose Diskussion um Leon Kriers verworrenes Plädoyer für Albert Speer vor wenigen Jahren noch eindringlich vor Augen geführt.

Wie immer man diese Verwerfungen auch deuten mag, die Ergebnisse stehen fest: Die Utopie von Bauhaus und Stijl, die in der Gestaltung der Gesellschaft die Kunst aufheben und überwinden wollte, wanderte mit den Emigranten über den großen Teich und hat dort auch noch eine kleine Weile rumort, bevor sie sich bei der »Romance of commerce and culture« (James Sloan Allen) verflüchtigte. Das Buch *Beyond Art* des großen Hannoveraner Museumsmannes Alexander Dorner erschien schon in der Sprache des Emigranten, seine deutsche Ausgabe kam dann zu spät, denn die Nachkriegszeit hatte den Verlust der Utopie schon zementiert. Die »Skeptische Generation« begnügte sich damit, die Normen und Märkte des Wiederaufbaus zu prägen; die Schließung der Ulmer Hochschule sorgte dafür, daß die utopische Tradition schon im Keim wieder erstickt wurde. Als die Studentenbewegung für die Rückkehr des utopischen Denkens sorgte, war ein konstruktiver Dialog mit dem Design schon kein Thema mehr: Design galt als bürgerlicher Tand und Agent der Bewußtseinsindustrie, seine Utopie war Profit. Statt dessen nobilitierte die Studentenbewegung auf ihrem langen Marsch durch die Hochschulen später die Designer Lenins zu Ersatzhelden für die ausgefallene Aktionseinheit mit den Designern – den genialen Rodtschenko vor allem, aber auch Tatlin und andere –, doch auch für deren utopischen Rang kam Mitte der achtziger Jahre ein Dementi.

Denn folgt man Boris Groys, dann braucht man der unerfüllten Utopie der optimalen Durchgestaltung der modernen Gesellschaft durch kompetente und professionelle »Kunst-Ingenieure« nicht nachzutrauern: Er erblickt in ihnen Vordenker eines anderen modernen Totalitarismus, nämlich des ästhetischen, wie er in der Sowjetunion zusammen mit dem politischen schließlich das »Gesamtkunstwerk Stalin« hervorgebracht hat, so der Titel seines Buches. Und betrachtet man die amerikanische Ehe aus Bauhaus und Kapitalismus, verliert man die Lust, die Dolchstoßlegende des Design zu glauben, derzufolge es nur an Hitlers Intervention lag, daß sich die moralisch überlegenen Vorstellungen der ästhetischen Ingenieure nicht so durchsetzen konnten, wie sie es verdienten. Nicht zufällig hieß einer der rigidesten Reformentwürfe, über dessen Verhinderung man wirklich nicht traurig sein muß, rabiat und schlicht *de stijl* – der Stil. Der ästhetische Hegemonialanspruch der Designer hatte als Utopie die Suche nach dem verlorenen Stil ablösen sollen – womöglich sind die utopischen Designer ebenso wie Sedlmayr einer dogmatischen Stilvorstellung der bürgerlichen Kulturtheorie auf den Leim gegangen, die einer komplexen historischen Wirklichkeit noch nie gerecht werden konnte, weder theoretisch noch praktisch.

TROSTOBJEKTE Man darf nämlich vermuten, daß das Bauhaus auch hierzulande auf Dauer an genau dem Markt gescheitert wäre, für den es produzierte, denn der ist das geheime *Organisationsprinzip der ästhetischen Beliebigkeit*. Solange keine politische Gewalt die Entscheidungsfreiheit der Konsumenten einschränkt, kaufen sie massenhaft genau das, was jedem *arbiter elegantiarum* die Haare zu Berge stehen läßt. Der Zustand der ästhetischen Inkompatibilität der Dinge im Warenkosmos der Marktwirtschaft ist aber auch der einer Entscheidungsfreiheit, gegen die sich nicht vernünftig argumentieren läßt – selbst wenn es die denkbar unästhetischste Verfassung ist, in der sich eine Gesellschaft nach Maßstäben der Stilkritik befinden kann. Dieser Zustand, dem Design-Ästhetik allenfalls als Chaos-Theorie gerecht werden könnte, inspiriert jedoch zwangsläufig die Gesundbeter – über Design philosophieren die wahren Moralisten unserer Tage. An der Randständigkeit der »Guten Form« auf dem Markt und im Massenbewußtsein ändert das wenig, was die Diagnose der Randständigkeit auch der Konsumkritik bekräftigt. War sie nicht der Grund dafür, daß das *Zeit*-Magazin vor Jahren nach kurzer Erprobung die Kolumne »Konsum-Kritik« einstellte? Oder hat sich der intellektuelle Nachkriegs-Snobismus aus der ohnmächtigen Verachtung für Lieschen Müller gelöst, um sich positiv, durch demonstrativen Edelkonsum, zu artikulieren? Jedenfalls hat das *FAZ*-Magazin bis heute seine Kolumne »Warenwelt« beibehalten, in der sich kluge Köpfe zwischendurch, mit der gebotenen Ironie, über die Hierarchie der Dinge belehren lassen können – die gerade in der Konsumgesellschaft auch eine symbolische Hierarchie der Besitzer bedeutet. Statt ästhetischer Konsumentenschelte hat sich inzwischen offenbar der *Bekennerkonsum* durchgesetzt, dem prominentes Edel-Design die erwünschten Differenzierungen zu liefern vermag –

und der es endlich einmal auch den Designern ermöglicht, zu Lebzeiten richtig prominent zu werden. Auf den Massenmärkten hingegen sind nach wie vor magenstarke Juroren gefragt, wenn es um die gute Form geht, denn hier wird noch jeden Tag der schöne Spruch Raymond Loewys widerlegt: »Häßlichkeit verkauft sich schlecht« – von wegen!

Inzwischen hat es sich herumgesprochen, daß über den Markt eine ästhetische Utopie schlechterdings nicht zu verwirklichen ist, anspruchsvolles Design aber zu hohen Preisen abgesetzt werden kann. Es gilt die Erfolgsformel: *Gute Form gegen gutes Geld.* Für dieses Marketing eigneten sich zunächst die Relikte aus der Aufbruchszeit der Gestaltung. Die Suggestivität vergangener Individualstile strahlt noch heute in die längst standardisierten Fiktionen des *life-style* mit einer solchen Energie, daß Bruchstücke der einstigen Gesamtkunstwerke wie Fetische gesammelt und gehütet werden, hier ein unvollständiges Besteck aus der Villa X, dort ein Sessel aus der längst verstreuten Sitzgruppe der Villa Y. Und für die Minderluxuriösen, die aber immer noch genug Geld für ihre Träume übrig haben, werden lizensierte Nachbauten der Entwürfe eines Joseph Hoffmann oder Richard Riemerschmied zu Monopolpreisen bereitgehalten, die von Design-Historikern nur mit Anstrengung bezahlt werden können. Das Pathos des Anfangs und der Mythos der Erneuerung patinieren die Markenartikel der Design-Geschichte zu lebensreformerischen Sehnsuchtsfloskeln eines modernen Konsum-Historismus.

Die entwickelte Moderne ist ja, wie ein Blick aus fast jedem Fenster beweist, extrem häßlich, sogar häßlicher als alles, was ihre Gegner vorhergesagt haben, und allenfalls eine entfernte Parodie der Schönheit, auf die ihre Propagandisten setzten. Davon profitiert das Produkt-Design ganz erheblich, denn es ist heute eine seiner maßgeblichen Aufgaben, Trostobjekte zu liefern, mit denen sich das Leben in der ästhetischen Wüste unserer Groß- und Kleinsiedlungen noch aushalten läßt. Die von John Kenneth Galbraith für die USA entwickelte ökonomische Faustformel »Privater Reichtum, öffentliche Armut« gilt hierzulande eher für die Ästhetik. Die eklatante Häßlichkeit der Moderne macht nach Kompensation regelrecht süchtig, Design erlöst aus dieser Katastrophe der Alltagswahrnehmung durch das Auto- oder Zugfenster, indem es zumindest Kleidung und Wohnung erträglich macht, die zweite und die dritte Haut. Die Lebenskulisse in den eigenen vier Wänden ermöglicht es, sich in einer häßlichen Welt doch noch irgendwo einzurichten. Diese Konjunktur des Design hat zur Entstehung der Bekennerwohnung geführt, in der die Dinge dem Besucher schon unter der Tür entgegenwinken, um seine Aufmerksamkeit auf sich zu ziehen und ihm zu versichern, daß er gut aufgehoben ist unter Leuten, die auf Details Wert legen und der Grundtendenz bürgerlicher Ästhetik folgen, die gesellschaftliche Repräsentation *zu intimisieren*.

Doch ist nicht nur die mit zeitgemäßem Dekor ausgestattete eine Bekennerwohnung. Auch die zahllosen nach Prospektsynthesen kompakt erworbenen Ausstattungen in »Eiche rustikal« oder »Geflämmter Birke«, wie sie Design-Theoretiker seit Jahrzehnten das Gruseln lehren, fallen in diese Rubrik, nur daß ihr Zielpublikum ein anderes ist. Sie haben übrigens in der Regel eine Eigenschaft, die hochwertiges Design heute kaum noch sicherstellt, minderwertiges dafür programmatisch, nämlich *Stil*. Die Melangen der Werbeanzeigen der Möbelkaufhäuser preisen zugleich mit den beliebig herauslösbaren Einzelstücken auch eine stilistische Kompatibilität an, die bei den Käufern offensichtlich verfängt, auch wenn sie der Stilkritik nicht standhält. Dem Zeitgenossen mag diese Stilbindung fiktiv und imaginär erscheinen, doch schon der Rückblick auf nur wenig zurückliegende Dekaden, etwa auf die fünfziger Jahre, enthüllt eine Plausibilität, die auch die zeitlosen Konstellationen von »Eiche rustikal« prägt. Überhaupt ist es lehrreich, sich auf den Massenmärkten umzusehen, wenn man die Elitemärkte verstehen will, und sei es nur um festzustellen, daß der Markt für »schlechtes« Design ungleich größer ist als der für jene Objekte, von denen ständig und fast ausschließlich die Rede ist, wenn es um Design-Geschichte geht.

Durch die Breite des Angebots und das Tempo seiner Innovationen werden die Trostobjekte in einer solchen ästhetischen Vielfalt gestreut, daß auch heute noch in der vollständigen Privatisierung des Geschmacks kaum die Spuren ihres Agenten, des Marktes, zu erkennen sind. Die Konsumzellen der Wohnungen, die immer mehr zur Atomisierung des *single*-Daseins neigen und damit zur intensivsten Form des Masseneinkaufs, erscheinen als privat selbst noch in der gröbsten Standardisierung – um diesen Zauber zu verdichten, verschwistert sich mit dem Produkt-Design das Grafik-Design, dessen Hauptarbeitsfeld immer noch die Propaganda für eine Konsumideologie darstellt, die es in der Ästhetisierung von Erlösungsideen spielend mit den großen Weltreligionen aufnehmen kann. Ihre verbindende Idee ist nicht die einer Utopie, sondern eine der ständigen Erneuerung: Die Umsatzgeschwindigkeit der Waren auf dem Markt steht immer noch im Verteilerschlüssel der Profite obenan, daran wird auch ökologisches Denken so schnell nichts ändern. Daher wird das Produkt-Design weiterhin seinen eigenwilligen Beitrag zum Warenumschlag leisten. Er besteht darin, daß es der Form eines Gegenstandes den Rang eines zeichenhaften Gebrauchswertes gibt, der schneller veraltet, als es dem handgreiflichen möglich wäre. Das ist freilich nur eine umständliche Umschreibung für die Macht der Mode.

Der Konsum von Designer-Produkten gilt nicht nur als Erwerb von Prestigesymbolen, sondern als der zeichenhafte Konsum schlechthin. Gerade im Wohnbereich, dem notorischen Schauplatz der Design-Kultur, scheint der Zustand bereits gegeben, den Peter Rühmkorf vor rund zwanzig Jahren unter der satirischen Parole »Schneller Wohnen« in der beinahe gleichnamigen Zeitschrift erläutern konnte. Der zufriedene Verbraucher ist auf dem Markt eine Horrorvorstellung, denn er kauft nicht, sondern genießt nur das bereits Gekaufte. Ihm gilt es klarzumachen, daß Konsumieren letztlich Wegwerfen bedeutet. Dafür war, ist und bleibt Design stets eine gute Handhabe – in welcher Form auch immer.

ENTWARNUNG Für die Designer selbst ist dieser Zustand zwar einträglich, aber nicht besonders trostreich. Der Markt hat die Ausdifferenzierung ihres Berufsbildes und die Partikularisierung ihrer Zuständigkeiten so weit vorangetrieben, daß es den Hautgout einer hochspezialisierten Dienstleistung verströmt statt den herben Duft künstlerischer Universalkompetenz. Dieser Rangverlust ist durch wissenschaftliches und technologisches *cross-over* kaum kompensierbar. Um es in einer solchen Arbeitswelt doch noch zur Prominenz eines Michael Schirner oder Karl Lagerfeld zu bringen, ist der Einsatz der mythenbildenden Kräfte des Marktes in eigener Sache angesagt. Eine andere Möglichkeit ist die gegenwärtig zu beobachtende »Verkunstung« des Design.

Statt in der ästhetischen Domäne des Design, dem Gebrauchswert, zu verbleiben – dem noch die eitelsten Gestalter der Moderne stets Rechnung getragen haben –, desertieren die Junggestalter in die Galerien und Kunstmärkte, wo sie mit schräg aufgepeppten Design-Unikaten der Kunst deren ästhetische Domäne, den Ausstellungswert, streitig machen. Gewiß war dem Design immer schon eine Prise Ausstellungswert eigen, war es doch stets auch eine Inszenierung der Dinge. Doch geht es jetzt ums Ganze, um den Ausstellungswert als Show-Effekt. Sogar um den Preis einer demonstrativen Unbrauchbarkeit ihrer Gestaltungen, wie sie nachgerade in Mode gekommen ist, setzen sie auf den Ausstellungswert des Design, um das unästhetische Ziel beider Künste, den Tauschwert, zu realisieren. Wer als Veteran eines längst abgesagten Funktionalismus an den Gebrauchswert als Leitlinie des Design erinnert, muß sich von nachsichtig lächelnden Postmodernen die peinliche, weil zutreffende Nachhilfe erteilen lassen: *Anything sells!* – die eigentliche Botschaft der Postmoderne. Galt früher einmal als gutes Design, was den Gebrauchswert eines Objektes ästhetisch optimierte, und als schlechtes, was nur den kosmetischen Anreiz für eine später enttäuschende Konsumentscheidung lieferte, so haben sich die Pole verkehrt: Disfunktionalität erhöht den Ausstellungswert. Die Beeinträchtigung oder gar Einbuße der Funktion erschleicht dem Design Aufmerksamkeit und die Anerkennung als autonome Kunst – wobei das Ganze in der Tradition künstlerischer Avantgarde-Ansprüche kokett als Kampf gegen einen verfehlten und dogmatischen Funktionalismus durchgespielt wird.

Doch kümmern solche Bedenken die Protagonisten der Verkunstung wenig. Sie setzen die Konsumgesellschaft einfach voraus, in die sie hineingeboren wurden, und feixen allenfalls über die Oberlehrer des Funktionalismus. Die Gesellschaftstheorie haben sie als geistiges Politbüro der Sauertöpfe (»Verdruß ohne Reue«) entlarvt und auf dem Markt das Asylrecht für Unfug und Spiel, sarkastische Späße und wenig sachdienliche Formen durchgesetzt. So ziehen sie die Aufmerksamkeit der Moralisten auf sich, die nun die ehemaligen Daueropfer ihrer Nachhilfe in Ruhe lassen. Ja, es scheint die Zeit zu kommen, in der man die Kleinbürger mit ihrer rätselhaften Neigung zu »Eiche rustikal« und einer lemminghaften Konsumästhetik nicht mehr in Schutz nehmen muß vor den strengen Verfechtern der »Guten Form«, die entweder die Skrupellosigkeit der Hersteller oder die Kaufwilligkeit der Konsumenten für das Andauern der Massenproduktion von Kitsch und Schund haftbar machen wollen. Was die Postmoderne neuerdings den Gebildeten ist, war die Moderne nämlich schon lange den Ungebildeten, ein ästhetischer Freibrief für den Konsum. Denn natürlich ist auch »Eiche rustikal« genauso legitimer Ausdruck einer Wunschidentität wie eine Teekanne von Gropius oder ein Besteck van de Veldes. Gegen die ästhetischen Volksbeglücker wird man daher bald das Grundgesetz um einen postmodernen Zusatz erweitern können: Kunst *und Design* sind frei; Näheres regelt jeder für sich – im Rahmen des Angebotes.

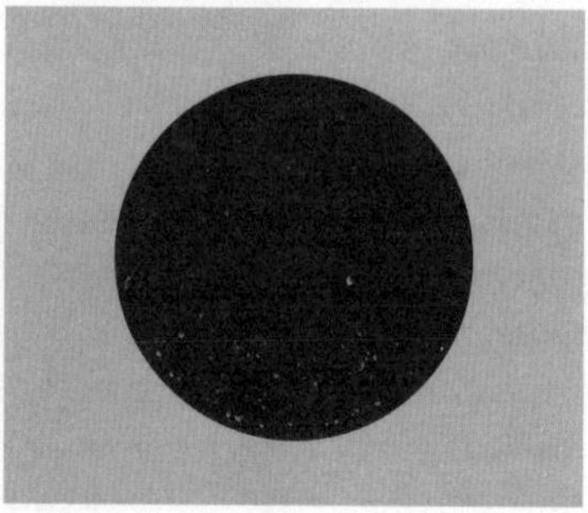

Alois Martin Müller
Gute Form und richtiges Leben

Das lange Ende einer Illusion

»Die Dinge können nicht anders sein, als sie sind«, demonstrierte er: »denn da alles zu einem Zweck geschaffen worden ist, muß es natürlich zum besten Zweck sein. Seht eure Nase an: sie wurde gemacht, damit ihr Brillen tragen könnt; folglich gibt es Brillen. Wie der Augenschein dartut, habt ihr Beine, um Stiefel zu tragen; deshalb gibt es Stiefel. Die Steine sind dazu da, daß man sie behaut und Schlösser daraus baut; daher haben Seine hochfreiherrliche Gnaden ein prächtiges Schloß, denn der mächtigste Edelherr des Landes muß auch am besten wohnen. Die Schweine sind da, daß man sie ißt; deshalb essen wir das ganze Jahr Speck. Aus alledem ergibt sich klar und einleuchtend: eine Dummheit sagt, wer da behauptet, alles sei gut geschaffen worden; nein, man muß sagen, alles wurde aufs beste gemacht.«

Wer da demonstriert und messerscharf logisch schließt, ist Magister Pangloss, das Hausorakel im Schlosse des Barons Thunder-ten-tronckh in Westfalen. Pangloss, der Allesbeschwatzer, belehrt den Jüngling Candide, der diesen Namen erhalten hat, weil er aufrichtigen und einfachen Geistes ist. Er ist der reine Tor, das weiße, unbeschriebene Blatt, die heilige Einfalt. Pangloss dagegen ist der Große Explikator, die heilige Ausfalt. Er hat das undurchsichtige Geflecht der Welt durchschaut, er kann alles erklären und am Ende auf ein allumfassendes, stimmiges und einfaches Prinzip reduzieren: Die Welt besteht aus Paßformen, die wie bei einem Puzzlespiel sich nahtlos ineinander fügen, und wenn das letzte Teilstück eingesetzt ist, liegt das Welt-Bild vollendet und vollkommen vor uns: Die Welt ist für Pangloss nicht mehr und nicht weniger als eine glückliche und geglückte Fügung. Bald wird diese Welt, in der alles aufs beste gemacht sein soll, den unbedarften Helden eines Besseren belehren: Nichts greift ineinander, nichts paßt zusammen. Candide – er selbst startet ins Leben als eine Art unbefleckte, gute Form – muß erfahren, daß die Welt nicht aus guten und fügsamen Formen zusammengesetzt ist. Weltbild und Welt brechen auseinander. Die letzten Worte Candides sind berühmt: »Il faut cultiver notre jardin.« Der Irrfahrer des 18. Jahrhunderts hat das geheime Ziel einer jeden Odyssee erreicht: Er ist angekommen – denn nicht das Weggehen ist schwierig, sondern die Rückkehr. Jetzt gilt es, im engen Horizont und durch demütige Kulturarbeit an der Natur sich selbst zu kultivieren: Der Weg zum guten Leben führt über die Abarbeitung an der Natur. Weil die guten Formen nicht in Sicht sind, soll der Garten zumindest für die schlechten entschädigen. Solche Gedanken hat man nicht gerne, damals wie heute. Zwei Monate nach seinem Erscheinen wurde der Roman auf Befehl des Rates von Genf vom Henker öffentlich verbrannt.

Voltaire schrieb seinen *Candide ou l'optimisme* 1759 als Reaktion auf die grassierenden optimistischen Philosophen, welche in der Nachfolge von Leibniz Rechtfertigungen für die Übel in der Welt lieferten. Leibniz hatte 1710 mit seinem Buch *Die Theodizee* – einer Verteidigung der Güte Gottes – eine neue Philosophie begründet. Er verhandelt darin das Problem, warum Gott, der doch reine Güte ist, Übel in der Welt zuläßt. Neu an dieser Philosophie ist, daß der Mensch erstmals Gott den Prozeß macht. Bei Leibniz wird der angeklagte Gott vorläufig noch freigesprochen: Damit die Menschen mit ihrem freien Willen entscheiden können, wie sie mit den Übeln fertig werden, muß Gott sie zulassen. Gäbe es die Übel nicht, wären ja alle Menschen gleich gut, weil nichts Widerständiges existierte, vor dem offenbar würde, ob ein Mensch gut oder schlecht ist. Die Übel sind die Prüfungen und Bewährungsproben für die Güte des Menschen. Die Welt ist folglich nicht mehr die beste aller möglichen Welten und auch nicht mehr so, wie Gott sie am letzten Schöpfungstag selbst beurteilte – er hat bekanntlich gesehen, daß sein Werk gut war –, sondern die Schöpfung ist nur noch die Kunst des Bestmöglichen, gerade weil die Übel gleichsam als Trainingschancen für die Menschen in sie eingebaut sind. Dieser Kunst des Bestmöglichen liegt jedoch ein einfaches und nicht sehr angesehenes Prinzip zugrunde, nämlich der Grundsatz: Der Zweck heiligt die Mittel. Mit dieser Interpretation des Schöpfungsgeschehens erreicht Leibniz zweierlei: Er kann erstens Gott in diesem Prozeß vorläufig noch freisprechen und ihn gut bleiben lassen, und er kann zweitens die Übel den Menschen überlassen als Mittel zum Zwecke der moralischen und ethischen Höherentwicklung.

Im Laufe des 18. Jahrhunderts kann diese »optimistische« Version der Rechtfertigung der Übel immer weniger aufrechterhalten werden. Den Gnadenstoß gibt diesem Optimismus ein äußeres Ereignis: Das verheerende Erdbeben von Lissabon im Jahre 1755 löste bei den Gelehrten einen Schock aus, und sie stellten sich ernsthaft die Frage nach der Verhältnismäßigkeit der Mittel. Sind die Mittel unverhältnismäßig und soll Gott noch einmal gerettet werden, so bietet sich nur eine Lösung an: Gott wird vom Schöpfungsprinzip »der Zweck heiligt die Mittel« freigesprochen. Er hat mit diesem Prinzip nichts zu tun, was zur Folge hat, daß er sich aus den irdischen Belangen zurückzieht, damit er ein guter Gott bleiben kann. Zur Rettung der Güte Gottes werden die Übel jetzt allein den Menschen angelastet. Sie sind nicht mehr Bestandteil eines Schöpfungsplanes, und nur noch irdische, menschengemachte Übel als Mittel heiligt fortan der gute Zweck. Daß aber üble Mittel heilende Wirkung haben sollen, daran mag man immer weniger glauben. Besser wäre es doch, da die Übel jetzt nicht mehr komplementär zur Güte Gottes gehören, sie in der Menschenwelt erst gar nicht aufkommen zu lassen. Man könnte ja versuchen, von vornherein – am besten als Plan – ein möglichst übelfreies Leben zu leben.

Es erscheinen denn auch im 18. Jahrhundert sehr viele Traktate, die dem Thema Glück und der Frage nach dem maßvollen, richtigen Leben und der Vermeidung von Unglück und sonstigen Übeln gewidmet sind; und gekoppelt an Vorstellungen vom maßvollen Leben sind immer auch Geschmacksfragen, weil es dabei um das Maß an zugelassener Sinnlichkeit geht. Richtiges Leben verbindet sich mit gutem Geschmack. Wenn richtiges Leben gut gelingen soll, dann ist es nicht mehr das Übel, sondern gerade das Gegenteil: die Vermeidung von Übel, was der Zweck heiligt. Dies ist die säkularisierte optimistische Version der Theodizee nach dem Untergang der ersten Theodizee. Bei Voltaire rettete der Garten; jetzt sind das richtige Maß und der Geschmack für gute Güter die Mittel zum Zwecke eines guten Lebens. Hier beginnt eine der Verknüpfungen zwischen richtigem Leben und guter Form.

Die säkularisierte Theodizee führt, da sie Glück mit Maß in Relation setzt, zu einer Ökonomisierung des Lebens. Diese Ökonomisierung wird noch unterstützt durch die Rationalisierungsprozesse, welche Ende des 18. Jahrhunderts radikal wirkungsmächtig werden. Der Soziologe Max Weber hat in seinen Studien zur protestantischen Ethik beschrieben, wie sich aus den religiösen Grundsätzen des Protestantismus in zunehmendem Maße ein rationaler Umgang des Menschen mit sich selbst und der Welt herausbildet. Das zweckrationale Wirtschaftshandeln hat hier seine Wurzeln. Aber es gehört in unserem Zusammenhang vor allem auch die Ablehnung jeder ostentativen Verschwendung sowie die innerweltliche Askese dazu. Die protestantische Ethik mißtraut jeder Selbstdarstellung in Glanz und Pomp und verlangt auch asketische Enthaltsamkeit in Sachen weltlicher Freuden, vor allem wenn sie sinnlicher und verführerischer Natur sind, wie Tanzen, Festivitäten jeder Art oder beispielsweise auch Theateraufführungen. Es geht um eine vernünftige, rationale Lebensführung, bei der als oberstes Gebot gilt, daß man mit den Kräften haushälterisch umzugehen hat und sie nicht leichtsinnig verschwenden darf. Was als Resultat dieses Lebensstils erworben oder als Vermögen erwirtschaftet worden ist, wird dann zum sichtbaren Ausdruck eines gottgefälligen, ethisch anspruchsvoll geführten Lebens: Die Belohnung findet schon im Diesseits statt, und die irdischen Güter sind die verdiente Entschädigung für die gelebte Enthaltsamkeit in irdischen Dingen. Der Bibelspruch »Eher kommt ein Kamel durch ein Nadelöhr als ein Reicher in den Himmel« verliert seine Gültigkeit, da der Reichtum durch ehrliche und vor allem eigene Anstrengungen zustande gekommen ist.

Erstes Massenprodukt dieser maßvoll-rationalen Lebensführung im 18. Jahrhundert ist wohl die bürgerliche Männerkleidung. Sie entsteht in Opposition zum verschwenderischen Luxus des Adels. Adelskleidung war Menschengestaltung der Fülle: eine Komposition aus Offenbarung und Verhüllung, aus Farbnuancen und -kombinationen, aus ornamentaler Textur und schillernder Oberflächenstruktur, aus Licht und Schatten im Faltenwurf. Nur im Überfluß und in der Überspitzung konnte der extreme Selbstdarstellungsdrang befriedigt und zur Schau gestellt werden. Die häufig unbequemen und überdimensionierten Roben, in welchen sich die adeligen Frauen und Männer kaum bewegen konnten, waren auch der symbolische Ausdruck dafür, daß man keine praktische Arbeit verrichten muß. Edelste Schmuckstücke setzten der ganzen Erscheinung die Glanzlichter auf. Das Adelsgewand war im wahrsten Sinne des Wortes ein wandelndes Kunstwerk, ein bewegliches Gemälde, menschenbetriebene kinetische Kunst avant la lettre. Dieser promenierende Reichtum adelte wahrlich das Fleisch, das ihn trug.

Mit Kleiderverordnungen und Luxusgesetzen sorgte der Adel vereint mit der Geistlichkeit dafür, daß die Kaufleute und später das vorrückende Bürgertum ihnen nicht den Rang in der Stilisierung abliefen. Diese Verbote und Reglementierungen wurden jedoch nicht nur als Unterdrückung empfunden. Bewußt und stolz setzten sich die Handwerker und Berufsleute äußerlich vom Adel und dessen sinnloser Üppigkeit und demonstrativem Müßiggang durch Standeskleidung ab.

Die Französische Revolution von 1789 ist das Stichdatum auch für die Revolution in der Männerkleidung. Zwei neue Kleidungsstücke markieren den Wendepunkt: der Tuchrock und die »pantalons«. Im Revolutionsjahr setzte die Nationalversammlung alle Kleiderprivilegien ab. Nun avancierte der schwarze Tuchrock, der dem Dritten Stand der Bürger bis dahin vom Adel vorgeschrieben worden war, zum freiwillig getragenen Ehrenkleid des Bürgers. Er ist ein Import aus England; dort hatte das Bürgertum schon früher begonnen, sich in der Kleidung durch glattgewobene Wollstoffe und schlichte Formen vom Adel zu distanzieren. Der Künstlichkeit der Adeligen setzten sie Natürlichkeit und Einfachheit entgegen. Der Spottname »Sansculotten« für die Revolutionäre verweist auf den Kleiderkrieg. Sie trugen keine Kniehosen, »culottes«, wie die Aristokratie, sondern eben »pantalons«, lange Hosen, die sie den Matrosen entlehnt hatten. So wurde das Wort »Sansculotten« zum Begriff für Patriot und Republikaner schlechthin, und zugleich bezeichnet er die Entstehung des Bürgergewandes. Tuchrock und »pantalons« waren die neuen Kleider, die den revolutionären Bürger gemacht haben. Das ist auf der Kleiderebene bis heute so geblieben – auf der politischen Ebene scheinen Revolution und Bürgertum nicht mehr so richtig zusammenzupassen.

Die Männerkleidung ist eine erste gute Form: bestehend aus einer möglichst glatten Oberfläche mit äußerst reduzierter Ornamentik und aus einfachen, nicht gemischten Materialien. Sie kündigt die Transformation des rituellen Ordnungsüberschusses des Adels in moralischen Überschuß an; sie predigt das richtige Maß, die Lebensökonomie, den vernünftigen Zugang zum Leben, Klarheit und Ehrlichkeit. Wer so zu leben versteht, der vermeidet die Übel, weil er sie durch seinen Lebenswandel nicht herausfordert, und kommt deshalb zu guten Gütern, die äußerlich so aussehen, wie er sich vorstellt, daß es in seinem Inneren auch aussehe. Die äußere Fassung des Bürgers ist Abbild seiner inneren Verfaßtheit.

Die nächsten guten Formen entstehen im Zusammenhang mit dem Gedankengut des protestantischen Fundamentalismus. Die Shaker, eine christliche amerikanische Sekte, haben sich um 1800 von der »profanen Welt« getrennt, um in selbständigen, nahezu autarken Kommunen zu leben. Das urchristliche Vorbild des Gemeindeeigentums und das uramerikanische Bekenntnis zur Gleichheit und Freiheit aller Menschen haben sie ernst genommen und in einer Art christlichem Kommunismus praktiziert. Die Theologie der Shaker wurde von der Engländerin Ann Lee begründet: Nach einer Vision war sie überzeugt, die zweite Verkörperung Gottes auf Erden in der Nachfolge von Christus zu sein. Folglich setzt der Glaube der Shaker voraus, daß Gott Mann und Frau nach seinem Ebenbilde geschaffen habe, und er basiert denn auch auf einer männlich-weiblichen Dualität Gottes. Die Frauen waren deshalb bei den (fast) zölibatär lebenden Shakern gleichberechtigt.

Die Shaker haben als erste einen religiös fundierten Funktionalismus für ihre Bauten und Gerätschaften gefordert: »Gläubige dürfen in keinem Falle und unter keinen Umständen bestimmte Gegenstände herstellen, die überflüssige Zier tragen und geeignet sind, den Stolz und die Eitelkeit der Leute zu befriedigen, ebensowenig wie es statthaft wäre, solche Gegenstände selbst zu benützen.« Und in den Regeln der Shaker lesen wir Sätze wie: »Jeder Gegenstand kann vollkommen genannt werden, der genau den Zweck erfüllt, für den er bestimmt ist. Schönheit beruht auf Zweckmäßigkeit.« Sowie: »Alle Schönheit, die nicht auf Gebrauch gegründet ist, wirkt bald widerlich und muß laufend durch Neues ersetzt werden. Was in sich selbst den höchsten Gebrauchswert birgt, besitzt auch die größte Schönheit.« Das sind Vorwegnahmen des berühmten, dem Architekten Louis Sullivan zugeschriebenen Satzes »Form follows function«, der postuliert, daß die Form sich nach der Funktion zu richten habe. Dieses Postulat ist nichts anderes als eine Abwandlung des Satzes von der bestmöglichen Schöpfung, daß nämlich der Zweck die Mittel heilige. Der Zweck, der Gebrauchswert, die Funktion – je nach Vokabular – heiligt die formalen und materialen Mittel. Oder andersherum: diejenigen Mittel ver-mitteln den Gebrauchszweck oder die Funktion am besten, die ihm oder ihr adäquat sind. Und nun kommt wieder die zentrale Denkfigur der säkularisierten Theodizee ins Spiel: Wenn der Zweck die Mittel heiligt und wenn man nicht mehr glaubt, daß üble Mittel heilende Wirkung haben können, und wenn überdies der Zweck ein guter bleiben soll, dann folgt daraus, daß schlechte Mittel einem schlechten Zweck dienen und gute Mittel einem guten Zweck. Die Mittel müssen also selbst auch heilig werden, z. B. als materialgerechte Form, damit der gute Zweck sich erfüllen kann.

Bei den Shakern entspringt der Funktionalismus einem klar puritanisch-protestantischen Weltbild, dessen Formprogramm heißen könnte: Entübelung der Welt durch gute Güter. Die Shaker haben der Welt wunderbare Gebäude, Rundställe und Einrichtungsgegenstände geschenkt, sie haben sehr viele Arbeitsgeräte verbessert und zudem über zwanzig Maschinen erfunden, eine schöner als die andere. Das gute und fromme Leben scheint ebenfalls funktioniert zu haben, glaubt man den Berichten der Shaker. Sie haben ihr Leben rigoros in den Dienst eines Gottes gestellt und sich selbst auch auf Erden an eine strikte Ordnung gehalten, an weltabgewandte Askese und an einen Gemeinschaftssinn, dem sie ihre Individualität untergeordnet haben. Zum richtigen Leben kamen sie nicht wegen ihrer guten Formen, sondern die guten Formen kamen zu ihnen, weil sie Materialisierungen ihrer unbedingten Vorstellung vom richtigen Leben zu sein hatten.

Die zunehmende Rationalisierung führt dazu, daß immer weitere Bereiche der Lebenswelt, die bisher fraglos hingenommen wurden, sich vernünftiger Argumentation stellen müssen. Es beginnt der reflexive Umgang mit Traditionen; die berufsständisch differenzierten Lebensformen lösen sich auf, Werte erfahren eine Generalisierung, und die Optionsspielräume erweitern sich. Dadurch wird die Ausbildung abstrakter Ich-Identitäten ermöglicht. Diesem Leben in der modernen Welt entsprechen die guten Formen der klassischen Moderne exakt, weil auch sie möglichst traditionsunbelastet, herkunftslos, international und zugleich im Gebrauch offen sein wollen.

Das Programm bleibt sich jedoch immer gleich: Weltentübelung und Lebensrettung durch gute Güter, die den guten Zweck material- und formgerecht zu vermitteln haben, verbunden mit bürgerlichen Abwehrreflexen gegen eine ehemals aristokratische Verschwendung, mit ökonomisch-rationalem Denken und puritanischem Gedankengut. Den Kampf gegen den Feind Nummer eins der guten Form, das Ornament, führen die vier geistesgeschichtlichen Kräfte gemeinsam. Deshalb fährt der Architekt Adolf Loos 1908 in seinem berühmten Aufsatz »Ornament und Verbrechen« mit grobem Geschütz auf. Das klingt dann so: »Das kind ist amoralisch. Der papua ist es für uns auch. Der papua schlachtet seine feinde ab und verzehrt sie. Er ist kein verbrecher. Wenn aber der moderne mensch jemanden abschlachtet, so ist er ein verbrecher oder ein degenerierter. Der papua tätowiert seine haut, sein boot, sein ruder, kurz alles, was ihm erreichbar ist. Er ist kein verbrecher. Der moderne mensch, der sich tätowiert, ist ein verbrecher oder degenerierter. Es gibt gefängnisse, in denen achtzig prozent der häftlinge tätowierungen aufweisen. Die tätowierten, die nicht in haft sind, sind latente verbrecher oder degenerierte aristokraten. Wenn ein tätowierter in freiheit stirbt, so ist er eben einige jahre, bevor er einen mord begangen hat, gestorben... Was aber beim papua und beim kinde natürlich ist, ist beim modernen menschen eine degenerationserscheinung. Ich habe folgende erkenntnis gefunden und der menschheit geschenkt: evolution der kultur ist gleichbedeutend mit dem entfernen des ornamentes aus den gebrauchsgegenständen.« Man dankt.

Natürlich setzt Loos in klassischer Manier die sogenannten Primitiven dort mit den Wilden hier, und das sind bei ihm die Kinder und die potentiellen Kriminellen, gleich. Das Ornament, der Drang zu ornamentieren, zu verzieren und zu schmücken, scheint ein primitiver, niedriger Trieb oder ein Instinkt zu sein, den es auf der nun erreichten Kulturstufe zu meistern und einzudämmen gilt. Wer bei uns diesem »Ornamenttrieb« noch nachgibt, beherrscht sich nicht und ist einer unkontrollierten Sinnlichkeit auf niedrigerer Kulturstufe ausgeliefert. Die gute Form ist für Loos gleichbedeutend mit einer evolutionär erreichten höheren Kulturstufe, und sie sollte auch ein richtiges Leben auf dieser Stufe provozieren.

Zwei Weltkriege haben an diesem evolutionären Modell zweifeln lassen. Nach beiden Weltkriegen hat in Deutschland nicht zuletzt die Entrüstung über die Barbarei eines vermeintlich so hochkultivierten und hochzivilisierten Volkes zur Gründung des Bauhauses in Weimar und der Hochschule für Gestaltung in Ulm geführt. Erst recht und erstmals bewußt begannen nun die Rettungsprogramme nach dem Motto »Zum guten Leben über gute Formen« zu laufen. Diese Idee war schon von Anfang an eine Illusion. Und schuld daran, daß es damit nie so richtig klappen will, ist nicht die Industrie, die das nicht begreift, auch nicht der Amerikanismus oder böse Verführer, sondern etwas Grundsätzliches:

Es könnte ja sein, daß die Idee vom richtigen Leben vor den guten Formen liegt, wie zum Beispiel die Ideen der Französischen Revolution oder der gegebene Lebensrahmen bei den Shakern. Die Formen müssen dringend und unbedingt mit dem eigenen Leben verbunden sein. Dabei stellt sich die Frage, ob das die guten Formen zu leisten vermögen. Denn ihre Formensprache ist, wie gesagt, möglichst traditionsunbelastet, international, herkunftslos und rein sowie von einer eher wissenschaftlichen Rationalität und einer modernen Lebensökonomie bestimmt. Wer in solchen Gegenständen lebt, muß sich in ihnen wiedererkennen, was doch heißt, daß auch hier die Vorstellungen über sich selbst, was man ist und wo man sich zugehörig fühlt, vor den guten Formen liegen. Die guten Formen drücken dann nur noch aus, daß man sich der Welt, der sie entstammen, teilhaftig fühlt. Zudem liegt die Vermutung nahe, daß die guten Formen in ihrer unaufdringlichen Ästhetik und in ihrer Zurückhaltung für jemanden gut und nützlich sind, der ein eher reiches Leben hat; sie stören dann den inneren Reichtum nicht. Wer weniger hat, braucht mehr expressive Formen um sich herum, in denen er sich spiegeln kann.

Die gnadenlose, aber gewissenhafte Moderne hat hier keinen Platz. Und ein Letztes ist noch zu bedenken: Wenn es stimmt, daß die moderne Welt der Ausbildung der eigenen Identität einen großen Spielraum ermöglicht, dann gelingt es auch nicht mehr, alle Menschen auf einige allgemeingültige ästhetische Normen zu verpflichten. Sie bestimmen die Werte, nach denen sie leben wollen, selbst. Und vielleicht ist uns allen auch der fundamentale Glaube oder die optimistische Idee etwas abhanden gekommen, daß gute Güter als gute Mittel zu guten Zwecken uns retten.

Hans Ulrich Reck
Arm, aber ehrlich

Nachsichten zum DDR-Design

»Arbeits-Umwelt-Design« ist die Broschüre betitelt, erstellt durch die Sektion II ›Produkt- und Umweltgestaltung‹ im Bereich der Produktion, Hochschule für industrielle Formgestaltung Halle – Burg Giebichenstein. Das Impressum vermerkt als Redaktionsschluß den 31. Januar 1990. Versammelt sind Studentenarbeiten in den klassischen Feldern: Industrie und Büro, Konferenzsaal und Reisewagen, Baustellenunterkunft und Laborcontainer, Großraum-Büros und automatisierte Fabrikationsanlagen. High-Tech-Aspekte, beispielsweise die Probleme des ›Interface‹, der Schnittstelle bei Mensch-Maschinen-Programmen, sind aus dem Industrie-Design ausgeklammert. Traditionelle Aufgabenstellungen führen zu soliden Entwürfen, an die eine eigentümliche Aura sich heftet. Steif angeordnete Möblierungen, Belege eines auf Arbeit verpflichteten Ernstes. Als ob die Dinge sich dafür zu entschuldigen hätten, daß sie nicht ständig und ausschließlich genutzt, daß sie erst geschaffen, noch nicht verschlissen sind. Besonders die Empfangs- und Sitzungszimmer zeigen eine geordnete Leere. Solide gearbeitete Stühle und Tische, auf regelmäßigen Abstand ausgerichtet, einer geistigen Tätigkeit bestenfalls nicht abträglich. Groß dimensionierte Blumenkisten sprechen lautstark davon, wie gemütvoll in ihrer Umgebung die Bedürftigkeit der Kultur sich mit der Zähmung der Natur verbindet: Spiegel der Theorie von der kulturbildenden Frucht der Arbeit, der Humanisierung einer Natur, für deren erfolgreiche Bändigung die Arrangements nicht nur sinnbildlich, sondern wissenschaftlich zeugen. Daß die Endformulierung, das Design, sich wieder weitgehend einem, wenn auch geformten Rohzustand der Materialien annähert, geht aus der wissenschaftlich-technischen Form der gesellschaftlichen Anstrengung hervor, Natur als zu bewältigenden Stoffzusammenhang auf jederzeitige Bewährung der technischen Eingriffe zu reduzieren. Glatte Flächen, Monotonie ohne Schnörkel und Raffinessen, Wahl unauffälliger Materialien, Ableitung der Möbel aus der Idee eines kohärenten, elementaren Baukastens erzeugen eine in sich perfekte Zeichenhaftigkeit: Immunisierung der Sinnlichkeit, Eliminierung einer möglichen abweichenden Aneignung, die schon mit dem Anschein einer durch die Dinge selber erzeugten Aufmerksamkeit beginnt. Die Bewährungsprobe des Design stellt in einer technisch verstandenen Gesellschaft eine Aura her, in der die umgewandelten natürlichen Arbeitsstoffe verschwunden sind. Ein ›Als-ob‹ überwundener Rückschrittlichkeit: als ob Natur direkt der geformten Arbeit entspränge. Das ist im Kern immer schon das Versprechen der Design-Moderne gewesen.

Der wissenschaftliche Sozialismus als Versprechen und als Schein

Das aktuelle DDR-Design ist eine Medienkonstruktion geworden. Es besteht aus Relikten, Bildern, Metaphern. Aufmerksamkeit wird erzeugt für ein verschwindendes Phänomen, das seinen kulturellen Streitwert als Bild erhält. Die Abbildungen des Westens haben die Gerüche des Ostens überwunden. Keine olfaktorischen und taktilen Selbstdiffamierungszwänge gehen mehr von den Gegenständen dieser posthumen Begierde aus. Ein gewaltiges Mißverhältnis zwischen den wirklichen Dingen und ihren visuellen Reproduktionen belegt den üblichen gefräßigen Bildhunger der gegenwärtigen Kultur, verselbständigt die Reizanmutungen zu reproduktiven Zeichen und entledigt sie so der Verunreinigung durch das Stoffliche, das noch ein Ungenügen der Produktion belegte. Technisch geplante Bedürfnisbefriedigung verkörpert sich in den Dingen als Versprechen der Moderne in einer zugespitzten Form. Die angestrebte Physik der Bedürfnisse bleibt im Sozialismus nicht nur eine sozialästhetische Vision, sondern wird zur Materie geplanter Versorgung. Das Verhältnis von Gebrauchswert, Ressourcen, angehäuften Reserven und den Lebensformen ist kein Postulat gesellschaftlich ohnmächtiger Gestalter mehr, sondern alltäglicher Planungsstoff der staatlichen, sozialistischen Bürokratie. So wie diese stellvertretend die gesellschaftliche Selbstorganisation ausdrückt, so verkörpern die Dinge als geformte prinzipiell keinen ästhetischen Eigenwert, sondern in erster Linie und grundsätzlich den erreichten Stand verwissenschaftlichter gesellschaftlicher Versorgung.

Nun gilt aber, trivial, daß Bedürfnisse niemals befriedigt, sondern nur objektiviert werden können. Die Herstellung von Objekten, die solcher Darstellung dient, bezieht sich auf eine generelle Konzeption. Für das DDR-Design wurden zwei Dinge verbindlich: die Weiterführung einer fortschrittlichen, ideologisch ausgezeichneten Moderne in der ersten Phase, das möglichst weitgehende Unsichtbarmachen der Unerreichbarkeit dieses Ziels infolge der Defizite der Plan-Wirtschaft in einer zweiten Phase. Es wäre irreführend, eine eigentliche Moderne gegen ihre kleinbürgerliche Profanierung in der DDR auszuspielen. Die Diffamierung des Bauhauses war eine ideologische Konstruktion des Kalten Krieges, keine Wirklichkeitsbeschreibung. Unabhängig von Stilbehauptungen und ästhetischem Dekor ist zu verstehen, weshalb die barbarische Normalität einer sozialistischen Kleinbürger-Ästhetik nicht die Negation, sondern die Vollendung der Versprechen der Moderne darstellt. Zwar redundant und schäbig, aber doch prinzipientreu. Was im Kapitalismus notwendig auf Konkurrenz trifft und deshalb schlichte Gleichförmigkeit nicht zuläßt, das wird durch den sozialistischen Staat unweigerlich in eine alles erschlagende Mono-Typie gegossen. Es ist einzig das durch das kapitalistische Tauschsystem erzeugte Scheitern der Moderne, das Vielförmigkeit zugelassen hat. Wäre es nach den Absichten ihrer Propagandisten gegangen, dann wäre die Wirklichkeit auch diesseits sozialistischer Ziele durch das Gestaltungsmonopol der Modernen auf Monotonie verpflichtet worden: Zeuge der gesetzten Wahrheit einmal gefundener absoluter Formen. Der ästhetische Traum der Moderne hat sich nur durch eine sich verweigernde, abweichende Wirklichkeit, im Scheitern, erhalten.

Die Moderne stellt in ihren ästhetischen Argumenten einen hohen Anspruch an technologische Rationalität. Nicht-Funktionieren des Geplanten ist katastrophal. Der Zugriff auf eine formbare Welt versteht sich unproblematisch als Fortschritt der Zivilisation, als Perfektionierung der Instrumente wie der Mentalitäten. Rationalität wird an den geformten Resultaten überprüfbar. Das Maß des Funktionalen tendiert offenbar hinter dem Rücken der Protagonisten dazu, das Wirkliche zum Ausdruck von Ideen zu erklären. Die Moderne tut sich traditionell schwer mit Reibungen und Unordnungen, Chaos und Sprüngen, Irritationen und Komplexionen. Wo ihr solches in Gestalt von Tradition und Geschichte entgegentritt, greift sie eilig zum Plädoyer für Abbruch. Sie will Tradition kraft ihrer selbst werden. Ein imperfektes Futurum: Geschichte soll dereinst das gewesen sein können, was sie vom Nullpunkt her anstrebte. Das Vorhaben, Gesellschaft in den Objekten als sozialästhetische Funktionsherrschaft über angeeignete und entschärfte Stoffe zu erweisen, ist nicht eine Erfindung sozialistischer Staats-Rhetorik, sondern der Kern moderner Design-Theorie. Er läßt sich beschreiben[1] als eine Mischung von Erlösungspathos und Verzeitlichung der Vernunft in der Geschichte, von Expressionismus und symbolistischer Sehnsucht, von Industrie und Symphonie, Handwerkersozialismus und dem Künstler als einem konstruktiven Ingenieur, der die Welt durch perspektivische Konstruktion, nicht mehr durch Einfühlung erfaßt. Das Bauhaus setzt ausdrücklich auf die Vereinigung der Kreativen im Geist einer »sozialistischen Kathedrale«, Corbusier geht völlig selbstverständlich von identisch berechenbaren arithmetischen Ordnungen aus, den Konstruktivisten erscheint Formgebung nicht nur technisch beliebig machbar, sondern als ästhetische Emanzipation. Design-Moderne kann pauschal als realisierbare Utopie, als positive Ordnung und Letztbegründung durch sich selbst beschrieben werden. Es geht nicht um Stil oder Revolution, die ein Corbusier durch die moderne Ordnung des Bauens gerade verhindern will. Die besondere Mixtur expressiven Erlösungsstrebens und sozialästhetischer Intervention zielt darauf ab, in den Dingen noch des profansten Gebrauchs ein gesellschaftliches Bewußtsein durch universale, abstrakte Formen zur Geltung zu bringen. Die Einheitskonzeption eines beschworenen modernen Lebensgefühls soll durch die scheinhafte Pluralität der Erscheinungen hindurch bewährt werden: Variationen einer Typologie, aber nicht auseinandertreibende Wirklichkeitsmodelle. Alles wird auf den Geist von Sonne, Licht und Hygiene verpflichtet. Da der Sozialismus sich seit Marx wissenschaftlich versteht, als szientistisch geläuterter Kapitalismus wie als meta-technische Befreiung der bürgerlich beschränkten industriellen Formvernunft, kann es nicht wundern, daß für ein sozialistisches Design der Anschein eines ungehinderten, unverstellten Gebrauchswertes die wesentliche Bewährungsprobe darstellt. Eine trickreiche Eliminierung des Ästhetischen gerade wegen seiner technologischen Vollkommenheit. Das bedeutet aber, daß das Einheitsdesign der DDR grundsätzlich die Vision der Moderne teilt, auch wenn es deren ästhetischen Anspruch unbeschreiblich unterbietet. Ließe sich die Vision von einer einheitlich geformten Welt mit allen verfügbaren Instrumenten durchsetzen, dann wäre darin die Aufhebung der Warenästhetik einprogrammiert.

Ob eine Partei-Bürokratie oder ein ideeller Gestalterclub die Einheit durchsetzt, mag sich aufs ästhetische Niveau auswirken; Monotonie einer geschlossenen Gebrauchsgüterkultur ist in beiden Fällen unvermeidlich. Über Stilunterschiede hinaus teilen alle Auffassungen von einer technisch befreiten Moderne die Ansicht, daß kein Winkel des Wirklichen von der Gestaltung ausgenommen bleiben solle. Das Design der Dinge demonstriert in jedem Fall die perfekte, reine Form. Der Gebrauch spiegelt die Vernunft der Gesellschaft und soll möglichst keinen ästhetischen Irritationen ausgesetzt werden. Da in der wissenschaftlichen Gesellschaft des Sozialismus alle Bedürfnisse in den reinen Gebrauchswerten des sittlich-solidarischen Kollektivs befriedigt sind, erscheint die stoffliche Seite als überflüssig und regressiv. Design wird zum Spiegel für das Niveau der Produktivkräfte. Das erzeugt, da die Bedürfnisse prinzipiell befriedigt sind, eine Aura, die noch an den erbärmlichsten Leistungen den unübertrefflichen Stand des technischen Komplexes beschwört. Das Befreitsein von psychologischen Begründungen gehört zum Selbstverständnis des sozialistischen wie das klassisch modernen

Design. Die perfekte Form anästhetisiert das sich gegen die Idee Sperrende. So wandern die Wünsche in die Versprechen der alltäglichen Massenkultur ab. Hüben wie drüben mochte man nicht unentwegt die Formanstrengungen der absoluten Idee loben und zog es vor, sich dem Glanz der Dinge noch dort hinzugeben, wo kritische Theorie manipulierte Entfremdung und falschen Schein diagnostizierte. Es blieb, immerhin, Schein und damit veränderlich, wohingegen die ästhetische Kirche der Moderne und die politische Transzendierung der Geschichte im Sozialismus Veränderungslosigkeit – mit positivem Pathos – anstrebte. Die kapitalistische Medienästhetik modelliert die von der Moderne abgedrängten Wünsche, die Psycho-Motorik der Libido. Kein Leben offenbar langweiliger als das einer funktionalen Moderne oder einer wissenschaftlichen Politik mit ihrer penetranten Beschwörung der unzerbrechlichen Einheit von befreitem Leben und Emanzipiertheit des Gebrauchswerte-Subjekts.

Solche Systemstrategie spielt sich diesseits einer möglichen Emanzipation der alltäglichen Wünsche ab. Die Gestaltung des Alltags wird dementsprechend auf die Selbstbehauptung reiner Formen ausgerichtet. Klagte nicht das Bauhaus eine sozialistische Planungsvernunft in der angestrebten Synthese mit der Industrie ein? Bedeutete das nicht die Transformation des Kapitalismus, sei's in eine wissenschaftliche Politik, sei's direkt in eine Diktatur der Wahrheits-Inhaber? Ergibt sich daraus, vor dem Hintergrund der historischen Ereignisse, nicht notwendig eine sozialistische Einheitsmoderne? Da die Vernunft automatisch auf die Bürokratie überging – Lenins »demokratischer Zentralismus« –, dienten der Technikfortschritt und die Industrie nicht der Einlösung von Bedürfnisversprechen, sondern der Selbstbeschwörung des Gesellschaftskonzepts. Das Produkte-Design war bestenfalls ein Hebel der ästhetischen Exekution entsprechender Komitee-Beschlüsse. Die Auslöschung des Unterschieds zwischen Tausch- und Gebrauchswert liefert einen Standard bewährter Rationalitätsvorstellung, der für die Befreiungstheologie des Marxismus ebenso gilt wie für die sozialästhetische Modernisierung. Gewiß: Le Corbusier hätte sich mit dem ästhetischen Niveau niemals anfreunden können, das seine Söhne und Enkel vorgelegt haben. Aber die Demonstration reinen Gebrauchswertes unter Ausschluß aller Abweichungen, die ideelle Anästhetisierung einer stofflichen Welt zu Zwecken der Demonstration von Evolutionsspekulation und Geschichtsphilosophie, die Ästhetisierung der reinen Form, die das Allgemeine der Natur den Niederungen des Sensuellen entreißt – dies alles begründet, weshalb die Einheitskonzeption der Moderne zum Einheitsdesign des SED-Staates, zur Bürokratie der gelenkten Folgsamkeit hat werden können. Daß diese Kontinuität den alltäglichen Wünschen ebenso Hohn spricht wie den verwirklichten Leistungen, ist deshalb zu erinnern, weil die Hinweise auf Technologieprobleme allzu leicht die Identität einer unerbittlichen Vernunft als leitendes Prinzip vergessen machen.

Kontinuität der Moderne und Formalismusdebatte

Unvermeidlich steht einer der Helden der klassischen Moderne, Mart Stam, am Anfang der DDR-Designpolitik. 1948 wird er Rektor der Akademie der Künste und der Hochschule für Werkkunst in Dresden. Seine Antrittsrede belegt, daß er die Fortsetzung der durch die Moderne ethisch-ästhetisch begründeten Volkserziehung auch in neuer staatlicher Ordnung verfolgt. Das kulturelle Niveau solle gehoben, das Empfinden für das Wohltuende geschärft werden. Die Bildung des Geschmacks versteht Stam als Veränderung des Bewußtseins bei Werktätigen, Bauern und Arbeitern. Seine Argumentation reagiert keineswegs auf eine gesellschaftliche Umwälzung, sondern hat deren Form schon strategisch für die Zwecke einer eigenen Ästhetik vorweggenommen. Wer die veränderten gesellschaftlichen Bedingungen – in offizieller Sprache: fortschrittliche Kräfte für ein fortschrittliches Land – in den Dienst solcher Ästhetik nimmt, bewegt sich in der Fallinie der klassischen Moderne. Stam führt weiter aus, daß geistige Klarheit zum besseren Produkt führe, die verbesserte Technologie zur Endform, das abschließende Resultat zu einer letzten, einer industriellen Form. Die ultimativ geläuterten Zustände des Bewußtseins erzwingen zumindest die Behauptung einer allen Überflusses entkleideten reinen Form der Dinge. Insofern ist die Wissenschaftstechnik der Feind des Ästhetischen: sie zielt auf perfekte technische Versorgung der Menschen mit Energie. Ein ästhetischer Eigensinn steht einzig für das noch nicht Durchschaute und zeigt das Feld an, wo Fortschritt dergleichen Unbegriffenes anzugehen hat. Die sozialistische Bürokratie wird zu einem nachträglichen Spiegel für die moderne Designtheorie. Daß die technische Verwirklichung Mangel produziert hat, macht den Zynismus eines ausgezehrten Alltags aus, in dem Mangel zur Tugend verklärt, dysfunktionale Notstände zum Beweis des Letztgültigen umgebogen werden: am Prinzip ändert das nichts.
Nachdem Mart Stam 1950 Rektor der Hochschule für angewandte Kunst in Ostberlin geworden ist und das Institut für industrielle Gestaltung (IFIG) auf Hochschulniveau gegründet hat, bläst der III. Parteitag der SED allerdings zum »Kampf gegen den Formalismus«. Als Stam 1953 die DDR Richtung Amsterdam verläßt, scheint die Front gegen den Funktionalismus geeint. Der Kalte Krieg erzwingt eine Konzeption, in der Gropius und Mies van der Rohe, beide ehemalige Direktoren des Bauhauses, als Handlanger

der imperialistischen USA diffamiert werden können. Das aber läßt sich ohne Denunzierung des Funktionalismus schwerlich bewerkstelligen. Neu entdeckt wird das Ornament, die Heimat. Der geförderte Kult und die Rückbesinnung auf sogenannte nationale Werte belegen eine Synthese des Form-Sozialismus mit dem Kleinbürgermief einer Verklärung des Häßlichen zum Schönen. Paradoxerweise beginnt mit dieser erzwungenen Umwandlung eine alltägliche Differenzierung der Wahrnehmung, deren Abwandern in die Waren- und vor allem Medienästhetik des Westens die Bewußtseinspotentiale bindet; eben daran wird die DDR-Bürokratie scheitern. Die Kultivierung des Häßlichen, geboten durch das Fehlen von Alternativen, schärft das Bewußtsein, das sich an der sichtbar werdenden Korruption der Parteibonzen radikalisiert. Die Wahrer der reinen Form, die intellektuellen Propagandisten der sozialistischen Egalität, fahren nämlich längst ›Volvo‹, nicht ›Wartburg‹, benutzen weder ›Granat‹ noch ›Debüt‹ oder ›akkord‹, sondern ›Philips‹ und ›Telefunken‹.

Die Moderne des Westens mußte ihren Siegeszug an einem vergleichbaren Punkt abbrechen. Die Menschen mögen sich ästhetische Differenzierung und die Identifikation mit Umgebungseinrichtungen auf Dauer nicht von Designkünstlern abnehmen lassen und finden die Banal-Serien der Television interessanter als die angemahnte Langzeitausbildung zum kulturfähigen Mitglied einer hochstufigen, selektiven Moderne. Das ist der Kern der Formalismusdebatte. Als der US-amerikanische Glamour in den fünfziger Jahren den Schwung der Produkte bestimmte und in Ornamenten heimisch wurde, stellte die SED bündig fest: »Ein Besteck ohne Ornament ist Formalismus.« Und Formalismus ist volksfeindlich, eine Waffe des US-Imperialismus. Ökonomischen Zwängen und politischen Strategien kam die ornamentale Abfederung der Funktions-Notstände mehr als nur gelegen. Nun wurde den Helden des Bauhauses Maschinenkälte und Degradierung des Menschlichen, Entfremdung und Verachtung einer wohlverdienten Ruhe vorgehalten und die Rückerinnerung an die Werte der Heimatkunst gefordert. Nicht mehr die Fabrik, sondern Wohnen und Privatheit seien die Gelenkstellen der sozialistischen Bewußtseinsbildung. Über die Eingliederung des Menschen in das sozialistische Fabrikkollektiv hinaus gelte es, den emotiven Ausdruck und die intim-individuelle Identifikation zu pflegen. Auch hier konnte, wie vordem, der kulturelle Erwartungshorizont direkt aus einem verordneten ästhetischen Konsens abgeleitet werden. Der ergab sich, wie noch bei Hein Köster im Katalog *Design in der DDR* (1968) ausgeführt, aus den Zielvorgaben einer ›menschenwürdigen materiellen Kultur‹. Eine perfekte Konstruktion: Was immer als menschenwürdige Kultur verschrieben wurde, konnte sich automatisch auf den ästhetischen Konsens berufen,

den sie durch Verordnungen herstellen wollte. Je nach Beschluß über die Tücken des Klassenfeindes konnte das Pendel des bürokratisch definierten Arbeiterbewußtseins auf die Seite eines biologisch verengten Funktionalismus oder, gerade entgegengesetzt, auf die eines sozialistisch ornamentierenden Heimatstils ausschlagen.
Haltlos ist das immer schon wegen der Korruption gewesen. Die Produktion war längst aufgespalten in Export und innere Versorgung. Letztere konnte getrost im Maße des Technologiedefizits zum Ausdruck sozialistischer Wohnlichkeit verklärt werden. Ersterer zog zwar wegen extern gesetzter Funktionsforderungen Kapazitäten aus der Selbstversorgung ab, konnte aber den Leistungsausweis eines sozialistischen Standards auch dann preisen, wenn dieser, zu Beginn der sechziger Jahre, an den Pranger des Formalismusvorwurfs gestellt wurde. Diese doppelte Öffentlichkeit läßt den Schluß zu, daß die Verarmung der Bevölkerung eine bewußt verfolgte Strategie war. Damals operierte man mit der Maxime »sozialistisch im Inhalt, national in der Form« und erklärte Ornament, Dekor und Webmuster zu Ausdrücken einer nationalen Differenzierung, zum Instrument einer ästhetisch aktualisierten Integration von Kunst in Gesellschaft, von Design in Technologie, von Kunst wie Design in den Plan berechneter und regulierter Bedürfnisse.
Die Konkretisierung der Revolutionstheorie versprach nicht länger eine dereinst zufallende Überfülle von Nahrung und Genuß, sondern erzwang die Selbstdiffamierung einer Bedürftigkeit, die über das Niveau der gesellschaftlich definierten und zugänglichen Güter hinausging. In dieser Übergangsphase diktierte vorgeblich der Klassenfeind den Grad der Askese. Das erbärmliche Elend, die brachiale Häßlichkeit des DDR-Design belegen aus interner Sicht keine gestörte Beziehung zwischen Kultur und Natur, sondern verwirklichen das konkret mögliche Maß eines geformten Lebens, dessen Prinzip sich noch dort bewährt, wo die Untauglichkeit der Alltagsgüter ins Auge springt. Der Gesellschaftskörper wird nach Vorgaben dieser Vernunft manipuliert, Unzufriedenheit gerät in die Grauzone des Verdachts, bourgeois entfremdender Künstlichkeiten dort zu bedürfen, wo doch endlich die Naturgeschichte durch den gesellschaftlichen Plan überwunden worden sei. Die Abwertung des konkret Alltäglichen ist der Angelpunkt aller Modernitätskonzepte. Der Funktionalismus blendet seit dem Bauhaus zunehmend andere Bedingungen aus, beispielsweise solche der Gestaltqualität. In die Kluft zwischen dem Funktionsversprechen einer anderen Gesellschaft und ihrer ästhetisch katastrophalen Ausdrucksweise bricht nun, nach dem Ende des realen DDR-Sozialismus, das altlinke Kulturerbe ein. Das zeichnet sich seit je durch den Haß auf ›abgehoben‹ Ästhetisches aus.

Die Sehnsucht nach einer ›anderen Kultur‹, deren materielles Elend nie hat erfahren werden müssen, erzeugt die neue Idylle. Plötzlich ist, was vorher als Elend gescholten oder als noch nicht ganz gelungene Technologie entschuldigt wurde, eine eigene, in sich gefügte Kultur.
Die Versorgungsprobleme verwandeln sich unterm posthumen Blick linker Idylle in Metaphern einer einzigartigen ›Kultur der Armut‹. Das mindestens wollen uns diejenigen einreden, die, mit uns, vor dem Reichtumsschwindel und den Ressourcenzerstörungen des Westens stehen und verzweifelt dort Qualitäten entdecken, wo Differenzierungen durch reduzierte Angebote auf Überleben und kleine Nischen verpflichtet worden sind. Ein bloßes Problem des ›Standpunkts‹, der zu wählenden Optik? Die Selbstdenunzierung sozialistischer Tiefwertigkeitsproduktion und die Denunzierung des politischen Systems weichen den Lobpreisungen einer Pauperisierung, die nicht mehr vom System geplant und durchgeführt, sondern als genuine Fähigkeit des Widerstehens in den Eigensinn vorgeblich ganz anderer Dinge eingegangen sein soll.

Nulldesign? Totalbetrug!

Schenken wir uns die Hinweise auf Marken und Produkte, Verpackungen und Signets, Logos und Tüten, Dinge und Arrangements; verzichten wir auf die Nachzeichnung der Chemie der Schönheit, die im ›Plaste-Elaste‹ einen identitätslosen Ausdruck der Gesellschaft findet; erwähnen wir nur kursorisch den großen Einfluß der Hochschule für Gestaltung in Ulm, dieser letzten universalen Bastion einer Weltgrammatik ›Design‹, einer Universalsprache Geometrie, der bildnerischen Elementarsyntax des Vollkommenen, der Konstruktion des reinen menschlichen Geistes in den perfekten, reinen, problemlösenden Dingen, welche Rhetorik für die DDR-Selbstdarstellung, wenn auch nicht für die Produkte, eine große Rolle spielte; lassen wir auch die wesentliche Frage beiseite, wie ein Sozio-Design des sozialistischen Alltags im Hinblick auf die Befreiung von der Geschlechtergeißel und eine Perfektion der Apparate für alle Fragen der gesellschaftlichen Verkehrsformen aussehen müßte; verlassen wir also das DDR-Design und wenden uns seiner Mythologisierung zu.
»Die Waren, die im einstigen ›Drüben‹ entstanden sind, haben eine Identität des Banalen, des Unausgegorenen, des Improvisierten, jedoch des Menschlichen, weil Fehlerhaften.«[2] Obzwar an Fetisch-Mangel leidend, überzeuge die so ›ganz andere Sprache‹. Die eigene Warenidentität, welche die DDR ausformen konnte, lebe von der so wertvollen, kapitalistisch längst zerrütteten Moral der Schlichtheit. »Die während bzw. trotz einer dogmatischen

Diskussion über Jahrzehnte entwickelten Produkte könnten sich als Keim einer neuen Moral der Schlichtheit erweisen, mit der das Land eine eigene Warenidentität ausformen kann. Aber auch wesentliche Teile der Diskussion, wenn sie losgelöst vom Heilsversprechen des Sozialismus verstanden werden, können eine Orientierungshilfe im nächsten Jahrtausend werden; besonders das unermüdliche Insistieren auf den ethisch negativen Eigenschaften der Wegwerfgesellschaft. Damit könnte die Deutsche Demokratische Republik gerade im Bereich des Designs gegenüber der BRD eine positive Eigenständigkeit gewinnen. Die asketische Entwurfshaltung des Bauhauses, das heute mehr denn je als Teil der DDR-Identität verstanden wird, kann dabei behilflich sein.«[3] Als ob das Bauhaus nicht in der Formalismusdebatte gegen solche Heimat gestanden hätte. Als ob das Heilsversprechen des Konsumismus nur ein ethisches und nicht auch ein ästhetisch lockendes, verführendes, ausschweifendes Phänomen wäre. Als ob die Menschen der ehemaligen DDR nicht gerade die Wegwerfgesellschaft wollten, die ihnen verspricht, was die alte Schlichtheit unmoralisch durch Schlamperei und Betrug verhindert hatte. Als ob das Insistieren auf den Problemen der Wegwerfgesellschaft auch nur einen einzigen Menschen an der Verschmelzung mit der Warenästhetik gehindert hätte. Als ob so der Technologie-Engpaß in positive Qualität umgelogen werden könnte. Eine wunderbare Konstruktion: drüben haben wir die wahren Dinge für das nächste Jahrtausend, während die Menschen dort mit aller Kraft und nicht nur schlechten Gründen ins letzte des Konsumkapitalismus zurückstürmen möchten. Hier haben wir die gutgläubigen Menschen fürs nächste Jahrtausend, während die Dinge uns drastisch zeigen, daß wir die Zukunft längst verspiesen haben.

Moralappelle gehören zum Repertoire der Moderne wie der linken Opposition. Wie umstandslos aber die frühere Rückständigkeit unterm Zugriff der Bescheidenheitsforderung an Andere zum Ausdruck einer heimlichen Widerstandskultur umgebogen wird, verblüfft doch. Die posthume Ehrung speist sich nicht aus der schlagartigen Verdrängung des Elends allein, sondern auch aus der durch Moderne und Marxismus gesteigerten Idealität reiner Formen, in denen die Gesellschaft sich dem Bestehenden einschreibe. Mit Rhetorik versucht man, ein angeblich bedürfnisloses Funktionsdesign in die Selbstbestätigung des technisch-wissenschaftlichen Fortschritts umzumünzen. Diese Mythologisierung wird stellvertretend von den Entdekkern eines verblichenen Charmes des Menschlichen weitergepflegt, obwohl feststeht, daß die von ihnen beschworene Differenziertheit und Autonomie der Bedürfnisse längst nach bürokratischen Normen ausgerichtet und in eine Produkte-Ästhetik eingepreßt worden ist. Die Aufspaltung in Technik und Alltag, Produktionsplan und Selbstversorgung spiegelt sich in der Or-

ganisation des Design. Funktionalismusansprüchen könnte letztlich ohnehin nur die Verwissenschaftlichung aller Design-Komponenten im strikten Sinne genügen.[4] Nur in den formalen Sprachen lassen sich Ideale identisch abbilden. Das Design einer High-Tech-Gesellschaft kommt dem am nächsten. Für dieses High-Tech-Design ist in der DDR die Debatte um Heimat, klassengerechtes Ornament und das Nationale nie geführt worden. Umgekehrt würden Errungenschaften wie der Mikrochip dazu zwingen, die räumliche Leere der Funktionsumgebung mit Attitüden und Styling aufzufüllen, die industrielle Lebens-Ausstattung zu sprengen und die beschworene Koppelung von Askese und reiner Gebrauchsform in Frage zu stellen.
Das DDR-Design stellt ohne Zweifel eine ästhetische Schwundstufe der Moderne dar. Technologisch gesehen läßt sich aber nicht bestreiten, daß es sich um eine genuine Fortsetzung der klassischen Moderne handelt. Die Organisation der Form reduziert Ästhetik auf Beiwerk gerade in der Anstrengung einer Vereinheitlichung der Stile. Produktion und Konsumtion, Erzeugung und Darstellung, Herstellung und Aneignung sollen nicht mehr getrennt werden. Alles erscheint als produktiv. Ist nicht das die Verwirklichung des modernistischen Konzeptes diesseits aller Gestaltungsträume? Denn wann immer Formen in die Idee eines bloßen Funktionierens gepreßt werden, stellt sich, unabhängig vom ästhetischen Ausgangsniveau, Verarmung zwangsläufig ein. Das ZK einer kommunistischen Parteibürokratie hat dieselbe elitäre Bewußtseinsstruktur wie der verschworene Gestalterclub der Modernen seit den CIAM-Kongressen. Was bewirkt, daß die kontrollierte Selbstdarstellung zu vergleichbar dogmatischen Auskünften führt. Die Rede von der Funktionsvollkommenheit der Maschine zeigt eine Vereinigung entfesselter Technik mit avancierter Kunst unter Anleitung der Baustrategen an. So hat das Bauhaus alle beteiligten Sonderberufe und Teilkulturen auf dem Bauplatz einer umzuwälzenden Gesellschaft zusammenführen wollen. Experten der Design-Programme hatten dafür zu sorgen, daß die Differenzen zwischen freien und angewandten Künsten, Industrie und Ästhetik, Technologie und Alltag entweder aufgehoben oder mindestens nicht wahrgenommen werden konnten. Technische Planung liquidiert die Unwägbarkeiten. Ein neurotischer Ordnungsbürokrat steht der Entwicklung eines Hannes Meyer nahe, der, mit Mart Stam in den zwanziger Jahren Redakteur von *ABC* und 1928-30 Bauhaus-Direktor, eine konsequente Laufbahn vom Gestalter heimatlicher Gartenstädte zum Ingenieur eines urbanistisch perfektionierten Industriekommunismus ohne ästhetische Irritationen durchlaufen hat. Das Verschwinden des Alltags in der Politik entspricht dem von Hannes Meyer, Mart Stam und auch vom »de Stijl« geträumten Traum vom Verschwinden der Kunst im Leben.

Behauptete Unschuld, die Rache der unverarbeiteten Gefühle

Daß die Qualitäten des DDR-Design erst nach dem Zusammenbruch des Systemsozialismus entdeckt werden, hat mit den DDR-Produkten wenig, dem Mythenbedarf westlicher Systemkritik viel zu tun. Was an kargem Charme, an Autonomie des Besonderen, an Unverwechselbarkeit der Kultur bis hin zu krypto-ökologischer Konsumverweigerung entdeckt wird, folgt dem Mechanismus, in dem Designhistoriker und Kulturstrategen stellvertretend für andere, wenn auch selbsternannt, Abbitte leisten für die antiökologische Konsumlawine, die man den Leuten von ›drüben‹ schon deshalb nicht wird vorenthalten können, weil letztlich nur durch neue Hierarchien das warenästhetische Versprechen dem Schein nach eingelöst werden kann. Eine Art mentaler Ablaßhandel, der Mangel in Überzeugung verwandelt. Einer der Vorreiter dieses mentalen Kompensationsrituals ist Gert Selle, prominenter Designtheoretiker, der in den letzten Jahren durch eine Reihe wahrnehmungspsychologischer Beschreibungen vom Umgang mit Dingen hervorgetreten ist. Im Katalog *Vom Bauhaus bis Bitterfeld · 41 Jahre DDR-Design* schreibt er unter dem Titel »Die verlorene Unschuld der Armut – Über das Verschwinden einer Kulturdifferenz« das bisherige Glanzstück linker Kulturlegitimation. Selles Position wird deutlich im Kontrast zu früheren Arbeiten. In seiner *Geschichte des Design in Deutschland von 1870 bis heute* (1978) heißt es: »Es scheint nicht im Interesse der politischen Führung der DDR gelegen zu haben, eine kulturpolitisch offensive, emanzipatorische Entwicklung einzuleiten, die zu einer erkennbar sozialistisch geprägten Alltagskultur hätte führen können.«[5] Der kulturelle Ausdruck des Arbeiter- und Bauernstaates sei verdinglicht und folge denselben Konsumleitbildern wie der Westen[6], man orientiere sich an der Propaganda für die ›gute Form‹[7], Konsumbedarf und designpolitische Norm drifteten auseinander. DDR wie BRD hätten Design von oben verordnet, was den Kleinbürger erfreut habe. Eine sozialistische Formkultur sei nirgends auszumachen, zu stark glichen sich die Mechanismen. Selle vertritt durchgängig eine sozialästhetische Design-Konvergenztheorie. Die BRD habe leider auf eine ›volkspädagogische Geschmacksumorientierung‹ verzichtet. Dazu hätten in der DDR immerhin Chancen bestanden, »wenn nicht auch hier die Gesetze der Warenproduktion allmählich zur Geltung gekommen wären«.[8] Die funktionelle Rationalisierung erschien dem linken Kritiker damals als Ausdruck der jede revolutionäre Aneignung verhindernden Systeme in beiden deutschen Staaten. Die heutige melancholische Beschwörung der Unschuld einer Armutskultur folgt demselben Schema, wobei Inhalte ausgewechselt werden: so wie der radikale Kritiker damals einen reinen Kommunismus ohne pragmatische Widerstände durch politische und ökonomische Folgen der Kriegsverelendung hüben wie drüben gleichermaßen haben wollte, so möchte der linke Sentimentalist heute mindestens einen treuen Zeugen für ein vor-konsumistisches ›menschliches‹ Leben. So konnte der funktionelle Rationalismus als Verrat an den Lebensformen beschrieben werden[9]; im übrigen habe sich die übliche Warenproduktion auch im realen Sozialismus längst durchgesetzt.

Was kann da noch untergehen? Gewiß soll ein Historiker dazulernen, wenn man auch wissen möchte, weshalb sich die lebensgeschichtlichen Erfahrungen von der Theoriebildung so drastisch abspalten, daß die Wiederentdekkung der ersteren unvermittelt zur Umwälzung der letzteren zwingt. Was Selle im erwähnten Aufsatz schreibt, ist keine individuelle Fehlleistung, sondern Ausdruck einer kollektiven Verzerrung. Für diese wird der reale Sozialismus erst dann zu einem möglichen Ausdruck von Selbstorganisation, wenn er gescheitert ist. Und auch das nur unter der Voraussetzung, daß sein Zerfall kapitalistisch, also kolonialistisch mitbefördert wurde. Mit dem vordem Denunzierten lassen sich neue Bündnisse im gespenstischen Traum schließen, der an die Stelle einer verlorenen Einheit der Linken die Einstimmung aufs Sentiment setzt. Die scheinbare Veränderung der Argumentation an der Oberfläche bestätigt die gängige modernistische Konzeption in ihrer populistischen Variante. Die Trauer um den Charme des Eigenen ist eine rhetorische Verzierung im gewohnten Lied, das ein weiteres Mal eine vom Kapitalismus abweichende Kultur untergehen sieht. Wenn aber diese Kultur nur Spiegelbild kolonialistischer Warenproduktion gewesen ist: was ist dann der liquidierbare Überschuß? Offenbar nur die überalterte Gestalt des eigenen Dogmatismus. So macht Selle vom hegemonialen Kapitalismus bedrohte Nischen dort aus, wo vorher Warenästhetik vorherrschte. Begierden seien stillgehalten, nicht aufgehoben worden. Das Kleinbürgertum entpuppe sich zu einer subversiven Kraft. Der Kulturraum der DDR wirke zwar armselig, aber keineswegs asketisch.[10] Eigenproduzierte Güter hätten immerhin einen gewissen Reichtum bedeutet. Der technologische Funktionsstandard sei beachtlich. Aus heutiger Sicht eine Kultur, die einer exogen erzeugten Agonie anheimfalle, aber »einst funktionsfähige, identitätsstiftende, kulturelle Reproduktion«[11] gewesen sei. Selles Vorliebe für die der BRD überlegene Design-Theorie hilft ihm über die Wahrnehmung devianter Phänomene hinweg. Nach dem Verschwinden des Realen kann er darin symbolisch lesen, was er erkennen will: kategorial bewährte Verbindungen von Technologie und Ökonomie, Lebensform und Industrie. Die Theorie sei, da gesellschaftsorientiert, überzeugend. »Aus der Sicht des ehemaligen ›Westbesuchers‹ möchte ich behaupten, daß es einen DDR-typischen Begriff der Schicklichkeit, eine Übereinkunft in der materiellen Kultur gab, die sich zwischen alt- und neo-kleinbürgerlichen Allerweltsdekorationen und der Angestrengtheit eines ›good design‹ zuverlässig reproduzierte.«[12] Als ob Selle jemals mehr ›Westbesucher‹ gewesen wäre als heute, da sein Wunsch-Orient der Bescheidenheit nicht mehr existiert. Die Dekretierung der unschuldigen Armut bedarf einer Denunzierung des schuldigen Luxus. Die folgt der obigen Idylle auf den Fuß. »Wer hat nicht schon seinen Trabbi verflucht und sich in den 320er BMW geträumt, der eben vorbeizischte? Dabei ist das schwarze Ding auch bloß armseliger Yuppie-Traum einer anderen kleinbürgerlichen Klasse von Möchtegern-Aufsteigern, die aus der Uniformität ihrer Abhängigkeit von Life-Style-Symbolen nicht herauskommt.«[13] Die soziologische Falschheit dieser Gefühlssteigerung belegt, daß Design weiterhin ein Deckmantel für unverhohlenen, unausgelebten Erziehungsterror sein kann.

Die Feier der armen, aber ehrlichen, der »ehrwürdigen Mangelkultur der DDR«[14] hat zur Voraussetzung die Geschichte der Eigentums- und Besitzverachtung, die im intellektuellen Zynismus der spätmarxistischen Mangelprediger eine drastische Ausdruckssteigerung erfährt. Das Lob der Askese führt zwangsläufig zur Diffamierung von Souveränität im Sinne von Georges Bataille und Herbert Marcuse. Es zieht den Bedürfnisbestimmungen die Organisation des Mangels als Gleichschaltungsinstrument kapitalistischer wie realsozialistischer Entmündigung vor. Die Reduktion des Lebens auf Arbeit und Mangel, die Selbstüberwindung von Eros und Libido, die der Gefolgschaft der ungeständigen Mitleidenden bedarf, eliminiert jede ästhetische Differenzierung, die nicht die Gebetsmühle der Reproduktionsnotwendigkeit leiert. Es kann nicht verwundern, daß Selle den Sinn des anderen Lebens vorwiegend als Alternative zu den »postmodernen Zynismen meiner Herkunftswelt«[15] sieht. Bleibt ein Idealismus, den der Westen nicht kenne. Wie immer die Abgrenzung vom »ideologischen Gestrüpp, schwer verständlich bis in die Sprache hinein«[16], erfolgen mag, sie meint ein Unbedingtheitsideal. Der Jargon der Eigentlichkeit kehrt zur Feier eines Funktionalismus zurück, der den Designer als Ingenieur der Gesellschaft, den Politiker als Designer der Lebensformen, beide als Legitimationsfiguren der Avantgarde versteht. »Wenn ich von Unschuld der Armut spreche, meine ich die relative Direktheit der Bedürfnisse, die Unmittelbarkeit des kollektiven Anspruchs auch an die Verpflichtung der Designer.«[17] Der Designer setzt Bedürfnisse nach Heilsplankenntnissen frei. Direktheit und Unmittelbarkeit gibt es nur in der theologischen Denkfigur einer geschichtlichen Verfallszeiten enthobenen Gemeinschaft der Wahren und Erlösten.

Was bleibt dagegenzusetzen? Alltagskultur hat ihre Resistenz darin, daß sie sich allen von oben geltend gemachten Modellierungsbestrebungen zu widersetzen trachtet. Auch denen der wohlwollenden Designtheoretiker, die den Populismus entdecken, wenn ihr Einfluß auf den Nullpunkt abgesunken ist. Die herausragende Bedeutung des »gewöhnlichen Design«[18] besteht darin, daß dieses schon die andere, die nicht-zynische Postmoderne ist, wie das Selle 1983 in der Ausstellung »Das geniale Design der 80er Jahre« im IDZ Berlin gezeigt hat. Seine Gegenstände sind kein Beleg des Nicht- oder Null-Design, das Autonomie als Mangel an Besonderem versteht. Sie stehen für eine flexible Darstellung sich schnell wandelnder ästhetischer Bedürfnisse. Massenkulturelle Designleistungen lassen sich nicht über die Machtphantasien der Moderne verrechnen. Gerade weil Objekte Gebrauchswerte sein müssen, gelingt ihre Aneignung nur, wenn sie als Bedeutungen vergegenständlicht werden.[19] »Arm, aber ehrlich«: das ist ein mit populistischer Anthropologie und schlimmen Absichten versuchter Totalbetrug.

Anmerkungen

1 Colin Rowe/Fred Koetter: *Collage City,* Basel/Boston/Berlin 1984, u.a. S. 19f., 42f., 46, 82f.

2 Georg C. Bertsch/Ernst Hedler: *SED. Schönes Einheits Design,* Köln 1990, S. 12.

3 Ebda. S. 39.

4 Vgl. Oswald Wiener: »Design für Unbewußte«, in: IDZ Berlin, Hans Ulrich Reck (Hrsg.): *Design im Wandel,* Berlin 1984, S. 21ff., hier bes. S. 28, außerdem S. 57ff.

5 Gert Selle: *Die Geschichte des Design in Deutschland von 1870 bis heute. Entwicklung der industriellen Produktkultur* (1978), 3. Aufl. Köln 1981, S. 164.

6 Vgl. ebda. S. 172.

7 Vgl. ebda. S. 178.

8 Ebda. S. 181.

9 Vgl. ebda. S. 190, 197ff.

10 Gert Selle: »Die verlorene Unschuld der Armut – Über das Verschwinden einer Kulturdifferenz«, in: Regine Halter (Hrsg.): *Vom Bauhaus bis Bitterfeld. 41 Jahre DDR-Design,* Gießen 1991, S. 54ff., hier S. 54.

11 Ebda. S. 55.

12 Ebda. S. 56.

13 Ebda. S. 56.

14 Ebda. S. 57.

15 Ebda. S. 60.

16 Ebda. S. 61.

17 Ebda. S. 65.

18 Vgl. Friedrich Friedl/Gerd Ohlhauser (Hrsg.): *Das gewöhnliche Design.* Dokumentation einer Ausstellung des Fachbereichs Gestaltung der Fachhochschule Darmstadt 1976, Köln 1979.

19 Vgl. Bazon Brock: »Zur Archäologie des Alltags«, in: ebda. S. 22ff., hier S. 33.

Layla Dawson
Die deutsche Schule der Schweißer und Black & Decker-Werker

Sechs Güterwaggons stehen rostend und abblätternd auf einem Abstellgleis der Mailänder Stazione Porta Genova. Der Zug fährt nirgendwohin. Statt dessen beherbergt jeder Waggon eine Auswahl von Objekten. Wie Pilger auf der Wallfahrt zu einem Schrein stolpern Design-Journalisten, Innenarchitekten und Möbeleinkäufer gekleidet in puritanisch schlichtes, vorwiegend schwarzes Designer-Leinen über das Kopfsteinpflaster des Gleisgeländes, um das Angebot zu bestaunen. Einzelne Beistelltischchen und Stühle aus unbearbeiteten Stahlrohren sind in einer Reihe aneinandergeschweißt. Jedes Sitzarrangement verfügt über seinen eigenen fest montierten Kerzenhalter. Auf einem schmalen Metallrahmenbett mit Samtüberzug liegt eine Matratze, die für mönchischen Geschmack an Selbstkasteiung gerade dünn genug ist. Ein Supermarkt-Einkaufswagen ist zu einem Sessel auf Rädern umgewidmet worden. Was wie die Kreuzung eines Campingherdes aus Chrom mit einer Käseraspel auf drei Beinen aussieht, hat sich in eine Lampe verwandelt, oder handelt es sich um einen Beistelltisch mit eingebauter Lichtquelle? – Eine von vielen kleinen Begleitausstellungen während der internationalen Mailänder Möbelmesse.

Die Designer selbst – deutsche, österreichische und Schweizer Mitglieder des, wie ich es nenne, Stil-Konzils der deutschen Schule der Schweißer und Black & Decker-Werker – lümmeln sich auf Pritschen und Kisten aus rohem Holz, trinken Kaffee aus Plastiktassen und tragen eine einstudierte Gleichgültigkeit zur Schau. Sie sind die neuen visuellen Gestalter und kreieren die schicken Designer-Markenprodukte mit begrenzter Stückzahl; ein Resultat jeweils aus »Basteln« im Kopf und maschinell gefertigten Serienteilen. Ihr Aufzug verbürgt »street-credibility« – szenemäßiger Bürstenschnitt, der einzelne Ohrring, die Laufmasche in den schwarzen Strumpfhosen, heftiges Make-up und klobige Schuhe oder mittelalterliche Pömps. Obwohl sie so aussehen, als seien sie gerade einem Kreuzberger Besetzerhaus entstiegen, sind sie in Wirklichkeit Architekten, Fotografen, Maler, Filmemacher und Industrie-Designer. Selbständig mit wechselndem Erfolg, leben sie mit Hilfe von Künstlerinitiativen, staatlich geförderten Kulturprogrammen, privaten

Sponsoren und gut betuchten Kunden. Wenn die deutsche Mittelschicht das Wort »Kultur« hört, greift sie zur Brieftasche. Die britische Öffentlichkeit wäre einigermaßen verwundert über Politiker, die im Kampf um Wählerstimmen finanzielle Unterstützung für Künstler-Ateliers versprechen.
Eine Nebenbeschäftigung im Kunstbereich, eine passende Philosophie dazu, d. h. eine komplette multimediale Gesamtkunstwerks-Persönlichkeit, scheinen in der deutschen Kultur das notwendige Gepäck zu sein, das den intellektuellen Rang eines Menschen ausweist. Ebenso wie man von Italienern, die von Kindesbeinen an in klassischer Vergangenheit baden, erwartet, daß sie Eleganz und Geschmack besitzen, muß der deutsche »Intellektuelle« ein Allround-Unterhalter sein. Englische Autoren, die über Design schreiben, benutzen das deutsche Wort »Gesamtkunstwerk«, um ein Phänomen zu beschreiben, für das es im Angelsächsischen keine direkte Entsprechung gibt: jenes künstliche Wagnerianische Rundum-Szenario als scheinbar unzerlegbares Ganzes.
Künstler haben Ausstellungskataloge. Die neuen Designer haben Verkaufsbroschüren, die aussehen wie Ausstellungskataloge. Beide machen sie Vernissagen. Philosophie ist der Kleber und die Tapete zugleich. Alle Welt drängelt sich danach, das eigene Wollen zu erklären.
»Die kontroverse Design-Diskussion der Achtziger brachte einzelne radikale Design-Konzeptionen hervor, die eine provokante Objektsprache benutzen. Die meisten dieser Unikate waren nie für Massenfertigung gedacht, sie erlangten aber durch die Macht der Medien eine hyperreale Allgegenwärtigkeit. Ihre offenkundige Unsicherheit trieb konservative Möbel- und Verbrauchsgüterhersteller dazu, den ›wilden Objektstil‹ zu übernehmen. Als Folge dieses Mißverständnisses wurden rohe und fremdartige Materialien als modisches Design für die Massenproduktion eingesetzt.«
Dieses Design-Vokabular besteht aus einem Sortiment von Ausschußware, Überbleibseln industrieller Fertigung und Fundstücken aus Werkstattmüll. Die entsprechenden Möbelstücke – oder »Life-style-Kunstwerke« – sind Puzzle-Objekte; eine Zusammensetzung aus Einzelteilen, die gut in Ersatzteillagern von Autohändlern, auf Bauhöfen oder auf städtischen Müllhalden aufgelesen sein könnten. Gebrauchte Autoreifen werden zur Parodie eines Dreisitzersofas gestapelt. Wiederaufbereiteter Papierabfall wird zu einem gefalteten Pappstuhl, einem Tisch, einem Pult oder zu Regalen. Stahlbetonarmierungen werden gebogen und zu Möbelrahmen geschweißt. Fahrradreifen und industrielle Standardlenkrollen sind an allem und jedem befestigt. Teppiche dienen als Polsterbezug. Dachlatten werden zu Tischstützen.
So wie heute fast niemand mehr deutlich unterschiedene Alltags- und Sonntagskleidung besitzt, existiert auch keine Hierarchie der Materialien mehr.

Samt und Satin können auf ungehobeltem Holz liegen. Wenn roher Stahl ohne Anstrich bleibt, wird Rost zur Qualität. Marmor wird so eingesetzt, als handelte es sich um billige Hartfaserplatten, und Spanplatten so, als wären sie feinstes Furnierholz.

Alles kann benutzt werden, nichts ist heilig, nichts hat Anspruch auf Glacéhandschuh-Behandlung. In der großstädtischen Subkultur, aus der dieses Design ursprünglich stammt, gibt es einen überreichlichen Vorrat an Fertigmaterial, Halden von Schrottautos, Berge leerer Bierbüchsen. Auch die Phantasie stammt aus zweiter Hand, aus den Medien, aus Dokumentationen über fremde Kulturen, aus religiösen Symbolen und ethnischem Kunsthandwerk. Man muß seinen heimischen Fernseh- oder Videoschirm und die nächstgelegene Filmleinwand nicht verlassen, um sich Transvestitenkabarett, Hardrock-Musik und Folterkeller anzuschauen – den visuellen Stoff, aus dem diese neuen Designer ihr Tuch schneidern. Heavy Metal-Design für diejenigen, die sich darangemacht haben, im Alter von vierzig Alice Coopers Phantasien zu verwirklichen, was sicherstellt, daß sie sie nicht mit gewalttätigen Hooligan-Proleten teilen müssen.

Diese Generation von Designern, von denen jeder seine eigenen Produktlinien mit begrenzter Stückzahl führt, hat sich zu einem lockeren Verbund von Selbsthilfegruppen, einer Art erwachsener Kinderläden, zusammengeschlossen, die PR-Broschüren herausgeben. Einige dieser Gruppen erklären ausdrücklich, daß sie ihren Mitgliedern weder Stil aufzwingen noch Qualitätskontrolle oder ästhetische Zensur an ihnen ausüben wollen. Was bleibt da übrig? Nur ein Werbe- und Vertriebsverbund? Nein. Was sie tatsächlich wollen, ist, »die Neugestaltung kunsthandwerklicher Arbeitsmethoden fördern«. Das ist wohl der Grund dafür, daß einige der Stücke per Vertrag in der Tschechoslowakei hergestellt werden. »Weil es billiger ist?« fragt der zynische Beobachter. »Nein, preiswerter«, kommt die prompte Antwort. An die zweitausend Mark für einen hohen, gradrückigen Thron mit verchromtem Stahlrahmen und Samtpolsterung.

Andere Gruppen sind enger verbunden, bilden Wohngemeinschaften und arbeiten gemeinsam an Aufträgen für vollständige Inneneinrichtungen, an »Konzeptionen« – wie sie es nennen – für Cafés, Restaurants und kleine Büros. Lauter Image-Inszenierungen. In ihren kombinierten Wohn- und Werkstatt-Ateliers in ehemaligen Fabrikgebäuden, die jene riesigen Flächen und hohen Decken bieten, die für Werkstätten so dienlich sind, formen sie ihre Gebackene-Bohnen-Dosen auf Rädern in Übergröße – zu Akten- und Kleiderschränken, zu Regalen, die sich wie Bahnschranken herauf- oder herunterklappen lassen, und zu Tischen mit einer Glasplatte auf Papprollbeinen. Designer, die jeder ein spezifisches Handwerk beherrschen – Steinmetze, Möbeltischler und Töpfer – und ihre jeweiligen Fähigkeiten in einer Art gemeinsamer Werkgruppe zur Lösung bestimmter Aufgaben einsetzen, erinnern an mittelalterliche Zünfte. Jede Stufe des Entwerfens und der Herstellung wird sorgfältig kontrolliert; man pflegt die Liebe zum Produkt jenseits seiner Verkäuflichkeit.

Und dann gibt es die »Hobby-Designer«, solche, die sich schon in anderen Bereichen der Bildenden Künste erfolgreich hervorgetan haben und die nun ein von diffusen ökologischen Vorstellungen flankiertes »Basteltherapie-Design« betreiben. Leute, die z. B. sagen: »Ich erfahre diese Arbeit durch meine Hände« und sich lyrisch über »das sinnliche Gefühl beim Bearbeiten der Materialien« ergießen, während sie ihre Entwürfe auf Papier von italienischen Handwerkern in Perugia realisieren lassen. Gewiß ist die Bevorzugung von natürlichen Ölen und Wachs-Firnis gegenüber chemischen Versieglern, die »den Zauber des Materials ersticken«, bewunderungswürdig und ergattert sicherlich Heinzelmännchen-Punkte bei der Umweltfreundlichkeits-Lobby; aber wer die Umwelt-Würmerbüchse schon mal öffnet, der muß sich auch peinlichere Fragen gefallen lassen; zum Beispiel: wie, bitte, geht das zusammen, ein Globetrotter-Fotograf, ein Atomkraftwerk, Designermöbel und -lampen zum Sammeln, die verschwindend kleine Anzahl von Leuten, die diese Marotte und das Geld dazu haben, und ein weltweites Band-Aid-Popkonzert?

Mitglieder der deutschen Schule der Schweißer und Black & Decker-Werker haben eine eigenartig symbiotische Beziehung zu Bildern von Verfall – den Überbleibseln der europäischen Industriellen Revolution und des ersten Maschinenzeitalters – und müssen gestopft volle Karteikästen für historische Ikonographie besitzen. Der Topos gescheiterter oder überflüssig gewordener Technologie, die Nutzung alter Fabrikgebäude als angemessene Brutkästen für neue Kreationen und Werbefotografien, auf denen Schwerindustriehallen mit bröckelndem Putz an den Wänden, abgetretene Steinfußböden und nackte Ziegel-Kellergewölbe den Hintergrund der Objekte bilden, sind immer wiederkehrende Themen. Abgesehen von Ausstellungen in Güterwaggons sind die Schauplätze u. a. Autowerkstätten aus den Anfängen des Jahrhunderts, Innenhöfe ehemals berühmter Kaufhäuser und Gewächshaus-Studios. Und wirklich, das neue Design macht sich besser in der Nachbarschaft von Verfall und in improvisierten Zufallsszenarien. Stellen Sie mal einen Tisch mit blauer Marmorplatte und rostendem Stahlrahmen in ein modernes Reihenhaus oder eine Sozialwohnung mit Mindestdeckenhöhe und von »Fallerhaus«-Zuschnitt – er sieht irgendwie mickrig aus. Wie ein Do-it-yourself-Möbel, das Vati letztes Wochenende zusammengehauen und nicht zuendegekriegt hat.

Was aber sind die Bewertungskriterien für diese Objekte, wenn ein Großteil ihrer Naht- und Schweißstellen einer eingehenden Prüfung nicht standhält und nicht nach den altmodischen Vorstellungen von ordentlicher Handwerkerarbeit beurteilt werden kann? Oder sind »Bewertung«, »Zweckmäßigkeit« und »Bequemlichkeit« Ideen, die keine Gültigkeit mehr haben? Wenn das zuträfe, wäre diese Bewegung dann womöglich der erste brutale Versuch eines Quantensprungs im Design, mit dem man einer Kultur entkommen möchte, die von empirischer Wissenschaft, von Methodologie, Logik und Ergebnissen geprägt ist?

Ein Designer, der sich den Firmennamen »Conus Rector amabilis« gegeben hat, zitiert auf dem Deckblatt seines Werbekatalogs eine gewisse Burgula Olschewski: »Was selbstverständlich geschieht, leuchtet im Glanz bloßen Daseins, das der Reflexion nicht bedarf, weil es gut ist, so wie es ist.«

Wenn Designer anfangen, heilig-überspannte Worte über Schönheit loszulassen, ohne sie mit einer Analyse oder Argumentation zu untermauern, dann muß es eine Öffentlichkeit geben, die sich bereitwillig der ästhetischen Führung in eine Diktatur der Gefühle anvertraut.

Die Phantasie-Szenarios, die Kritzeleien, die nicht auf die Rückseite von Briefumschlägen gezeichnet sind, sondern während der Abenteuerurlaube des Geistes entstehen, reichen vom Brutalismus bis zur Mythologie und Natur. Lampen- und Stuhlnamen wie Dido, Artus, Mond, Wolke, Sonnenfinsternis, Meteor und Minos suggerieren denen Romantik, die nach Jahrhunderten menschlichen Fortschritts nicht mehr darauf angewiesen sind, mit der Furcht vor den Naturelementen und der Magie von Höhlenzeichnungen zu leben, sich aber eine Sehnsucht nach dem Unerklärbaren und Unheimlichen bewahrt haben. Primitive Symbole für Zeugungskraft und sexuelles Vermögen treten in Form von Stierhörnern und Geweihen aus Stahlrohr auf. Fetische wie Federn, Natursteine und Kiesel zieren Lampengestänge. Dritte-Welt-Kunstgewerbe poliert westliche Dach- und Fabriketagenwohnungen auf, zum Beispiel Imitationen afrikanischer Schilde, die – bekleckst mit etwas, das als naive Zeichnungen ausgegeben wird – als Lampenschirme dienen. Schauergrotesken, wie sie für die düster erleuchteten und überladen ausstaffierten Boris-Karloff-Filmhintergründe erfunden wurden, mit religiösen Ikonen, Rosenkränzen und Altären, fluoreszierenden Röhrenheiligenscheinen, die über Stühlen schweben, und roten Samtkreuzen als Sofalehnen – das sind Bildlichkeiten mit spirituellem Beiklang, die sich an der Lebensform des westlichen 20. Jahrhunderts reiben und womöglich das trübselige Leben mancher Zeitgenossen mit dem Hauch eines erregenden Schauders garnieren.

Kontraste faszinieren. »Brutalismus« im Design flirtet zwar mit groben und rohen Bildern, kann aber nie wirklich gefährlich werden: die Mixtur, das unvermittelte Nebeneinander von rauher Oberfläche und schweren Massen, von maschinell gefertigten Produkten und arbeitsintensivem Handwerk; Abfallprodukte der Verbrauchergesellschaft, die flippig eingesetzt werden; Gebrauchstechnologie, die verächtlich behandelt wird, wie etwa Kaufhauspaletten als Sofagestelle und schwere Spiralfedern als Stuhlbeine; Versatzstücke aus Bordellinterieurs – schwarzes Leder, glänzendes Plastik und Korsett-Spitzen –, all das taucht in anständigen Wohnungen auf.

Der passive Verbraucher, gelangweilt vom einschränkenden »guten Design«, wütet gegen seinen stressigen Arbeitszeitplan und stürzt sich in eine Orgie von Phantasiekonsum. Der Designer Rache am »Geschmack« besteht darin, daß sie Folterkammern mit Sägemehlfußböden entwerfen, die nicht zu reinigen sind, mit Splittern, die sich in die Haut graben, harten Sitzen, die den Hintern quälen, und Rückenlehnen, die einen Fortgeschrittenenkurs in Yoga notwendig machen, damit die Wirbelsäule sich wieder zurechtrückt.

Lassen sich diese Objektbilder mit beschränkter Auflage, diese Ergüsse der Gelangweilten und der Kitzelsucher mit den Produkten vergleichen, die von Sexshops und Leder-und-Latex-Versandfirmen angeboten werden, auf einem Markt, der inzwischen auch in der Mehrheitskultur boomt? Sind solche Gegenstände die Schöpfungen derer, denen die Herausforderungen fehlen – nirgends ein wilder Bär, der sich jagen ließe, nur wieder noch ein Café, noch ein Restaurant zu entwerfen?

Nun, da der »Form-follows-function«-Optimismus der ersten Jahrhunderthälfte und der Strauß politischer »Ismen« zu einer totalitären Zwangsjacke schrumpft, werden repressive Bilder ironisch in einer Art Orwellscher Doppelbödigkeit abgehandelt und im Design durchgespielt. Die Journalisten mit ihren Ohrringen aus Teilen alter Uhren, Zahnrädchen und Federn kommen nach Hause und setzen sich auf einen Thron in ihrem Wohnzimmer, das von riesigen geschweißten Stahlkandelabern erleuchtet wird. Sie werfen den Schatten einer prunkvollen mittelalterlichen Halle in das 20. Jahrhundert der Vorstädte. Der Bürochef in seiner Hochhausetagenwohnung hängt den Mantel in einen Schrank aus Teekistenholz, ruht auf einer Couch mit baumelnden Ketten und sieht fern: Ein schwarzer Reiter, der daran leidet, daß bei Tutti Frutti kein Robert Wilson Regie geführt hat, der seine atavistischen Begierden in eine optisch schmackhafte Ironie verpackt hätte, um seine Obsessionen weniger beschämend aussehen zu lassen.

Es gibt jene, die Träume herrichten, und jene, die sie kaufen, um ihr Heim auszustatten. In einer Science-Fiction-Kurzgeschichte von Stanislav Lem über Traummacher werden Kinder mit schöpferischer Phantasie von Ideen-

jägern gesucht und mit gigantischen Summen bezahlt; denn die Lebensqualität ihrer Welt wird für die Menschen immer schlechter, so daß sie ständig in eine Phantasiewelt entführt werden müssen. Ist der Gebrauch eines rückwärts gewandten Vokabulars von monarchistischen, sadomasochistischen und chauvinistischen Formeln eine Art Katharsis für die Mitglieder einer überorganisierten Gesellschaft, in der jeder das grüne Licht abwartet, bevor er die Straße überquert, und die Wirklichkeit in zunehmendem Maße ungenießbar wird?
Muß da, wo der Alltag von Rationalität beherrscht wird und Entwicklungen auf Notwendigkeiten beschränkt sind, nicht der Verdacht aufkommen, daß das Leben geistig verarmt? Ist der emotionale Hunger nach Trivial-Imitationen ethnischer und sexueller Symbole etwa Symptom eines Mangels? Und – vor allem – läßt sich dieses Loch in der kollektiven Psyche mit dem Verbraucher-Credo stopfen: Wenn ich es schon nicht verstehen kann, möchte ich es wenigstens besitzen?

Aus dem Englischen von Christel Dormagen

Wolfgang Ruppert
Ulm ist tot. Es lebe Ulm!

Rückblick auf die Hochschule für Gestaltung

> »damals in Ulm mußten wir zurück zu den sachen, zu den dingen, zu den produkten, zur straße, zum alltag, zu den menschen, wir mußten umkehren, es ging nicht etwa um eine ausweitung der kunst in die alltäglichkeit, in die anwendung, es ging um eine gegenkunst, um zivilisationsarbeit, um zivilisationskultur.« Otl Aicher, 1987

I

Der Name der Stadt steht als Chiffre für ein abgeschlossenes Projekt. Ulm ist tot. Der Trend der Konsumgesellschaft lief in die Gegenrichtung. Das konsumorientierte Design beherrscht das Bewußtsein.

Doch der Schein trügt. Das Programm des Ulmer Experiments, der Hochschule für Gestaltung[1], hat seine Zukunft noch vor sich. Es steht in einer längerfristigen Kontinuität der Bemühungen um die Gestaltung der industriellen Lebenswelt und der industriellen Massenkultur.[2] Die Ökologisierung der Industriekultur, die Schlüsselfrage für das Überleben der Menschheit, macht ein neues Verhältnis zu den Objekten notwendig. Die damit verbundene Kultivierung des Alltags ist nicht nur ein ästhetisches Projekt, sondern zuerst ein kulturelles: Unsere Kultur erfordert eine neue Beziehung der Menschen zu den Dingen, mit denen und in denen wir unser Leben gestalten. Vom Ulmer Experiment kann man lernen, gerade auch von den epochentypischen Irrtümern, wie sie sich dort zeigen.

Für gewöhnlich assoziieren wir nur die Spuren der »Ulmer«. Markant im Gedächtnis geblieben sind die von Hans Gugelot für die Firma Braun entworfenen Radio- und Phonogeräte der späten fünfziger Jahre: eine prägnante Erscheinungsform von Modernität. Rechteckig, in hellem Grau gehalten, das sich von dem damals üblichen Standard-Braun der gelackten dunklen Tonmöbel mit ihren Ornamenten und Goldleisten abhob, und ohne magisches Auge. Einen völligen Bruch mit der Konvention stellte die Kompakt-Konstruktion SK von 1956 dar. Die Armaturen des Radios waren von der Frontseite nach oben verlagert worden und bestachen durch die Klarheit ihrer Zeichen. Zusammen mit Plattenspieler und Phonoarm wurden sie von einer Plexiglashaube geschützt. Daher der Name »Schneewittchensarg«. Die Verwendung von Kunststoffen war in jenen Jahren neu. Meist längst außer Betrieb, sind diese Objekte der industriellen Massenkultur inzwischen museumswürdig geworden. In den Schaufenstern der Antiquitätenläden (art déco 1930-1960) nehmen sie einen prominenten Platz ein, als gefragte Ausstattungsstücke für die Wohnzimmer der neuen Mittelschichten.

Gegenüber dem Altern dieser Geräte wird der ebenfalls von Gugelot entworfene Caroussel-Diaprojektor von Kodak aus dem Jahr 1963 mit geringen Abwandlungen auch noch heute, nach etwa dreißig Jahren, gut verkauft. Er erfüllt einen Anspruch der »Ulmer«, den auf zeitloses Design, das nicht der schnellen Vermodung unterliegt.

Zu den bekannten Spuren zählen ferner beispielsweise die Plakate und das Grafik-Design Otl Aichers, aber auch das Institut für Filmgestaltung, aus dem so bedeutende Autorenfilmer wie Alexander Kluge und Edgar Reitz hervorgegangen sind. Auch das Campus-Gebäude von Max Bill am Kuhberg oberhalb der Stadt beeindruckt den Besucher noch heute als Manifest, als gebautes Programm der »Hochschule für Gestaltung«: transparente Rationalität, Verwendung von Grundformen, Klarheit der Gliederung, Seriellität. Man spürt, diese Architektur will Beziehungen organisieren. Sie wurde als eine Ikone der Nachkriegsmoderne in die kulturgeschichtlichen Darstellungen aufgenommen.

Als »Ulmer Stil« gilt: eine Ästhetik der Askese, des Verzichts auf das »Überflüssige«, auf Ornamente (und Schnick-Schnack), um die »Wahrheit« eines Objektes in seiner Form sichtbar zu machen. Eine radikalisierte Sachlichkeit. Die Spezifik des Stils von Ulm war allerdings in breitere Strömungen eingebettet. Im Werkbund, an den Werkkunstschulen und Architekturfakultäten versuchten die Propagandisten der »modernen Bewegung«, an den Funktionalismus der zwanziger Jahre anzuknüpfen. Dennoch zögert man, diesen Stil typisch für die Epoche zu nennen. Man darf sich nicht täuschen, die Vertreter der Nachkriegsmoderne befanden sich in der Minderheit, lediglich von einer kleinen bürgerlichen Geschmackselite getragen. Sie organisierten eine Gegenöffentlichkeit zum herrschenden Geschmack. Zudem ist Ulm nur eine Version der Moderne der fünfziger und sechziger Jahre. Der Gegensatz zum Klischee der fünfziger Jahre, dem Nierentisch, den Tütenlampen, den geschwungenen asymmetrischen Vasen und sonstigen Objekten, ist nicht zu übersehen.[3] Doch selbst diese epochentypischen Formen befanden sich gegenüber der konventionellen Wahrnehmung und dem Kaufverhalten der Normalverbraucher in einer hoffnungslosen Außenseiterrolle.

Die Meinungen zu Ulm sind auch heute noch kontrovers. Schlagworte dominieren. Vielfach richtet sich die Polemik gegen »den rechten Winkel« oder die moralische Entschiedenheit des Plädoyers für das Nützliche. Manchmal heißt es, dort sei in falsch verstandener Wissenschaftsgläubigkeit zu viel theoretisiert worden, die gestalterische Phantasie sei dabei zu kurz gekommen. Anders gewendet, könnte man sagen, daß in Ulm ernsthaft an den Grundlagen der Gestaltung der industriellen Massenkultur gearbeitet und dem theoretischen Zugriff hohe Priorität zuerkannt wurde, woraus sich nicht nur zahlreiche Konflikte, sondern auch das partielle Scheitern des Experiments erklären. Grundsätzlich scheint auch die Frage berechtigt, ob dort überhaupt Design gemacht wurde, denn das Ulmer Verständnis von Design deckt sich keineswegs mit dem heute populären Begriff von Design. Der Mitbegründer Otl Aicher definierte Design retrospektiv als »Zivilisationsarbeit«, als Arbeit an den Dingen der Alltagswelt in Fortführung der Ansätze des Bauhauses.

Ulm war zweifellos ein deutsches Nachkriegsphänomen, von den spezifischen Hoffnungen und Erfahrungen der Zeit nach 1945 geprägt. Aber zugleich wurden dort zentrale Konflikte der industriellen Moderne von langer Dauer erkannt, die sich bei der Gestaltung der dinglichen Umwelt und der industriellen Fertigung der materiellen Kultur unserer Lebenswelt ergaben. Sie wurden zeitweilig von der Erfolgsgeschichte des Konsumierens überlagert und weitgehend aus dem öffentlichen Bewußtsein verdrängt.

Versucht man als Kulturhistoriker, das Profil dieser Institution klarer zu fassen, so stößt man in den zeitgenössischen Quellen schnell auf Begriffe, in denen sich eine Dialektik der Industriekultur verbirgt.

1964 konnte sich die »Hochschule für Gestaltung« in einer größeren Ausstellung selbst präsentieren. Im Katalog[4] verwies der damalige Direktor der veranstaltenden Münchner Neuen Sammlung, Hans Eckstein, auf ein Spannungsverhältnis. Er empfahl dem Ausstellungsbesucher, darauf zu achten, ob die gezeigten Entwürfe und Objekte »in ihrer Gegensätzlichkeit zu allem Styling«, zu einer lediglich »Kaufwünsche anreizenden« und »Konsumgewohnheiten kreierenden« Formgebung sich durch andere Eigenschaften auszeichnen: ob sie »Bausteine zu einer aus unseren Gegebenheiten und Möglichkeiten sinnvoll neu zu gestaltenden Umwelt sind«, ob sie sich nur als »Verkaufsargument« oder auch als »Kulturelement« auszeichnen.

Ecksteins Vorschlag, die Qualität des Design nicht am Kriterium der Verkäuflichkeit, sondern an seiner Bedeutung als »Kulturelement« zu messen, läßt uns aufhorchen: eine Gegenüberstellung, die uns nach mindestens dreißig Jahren Wegwerfkultur und der fortwährenden Apologie des fröhlichen Konsumierens bemerkenswert erscheinen mag. In der Spannung dieser Begriffe objektivierte sich jedoch ein innovativer Versuch, an diesem strukturellen Konflikt der modernen Industriekultur zu arbeiten. Die Protagonisten dieses Reformansatzes blieben in der Minderheit. Die Eigendynamik

der kommerziellen Prozesse zu beeinflussen, konnte nur punktuell gelingen.
Zweifellos ist die Geschichte der beiden Nachkriegsjahrzehnte ein Schlüssel zum Verständnis des Ulmer Programms, vielleicht auch für die Kultivierung der Askese. Im Vordergrund der existentiellen Probleme der Menschen standen der Wiederaufbau der zerstörten Städte und die Bewältigung der dringendsten materiellen Bedürfnisse. Sorgsamer Umgang mit den beschränkten Ressourcen schien moralisch geboten, und die Ausstattung mit dem Notwendigsten blieb vorläufig eine konkrete Alltagsutopie für die durchschnittlichen Arbeiter[5] und Angestellten: Kleiderschrank und Sofa, Radio und Bücherregal. Die Nachkriegskonjunktur brachte seit 1950 ein beachtliches Wachstum der Wirtschaft. Doch erst in der zweiten Hälfte der fünfziger Jahre vollzog sich mit der historisch revolutionären Steigerung der Reallöhne[6] für Arbeiter und Angestellte eine Verschiebung der Wunschbilder. Die mit dem Einkommen steigende Konsumfähigkeit breiter Schichten ermöglichte die weitgehende Demokratisierung des Massenkonsums. Als reale Errungenschaften des »Fortschritts« galten der Einzug in eine Neubauwohnung und die Einrichtung mit modernen Objekten des Alltags. Die Elektrifizierung der Haushalte schritt voran, mit Kühlschrank, Küchenmaschine und Kaffeemühle, Staubsauger und Waschmaschine, Nähmaschine, Rasierapparat, Elektronenblitzgerät und Thermolüfter. Die Partizipation an der wachsenden Kulturindustrie vollzog sich mit Plattenspieler, Tonband und Fernseher. Deren Anschaffung galt für den überwiegenden Teil der Bundesbürger als der signifikante Ausdruck von zunehmendem Wohlstand und individuellem Erfolg. Und die Motorisierungswelle veränderte die Umwelt: zunächst Moped, Kleinwagen, VW-Käfer, in den sechziger Jahren dann der Aufstieg in die Mittelklasse der Opel-Rekord, Ford-Taunus etc. Der Ausbau des Straßennetzes und der Umbau der Städte zur »autogerechten« Stadt waren kommunale Folgen der quantitativen Zunahme dieser Objekte der industriellen Massenkultur.
Diese Entwicklung legte eine bewußte Zuwendung zur Gestaltung der Produkte der industriellen Massenkultur nahe. Das geschah in Ulm. Dort wurde die Beschäftigung mit den seriellen Dingen, mit der »Technik als Technik« (Gui Bonsiepe) und ihrer möglichen Humanisierung erstmals konsequent betrieben. Das sachliche Design sollte das Markenzeichen eines adäquaten Bezugs zu den industriellen Objekten sein, eine Erscheinungsform der Moderne, nicht nur eines modischen Stils, die sich deutlich abhob von der Normalität der Konsumlandschaft. So gewann der bewußte Rückgriff, der Versuch der programmatischen Aneignung der Geschichte des Bauhauses seinen Sinn, wie es im Namen »Hochschule für Gestaltung« zum

Ausdruck kam. Bereits im ersten Programm von 1950 war jedoch für die neue Hochschule ein breiteres Wirkungsfeld vorgesehen, als es das Bauhaus je gehabt hatte. Darin äußerte sich ein weiter fortgeschrittenes Verständnis der Rolle von der Alltagskultur in der Industriegesellschaft. Die Realität der Moderne sollte auch kulturell angenommen werden. Als Konsequenz öffnete sich der Gestaltungsbegriff der »Ulmer« für die serielle und vervielfältigende Produktwelt (Massenmedien, Werbung, Radio, Fernsehen) der industriellen Massenkultur und trennte nicht, wie sonst üblich, die visuelle von der verbalen Kultur. Dies ist in die Organisation der Ausbildungsrichtungen eingegangen, die nach der für alle Studenten gemeinsamen Grundlehre gewählt werden mußten: Produktform, Architektur (industrialisiertes Bauen), visuelle Gestaltung, Information (später eingestellt) und Film (Institut für Filmgestaltung).

II

Die Ulmer Hochschule existierte als etablierte Einrichtung mit Lehrbetrieb gerade 13 Jahre lang, bis 1968.[7] Bereits 1953 war der vorläufige Lehrbetrieb aufgenommen und mit dem Bau der Campus-Gebäude begonnen worden. 1955 erfolgte die Einweihung.

Die Vorgeschichte, geprägt von der unmittelbaren Nachkriegszeit und der politischen Mentalität der Deutschen, ist für das Verständnis des Weltbildes der »Ulmer« von erheblicher Bedeutung. Die Ulmer Volkshochschuldozentin Inge Scholl, Schwester der als Mitglieder der Widerstandsorganisation Weiße Rose 1943 ermordeten Sophie und Hans Scholl, war nach 1945 in der Bildungsarbeit ihrer Heimatstadt mit der deutschen Wirklichkeit konfrontiert. Zusammen mit Otl Aicher, Freund der Geschwister Scholl und Soldat im Zweiten Weltkrieg, hatte sie Vortragsreihen organisiert und hierfür wichtige Persönlichkeiten des nichtfaschistischen Geisteslebens gewonnen (den Theologen Martin Buber, den Historiker Franz Schnabel, den Dramatiker Carl Zuckmayer, den Physiker Werner Heisenberg u. a.). Otl Aicher entwarf die Plakate, die die Suche nach einer modernen Grafik als adäquatem Ausdruck der Erfahrung des geschichtlichen Bruchs veranschaulichen. Der Bestimmung der geistigen und existentiellen Lage und der Auseinandersetzung mit den brennenden Zeitfragen (z. B. Wiederaufbau) galt das Interesse einer engagierten Öffentlichkeit, auch in einer Mittelstadt wie Ulm. Kurz nach dem Ende des Zweiten Weltkrieges und dem Untergang des NS-Staates lag der Wunsch nahe, der postfaschistischen Realität die Idee der humanistisch-demokratischen Kultur erneut entgegenzusetzen und an die Minderheitenströmungen der bürgerlichen Aufklärung anzuknüpfen, die seit dem ausgehenden 18. Jahrhundert für die Veränderung der politischen Mentalität eingetreten waren. Die Idee einer eigenständigen Hochschule bezog ihre Substanz aus diesem Kontext.

Die konzeptionellen Überlegungen und Ziele des ersten Programmentwurfs von 1949 speisten sich aus der Hoffnung, die kulturellen Voraussetzungen für eine neue zivile Gesellschaft verbreitern zu können. Inge Scholl und Otl Aicher formulierten die Utopie einer Ausbildungsstätte für eine neue Generation von Gestaltern, die als aktive Persönlichkeiten sowohl mit ihrem moralischen Engagement, ihrer politischen Orientierungsfähigkeit und Bewußtheit als auch mit ihren beruflichen Befähigungen in der Lage seien, den notwendigen Aufbauprozeß mit zu gestalten und sinnvoll zu machen. Dies richtete sich gegen die spürbare Dominanz der deutschnationalen Kultur einer Bevölkerungsmehrheit, die den Nationalsozialismus zumindest ambivalent, phasenweise auch voller Begeisterung, mitgetragen hatte, aber auch gegen das verbreitete opportunistische Mitläufertum, das als »Masse« das Geschehene ermöglicht hatte. Gegen das »falsche Denken« (Scholl)[8] und die »Irrationalität« der Deutschen, gegen den Kult der mythischen deutschnationalen Bilder, der rückwärtsgewandten Sehnsuchtsträume und die aggressiven Ressentiments gegenüber Minderheiten und äußeren Feinden, die nach 1945 in der Mentalität natürlich weiterexistierten, setzte man – in der Tradition der Moderne – auf »Sachlichkeit«. Die Sichtweisen der »rationalen Moderne« erschienen als Alternative, als ein zukunftsfähiges Programm für die Überwindung des herrschenden deutschen Kulturbegriffs.[9]

Im Programmentwurf der »Geschwister-Scholl-Hochschule« von 1949 wurde das Bemühen um einen kulturellen Bruch klar zum Ausdruck gebracht: »Wir legen alles ab, was nicht wirklich Bestand hat. Bisher war der Radikalismus ganz auf die Macht ausgerichtet und damit unsachlich, zerstörerisch, verlogen. Dem müssen wir die Unbedingtheit des Sachlichen, des Echten und des Wahren entgegenstellen, eine unbedingte wissenschaftliche Sachlichkeit. Sonst werden wir die Zeit durch neue Schablonen sehen.«

Wissenschaftliche Sachlichkeit als legitime Erkenntnisform und Instrument des Neuentwurfs. Später sollte die Frage, welche Wissenschaft und welche sachliche Methodik, in den Mittelpunkt der Diskussion rücken. In engem Bezug hierzu steht – ebenfalls in der Kontinuität der bürgerlichen Aufklärung – die Hoffnung auf ein Subjekt mit »bürgerlichen« Qualitäten und integrer Persönlichkeit. Gegen den im Nationalsozialismus hervorgetretenen Typus, der den Fachidioten in der arbeitsteiligen Industriegesellschaft und den apolitischen, moralisch indifferenten Mitläufer in einer Person vereinigt, wurde die Utopie einer stimmigen Identität des Subjektes gesetzt, das zwischen seiner Berufsarbeit und der moralischen Verantwortung für sein Handeln nicht trennt: »Zu der rein fachlichen Berufsausbildung muß heute eine Erziehung zur Persönlichkeit kommen, deren politische, geistige und menschliche Haltung wieder eine geschlossene ist. Dabei muß die Kluft zwischen Gesinnung und Tat, zwischen Geist und Leben überwunden werden.« (GSH-Programm 1949)[10]

In Abgrenzung gegen die Befehlsempfänger und Technokraten der NS-Zeit wurde ein humanes Verantwortungsbewußtsein für den eigenen Lebens- und Arbeitsbereich als eine zwingende Voraussetzung für den Aufbau einer demokratischen Gesellschaft erkannt. Demokratische Politik und die kulturelle Gestaltung der modernen Lebenswelt erschienen als zwei Seiten derselben Haltung der bürgerlichen Individuen. Unter den Bedingungen der deutschen Nachkriegsgesellschaft konnte diese Perspektive nicht ohne einen Elitebegriff gedacht werden. Sie erforderte eine fundierte Allgemeinbildung, Urteilsvermögen und die »Unbedingtheit des Sachlichen, des Echten und Wahren«[11] (GSH-Programm) als Berufsethos.

In der ersten Zeit hatte der Münchner Schriftsteller Hans Werner Richter, Mitbegründer der Gruppe 47, an der Programmdiskussion für die »Geschwister-Scholl-Hochschule« mitgewirkt. Durch die Hinzuziehung des in Zürich lebenden ehemaligen »Bauhäuslers« Max Bill modifizierte sich die ursprünglich kulturpolitisch angelegte Idee. Bill verstand sich primär als künstlerischer Gestalter. Seine Vorstellung zielte darauf, an die in Deutschland unterbrochenen gestalterischen Entwicklungen des Bauhauses und des »internationalen Stils« anzuknüpfen, deren Weiterführung in der Schweiz möglich gewesen war. In der Neuformulierung des Programms von 1950 schlug sich die Verschiebung zu einem Kunstschulprojekt nieder. Deshalb zog sich Hans Werner Richter bald zurück. Aber auch zu Inge Scholl und Otl Aicher zeichnete sich eine bleibende Spannung ab. Gegenüber dem eher konventionellen Künstlerhabitus Max Bills blieb für sie die Veränderung der politisch-kulturellen Mentalität ein wesentliches Ziel. Bill lehnte die Bezeichnung »Geschwister-Scholl-Hochschule« ab, da sie »keinen sachlichen, sondern einen sentimentalen Grund« habe.[12] Er drängte darauf, die Bezeichnung »Hochschule für Gestaltung« zu übernehmen, unter der das Bauhaus seit der Dessauer Zeit firmiert hatte. Gropius gab seine Einwilligung. Die kulturpolitische Dimension wurde zwar nicht völlig aufgegeben, doch ordnete sie sich fortan der berufsbezogenen Gestalterausbildung unter.

Die Umformulierung des Programms ist jedoch nicht nur personalisiert zu sehen. Vielmehr spiegelt sich in dieser Verschiebung auch eine allgemeine Entwicklung des politischen Klimas in der 1949 gegründeten Bundesrepublik. Anders als in der Phase des kulturellen Aufbruchs und der Hoffnung auf Neubeginn, in den Jahren 1945 bis 1949/50, war nach 1951 eine Atmosphäre der Restauration und der Verdrängung der vielfach auch individuellen Schuld am Nationalsozialismus dominant geworden. Ein Teil der verurteilten NS-Kriegsverbrecher kam vorzeitig aus dem Gefängnis frei. Die wegen ihrer NS-Aktivitäten vorübergehend entlassenen Beamten und Lehrer waren bereits wieder eingestellt. Politische Aufklärung wurde zu einem Minderheitenthema mit schwindendem Einfluß. Der Fortgang des Ulmer Projekts verzögerte sich erheblich wegen der Denunziation durch einen ehemaligen Gestapo-Agenten, der behauptete, es handle sich bei Scholl und Aicher um »Kulturbolschewisten« – ein Schlüsselbegriff der deutschnationalen Polemik gegen die Moderne. Die engagierten Promotoren einer neu zu schaffenden demokratischen Kultur gerieten aber auch durch den zunehmenden Pragmatismus des materiellen Wiederaufbaus und eine sich durchsetzende Formalisierung des Demokratiebegriffs in die Defensive. Entsprechend konnte das Hochschulprojekt bestenfalls von einem kleinen Teil der politisch interessierten Öffentlichkeit Unterstützung erwarten. Schon seit 1949 hatte Frau Scholl einflußreiche Repräsentanten der amerikanischen Besatzungsmacht für die Idee der GSH zu gewinnen versucht, durchaus mit Erfolg. Für das Finanzierungskonzept bedeutete es den Durchbruch, als John McCloy, der Hohe Kommissar der amerikanischen Militärbehörde, die damals beträchtliche Summe von einer Million Mark in Aussicht stellte, sofern eine Finanzierung in gleicher Höhe von deutscher Seite garantiert werden könnte.

In dem Maße, wie dies gelang, gewann das Projekt Gestalt. Die Geschwister-Scholl-Stiftung trat als Träger der privaten Hochschule auf, die zu erheblichen Teilen aus Bundes-, Landes- und städtischen Mitteln bezuschußt wurde. Ein Kuratorium versammelte hervorragende Persönlichkeiten des öffentlichen Lebens, die dem Ansehen erheblich nutzten: der Bankier Hermann Josef Abs, die Architekten Otto Bartning und Walter Gropius, der Philosoph Romano Guardini, John McCloy, Herbert Read, Ignazio Silone, Henry van de Velde, Carl Friedrich von Weizsäcker, Carl Zuckmayer und andere. Gleichzeitig festigte sich auch personell das Profil. 1951 stieß Walter Zeischegg aufgrund der Zusage, er könne sich um den Aufbau eines Forschungsinstituts für Formgestaltung kümmern, zu dem Gründungsteam. 1953 begann der Lehrbetrieb provisorisch in den Räumen der Ulmer Volkshochschule. Ehemalige Bauhausmeister wie Josef Albers oder Johannes Itten gaben Gastkurse, Walter Peterhans oder eine Schülerin Paul Klees, Helene Nonné-Schmidt, leiteten den Grundkurs. In diesen Dozenten wirkten die Methoden des Bauhauses und seine Nähe zur Kunst fort.

Andererseits aber propagierte Bill einen im Vergleich mit dem Bauhaus erweiterten Begriff der Gegenstände der Entwurfsarbeit. Das Schlagwort lautete: »Vom Löffel bis zur Stadt«. Bei seiner Eröffnungsrede zur Einweihung des Hochschulgeländes 1955 betonte er die kulturellen Ziele: »Es gibt auf der ganzen Welt keine Institution, die in gleicher Weise, mit gleicher Konsequenz dasselbe Ziel verfolgt wie das Team unserer Hochschule, nämlich ... am Aufbau einer wirklichen und in die Breite gehenden Kultur des täglichen Lebens unseres Zeitalters zu arbeiten. Diese in die Breite gehende Kultur des täglichen Lebens bedarf vorerst jener einfachen, nützlichen Dinge, die allenthalben fehlen und die meist von den Entwerfern und den Produzenten mißachtet und als kulturelle Faktoren nicht ernst genommen werden.«[13] Bill bekleidete von 1953 bis 1956 das Rektorenamt der neu entstehenden Institution. Er engagierte Hans Gugelot zur Realisierung der laufenden Bautätigkeit auf dem Hochschulgelände. 1954 kam der Argentinier Tomás Maldonado zum Dozentenkollegium hinzu. Zusammen mit Aicher, Gugelot und Zeischegg entwickelte er bald die Vision einer engeren Beziehung zwischen Gestaltung, Wissenschaft und Technologie. Damit vertiefte sich die innere Divergenz zwischen diesem Kreis und dem Künstler Max Bill.

Blieb für Bill der Entwerfer gegenüber den anderen am Entwurfs- und Herstellungsprozeß beteiligten Fachleuten (wie dem Ingenieur oder dem Kaufmann) letztlich als Künstler entscheidend, so festigte sich doch in den Jahren zwischen 1956 und 1958 die Konzeption, die als »Ulmer Modell« prägend werden sollte. Sie propagierte die Teamarbeit der Gestalter mit Wissenschaftlern, Kaufleuten und Technikern. Aus der Frage, wie dies geschehen könne, und den Konsequenzen hieraus entstanden immer wieder Spannungen. Bill trat 1956 als Rektor zurück und schied infolge anhaltender Auseinandersetzungen über das Selbstverständnis 1957 auch als Dozent aus. Die Verfassung der Leitung wurde mehrmals geändert, ohne daß eine dauerhafte Stabilität erreicht werden konnte.[14]

Seit Ende der fünfziger Jahre traten neue Aufgaben in den Blick: Infolge des Modernisierungsschubs in den Städten, der Vermehrung der Freizeit und der verstärkten Mobilität entstand eine Vielzahl interessanter Gestaltungsfelder. Der Ausbau des Massenverkehrs auf der Schiene, in der Luft und auf den Straßen erforderte eine neue Generation von Verkehrsmitteln. Ein Team (Gugelot, Lindinger, Müller-Kühn) entwarf Züge für die Hamburger Hochbahn (1962). Für die Lufthansa wurde von Aicher, unter Mitarbeit von Hans Roericht u. a., ein langfristig gültiges Erscheinungsbild entwickelt. Ein Auto mit sachlichem Design wurde zum Thema gemacht. Geradezu futuristisch wirkt die Karosserie eines PKW von Pio Manzù, 1962/63. Noch heute beeindruckt der 1965 fertiggestellte Prototyp des »Autonova fam« (Fritz B. Busch, Michael Conrad, Pio Manzù) in seiner geschlossenen Funktionalität als zeitlos modern. Er war im Unterschied zu dem weitgehend prestige-

orientierten und auf soziale und individuelle Distinktion[15] angelegten Autodesign in einer integrierten Gesamtgestaltung mit dem Ziel der Erhöhung der Gebrauchswerte (Nutzung des Innenraums, bessere Sicht, guter Ein- und Ausstieg) entwickelt worden.
In den folgenden Jahren verblaßten die innovativen Impulse. Eine innere Entleerung trat zu den üblichen Konflikten und Finanzproblemen. Die meisten Dozenten wandten sich mit ihren Büros Projekten außerhalb der Lehrtätigkeit zu. Beispielsweise begann Otl Aicher 1967, an der visuellen Gestaltung der Olympischen Spiele 1972 in München zu arbeiten. Zwar wurde weiterhin an Konzepten formuliert, um der Hochschule ein neues Profil zu verleihen, aber das führte zu keinem Ergebnis. Die Kürzung der Finanzmittel für die private Hochschule durch den Baden-Württembergischen Landtag um 200 000 DM wirkte schließlich als Vollzug des Endes. Die HfG schloß 1968.
Zweifellos muß man auch hier den Zeitkontext einbeziehen. 1967/68 hatten die Studentenbewegung und die Reformdebatte in der intellektuellen politischen Öffentlichkeit der Bundesrepublik die selbstverständlich scheinenden Grundlagen des gesellschaftlichen Handelns und der Gestaltungsarbeit in Frage gestellt. Die Diskussion galt zunehmend grundsätzlichen Fragen, die über den eigenen Praxisbereich hinausreichten: Wozu dient die Arbeit der Entwerfer im spätkapitalistischen Produktionsprozeß, welche Funktion hat der Designer? 1968 begann zwar der Aufbau eines neuen Instituts für Umweltplanung an der Universität Stuttgart, aber dieses Projekt erreichte keine bleibende Bedeutung.

III

Immer wieder wurden in Ulm Bemühungen unternommen, die Spezifik der Institution in Abgrenzung zu anderen Ausbildungsstätten zu begründen. Gegenüber den überwiegend kunsthandwerklich-praktischen Studienformen an den Werkkunstschulen sprengte das Ulmer Studienmodell von Anfang an den Rahmen einer nur praxisorientierten Entwerferausbildung. Die ursprünglich angestrebte Synthese mit kulturpolitischen Zielen realisierte sich jedoch nur ansatzweise. Schon wegen der beschränkten Studentenzahl (insgesamt immatrikulierten sich 636 Studenten) blieb der Aufbau einer demokratischen Elite eine Utopie, die freilich im Selbstbild der Beteiligten nie ganz verlorenging. Der Ausbruch aus dem in der Adenauer-Ära tradierten deutschnationalen Mief gelang vor allem durch eine konsequente Internationalisierung. Unter den Dozenten und Studenten gab es einen hohen Anteil von Ausländern (30-50 Prozent) aus Großbritannien, der Schweiz, Frankreich, Holland, Spanien, Japan etc. Hierdurch wurde die Intention, zu selbständigem und unkonventionellem Denken anzuregen, zweifellos befördert.[16]

Eine zentrale Rolle für die Klärung des Selbstverständnisses spielte schon seit der Gründungsphase die Auseinandersetzung mit dem Bauhaus. Dessen Protagonisten (Walter Gropius, Mies van der Rohe, Marcel Breuer u. a.) hatten in Amerika sichtbaren Einfluß gewonnen. Als Hochschullehrer, aber auch als Entwerfer innovativer Bauprojekte und bewunderter Designobjekte genossen sie großes Ansehen. Das New Yorker Museum of Modern Art widmete ihnen Aufmerksamkeit. Diese Anerkennung wirkte auf das Bild zurück, das von den ehemaligen Bauhäuslern in der Bundesrepublik gezeichnet wurde, und legitimierte sie. Im Kontext des Amerikanismus der fünfziger und sechziger Jahre war die Geltung in der amerikanischen Kultur von nicht zu unterschätzendem Gewicht. Der in dieser Zeit entstehende Bauhaus-Mythos wurde auch in Ulm gepflegt.

Andererseits stärkte der amerikanische Einfluß die zum Ulmer Programm konträre Auffassung von Design. Mit der Zunahme der Warenströme und der Werbung gewannen die Leitbilder des »American way of life« in der Bundesrepublik an Bedeutung. Mit ihnen verband sich die Auffassung von Design als »Styling«, als Kosmetisierung der industriellen Waren. Die Funktion von Design für die Industrieerzeugnisse lag in erster Linie in der Steigerung der Verkäuflichkeit der Waren. Design war ein Mittel der Verkaufsförderung. Andere Ansprüche, wie die in Ulm propagierte Optimierung der kulturellen Qualitäten und Gebrauchswerte, waren von untergeordnetem Rang. Dieser amerikanische Begriff von »Design« fand in der Bundesrepublik steigende Akzeptanz und sollte längerfristig den eingeführten Begriff »Gestaltung« verdrängen.[17] Damit verband sich die Codierung des »Modernen«, des »Neuen«, des »schicken Aussehens«, der den Käufer »ansprechenden« Oberfläche.

Die Entstehung dieser Tendenz läßt sich in Amerika in ihren wirtschaftlichen Verflechtungen[18] und kulturellen Funktionen nachvollziehen. Während der Absatzkrise der Automobilindustrie, Ende der zwanziger Jahre, war bei Ford eine neue Modellpolitik entwickelt worden. Zunehmend ging es darum, mittels eines geplanten Veraltens und der darauf hinarbeitenden Veränderung des Design Anreize zum Kauf des jeweils neuen Modells zu schaffen. Die Beschleunigung des Modellumschlags war eine Strategie zur Ertragssteigerung des Unternehmens. Im Verlauf der großen Depression in Amerika wurde Design zu einem wichtigen Faktor in der Produktpolitik der Industrie. Gute Entwürfe qualifizierten sich – in der Logik des Unternehmens – durch die Zahl der kurzfristig verkauften Exemplare. Dieses Verständnis von Design entwickelte sich zu einem zweckrational eingesetzten Instrument der Markterweiterung (Marketing, Produktmarketing), der Unternehmensplanung.

Andererseits hatte die Verkäuflichkeit der Objekte der industriellen Massenkultur häufig mit der vordergründigen Gängigkeit des gerade Populären, des lediglich Modischen zu tun. Mit diesem neuen Designbegriff hatte sich ein eigenständiges Berufsbild gefestigt, das des Industriedesigners als des kreativen Machers, mit einer spezialisierten Professionalisierung. Die Designer erlangten als Träger der Innovation der visuellen Kultur und der Intensivierung der Reize der Konsumwelt Anerkennung. Zu einem Repräsentanten dieses Berufsbildes wurde der erfolgreiche amerikanische Designmanager Raymond Loewy.[19] Sein Entwerferbüro expandierte zu einem Unternehmen mit zahlreichen Mitarbeitern, für deren Arbeit er vielfach nur die Grundlinien festlegte. Der Erfolgsmythos des anziehenden schönen Scheins wurde von Loewy personalisiert. Als sein Buch *Never Leave Well Enough Alone* 1954 in deutscher Übersetzung mit dem Titel *Häßlichkeit verkauft sich schlecht* erschien, fand es beachtliche Resonanz. In diesen Jahren begann in der Bundesrepublik die sich auf Konsumobjekte konzentrierende Nachfrage breiter Bevölkerungsschichten anzusteigen. Das »Wirtschaftswunder« durchlief seine Startphase.

Zu dieser Tendenz stand das Programm von Ulm in krassem Gegensatz. Tomás Maldonado polemisierte in einem Vortrag anläßlich der Weltausstellung in Brüssel 1958 gegen das Industrial Design als »Styling«[20]: »Das Bauhaus, seine Nachfolger und Anhänger waren von Anfang an gegen das ›styling‹, und zwar wegen seines kommerziellen Opportunismus, seiner Gleichgültigkeit gegenüber künstlerischen und kulturellen Werten. Jedoch das Problem war nicht einfach: die ›stylists‹ schufen mitunter Produkte, die die Parteigänger des Bauhauses anerkennen mußten. ›Stylists‹ wie Henry Dreyfuß oder Walter Dorwin Teague werden teils in die Hölle verwünscht, teils in den Himmel gehoben. Nur bei Raymond Loewy scheint man sich einig zu sein, ihn in der Hölle zu belassen.«

Ulm verwarf die »verchromte Misere« (Maldonado) und definierte in der Tradition von Werkbund und Bauhaus die Qualität der Form als Orientierungspunkt für die Gestaltungsarbeit, nicht die populistische schnelle Vermarktung. Claude Schnaidt (Dozent von 1958 bis 1968) zufolge wollte man »den Gebrauchswert erhöhen, dauerhafte Güter konzipieren und die Verschwendung reduzieren«. Im Unterschied zum Bauhaus erkannte man in Ulm von Anfang an die Tatsache der industrialisierten Welt als Realität und Bezug der eigenen Arbeit an. Es ging um die Kultivierung der industriellen Produkte, um die Kultur der Industrie und die Gestaltung der industrialisierten Lebenswelt. Otl Aicher reflektierte in dem eingangs zitierten Text von 1987 noch einmal seine Position zum Verhältnis von Kunst und Gestaltung. Als er als junger Mann aus dem Krieg zurückkam und 1947 kurze Zeit an der Münchner Akademie studierte, erschien ihm der dort kultivierte Kunstbegriff als Flucht »vor den vielfältigen Aufgaben, die auch der Kultur erwuchsen, als die Naziherrschaft in Brüchen lag«.[21] Er hielt es für dringend geboten, nicht länger die im deutschen Kulturbegriff angelegte Trennung von Kunst und Leben mitzumachen, die zwischen dem Sonntag als dem Tag des Museumsbesuchs, des bürgerlichen Musizierens, der Kultur und andererseits dem Alltag unterschied. Vielmehr müsse Kultur und kreative Gestaltungsarbeit »das Leben insgesamt zum Thema haben«. Aichers Aufforderung, sich bewußt der Alltagskultur, der Gestaltung der industriellen Massenkultur zu stellen, pointiert den programmatisch gewichtigsten Ansatz im Ulmer Konzept.

In der ersten Phase nach der Gründung des Bauhauses (1919) hatte Gropius die Einheit der Künste und das Zusammenwirken der verschiedenen Kunstsparten am gemeinsamen Werk zur Utopie des Bauhauses erhoben. Als es 1953 in Ulm um Präzisierungen für das Lehrprogramm ging, vertrat Bill – in Übereinstimmung mit Gropius – die Auffassung, daß zu künstlerischer Intuition und schöpferischer Spontaneität der rationale Zugang zum Gestaltungsprozeß hinzukommen müsse, woran ja unter dem Direktorat von Hannes Meyer verstärkt am Bauhaus gearbeitet worden war. Mit dem wachsenden Einfluß der jüngeren Lehrergeneration (Aicher, Maldonado u. a.) verschoben sich in der zweiten Hälfte der fünfziger Jahre die Parameter, die man als zeitgemäß anerkennen wollte: Die Gestaltung der Objekte der industriellen Massenkultur, hieß es jetzt, habe nichts mit Kunst zu tun.

Der zukünftige »Ulmer« Begriff von Gestaltung orientierte sich an der Verbindung von Gestaltung und Wissenschaft. Die Einlösung dieses Programms von Gestaltung vor dem Hintergrund und in Anwendung wissenschaftlicher Erkenntnisse setzte urteilsfähige und die größeren gesellschaftlichen Zusammenhänge begreifende Subjekte voraus. Solche »Generalisten« benötigten ein breites Allgemeinwissen, das technische, industrielle, historische, soziologische Felder gleichermaßen umfaßte. Im Studienplan spiegelte sich diese Lehrauffassung wider. Gelöst wurde das Dilemma, das in einem Nebeneinander unterschiedlicher Kompetenzen bestand, jedoch nicht. Bald zeigte sich ein Zielkonflikt zwischen Allgemeinbildung, methodisch-reflexiver Kompetenz und den konkreten berufspraktischen Fähigkeiten der Entwurfsarbeit. Um die Vielfalt der Wissensgebiete zu synthetisieren und in einen Entwurfsprozeß umzusetzen, mußte man auf ein methodisch reflektiertes Vorgehen zurückgreifen. Dieses sollte rational entwickelt und erprobt werden. Doch nicht nur die Eigendynamik des Diskurses

»im Kloster« am Kuhberg erklärt diese Veränderung des »Ulmer« Profils. Darin realisierte sich auch eine Zeittendenz: Komplexere Ordnungsmodelle, rationale Planung und formale Konstruktion hatten Konjunktur. An einer Debatte über das Vorbild Bauhaus im Jahre 1962 kann man ersehen, welchen Entwicklungen Bedeutung beigemessen wurde. Natürlich traten mit dieser Klärung auch die wichtigsten Bezugsgrößen und das eigene Selbstverständnis der »Ulmer« hervor. In den Jahren des Ulmer Lehrbetriebs hatte sich das Bauhausbild der Studenten und jüngeren Dozenten auf eher vage Vorstellungen beschränkt und in punktuellen Annäherungen erschöpft. Die Rezeption fußte überwiegend auf der Präsenz, den Aussagen und dem Werk insbesondere der älteren Lehrergeneration (Bill, Albers, Gropius, Vordemberge-Gildewart). Doch mit der ersten größeren Veröffentlichung über das Bauhaus, der umfangreichen Dokumentation von Hans M. Wingler[22], war eine fundierte Grundlage gegeben, um sich mit dem darin entworfenen Bauhausbild kritisch zu beschäftigen. Tomás Maldonado fragte in einem längeren Aufsatz »Ist das Bauhaus aktuell?« und provozierte damit bemerkenswerte Zuschriften. Maldonado sah bei Wingler die Bedeutung der Impulse von Hannes Meyer unterschlagen. Der Schweizer Architekt war 1927 von Walter Gropius nach Dessau geholt worden und hatte dort von 1928 bis 1930 als Direktor gewirkt. Meyer förderte die Einbeziehung der Wissenschaften und die Intentionen eines linken Funktionalismus. Sein Bruch mit dem Kunstgewerbe und den Schmuckbedürfnissen der vermögenden Schichten der Bevölkerung hatte Konsequenzen für die Gegenstände der Entwurfsarbeit. Die Arbeit der Gestalter sollte sich künftig auf »Volksbedarf statt Luxusbedarf« konzentrieren. Dieses Programm forderte die Gestaltung seriell hergestellter, deswegen billiger und damit für einfache Leute erwerbbarer Alltagsgegenstände. Die Bedürfnisse der Menschen und die Nützlichkeit der Dinge sollten die sozialen Bezugspunkte der Gestaltungsarbeit sein. Mit Hilfe der historisch neuen Möglichkeiten der (rationellen) industriellen Maschinenfertigung[23] rückte die Utopie einer demokratischen, für alle verfügbaren (= erwerbbaren) Objektkultur, die zugleich den Kriterien hoher Gebrauchswerte und moderner Ästhetik genügte, in erreichbare Nähe. In den Maschinenmöbelprogrammen waren solche Entwürfe (u. a. von Richard Riemerschmidt) in der Reformphase bereits seit 1900 erprobt worden. Auch im 1907 gegründeten Werkbund war dies schon immer ein Thema gewesen. Aber es war diese Zielsetzung der Ära Meyer, in der Maldonado und mit ihm ein Teil der »Funktionalisten« die eigene Traditionslinie sahen, um deren zeitgemäße Weiterführung sie bemüht waren. Maldonado: »Das Bauhaus vollbrachte das Wunder: es entstand eine rationalistische Ästhetik der industriellen Produktion.«[24] Nicht nur für die Ul-

mer Hochschule, sondern auch für führende Repräsentanten des Werkbundes (Eckstein, Mia Seeger, Wend Fischer) war die Auseinandersetzung mit der Kontinuität der »modernen Bewegung« in den sechziger Jahren von grundsätzlicher Bedeutung.
Gropius antwortete Maldonado in zwei Briefen, in denen er die Leistungen – seine und die von Meyer – in ihren politischen Spielräumen und Rahmenbedingungen zu gewichten suchte. Er bezog sich realitätserfahren auf das Dilemma linker Projekte in Deutschland, die auf die Trägerschaft oder Finanzierung des Staates angewiesen waren und schnell in Konflikt mit den mehrheitsfähigen deutschnationalen Ideologien gerieten, die in der Moderne eine Bedrohung sahen, wie dies sowohl in Thüringen (Weimar 1918-1924) als auch in Sachsen-Anhalt (Dessau 1925-1932) der Fall gewesen war. Gropius warf Meyer vor, er habe sich in einer verhängnisvollen Verkennung der realen Situation als Direktor der Institution mit einer Partei verbunden, den Kommunisten, und damit den Kardinalfehler zu verantworten, der das Ende des Bauhauses heraufbeschwor. Andererseits sei ihm zu Unrecht die Einführung der wissenschaftlichen Komponente in der Bauhauslehre zugeschrieben worden. Schon unter seiner – Gropius' – Leitung sei diese vorhanden gewesen. Maldonado hatte sich in der Einschätzung Meyers auf dessen in Mexiko erschienene Darstellung des Bauhauses gestützt, in der die Innovationen des Bauhauses offenkundig nicht in ausreichender Differenzierung den Urhebern zugeordnet worden waren.
Sinn für die Grenzen des Möglichen, des in einer gesellschaftlichen und politischen Situation Realisierbaren konnten sich die »Ulmer« über die Jahre hinweg selbst erwerben. Als Tomás Maldonado 1967 Ulm verließ, würdigte Guì Bonsiepe seine Arbeit als Versuch, an der »Verwirklichung einer progressiven Idee« mitzuwirken, nämlich »die Umwelt zu humanisieren«.[25] Die Reibung mit den Mehrheiten des Adenauerstaates blieb bei dieser Arbeit ständig präsent, wie es Tomás Maldonado pointiert formuliert hatte: »Seit die HfG besteht, hat sie vor der Alternative gestanden, entweder den Konformismus oder die Revolution zu wählen.«

IV

Was kann man lernen vom Ulmer Experiment? 1987 zog Otl Aicher eine skeptische Bilanz: »die meisten designer sind ins lager der stylisten, der ästheten übergelaufen, um produkte dem aspekt der ästhetischen verkaufsförderung entsprechend aufzumachen. aufmachung ist noch immer alles. schade, daß es kein ulm mehr gibt.«
An der Oberfläche scheint das Bild eindeutig. Das Verständnis von Design und Styling, vom Designer als Stylisten hat sich durchgesetzt. Der Stylist

beherrscht das Warenmeer und seine Erscheinungsbilder. In der Bundesrepublik hatte sich diese Tendenz in den achtziger Jahren verstärkt. Die Vielfalt des Warenangebots mit ihren Konsumreizen hat über die Mangelgesellschaften des »realexistierenden Sozialismus« gesiegt.

Doch ganz so einfach ist die Sache nicht, auch wenn der Zeitgeist derzeit für »styling« steht. Wir müssen uns die Zusammenhänge vergegenwärtigen. Die Postmoderne galt als innovativ und zeitgemäß. Sie erhob die Selbstkultivierung des Künstler-Designers in den Achtzigern zum legitimen Akt: Die Geste der Einzigartigkeit findet Bewunderung. Rehabilitiert wurden sämtliche Formen der Inszenierung des imitativen Scheins, der sich dem Imperativ der »modernen Bewegung«, die »Wahrheit« der Dinge und ihre Funktion zu veranschaulichen, entzog. Das Vergnügen am Spiel mit dem Ungewöhnlichen und die geschichtslose Aneignung der historischen Form schien zu genügen, um von den Streßerfahrungen der komplexer werdenden industriellen Welt zu entlasten. Allein Unterhaltung, nur keinen Anspruch! So begegneten unsere Mittelschichten – die Träger der postmodernen Modewelle – den Anstrengungen und Risiken des eigenen individuellen Aufstiegs als Berufsmenschen. In die Ferne gerückt scheinen die Herausforderungen der Zeit: Je mehr sich die Symptome der ökologischen Krise verdichteten und die offenkundige Zuspitzung des Konflikts von Reich und Arm im Nord-Süd-Gefälle zunahm, desto größer wurde das individuelle Gefühl der Ohnmacht, der Resignation und der Berührungsangst. Die Flucht in die Ironie wurde als »zeitgemäß« ausgegeben.

Auf dem Möbelmarkt geht die kommerzielle Vernutzung des postmodernen Schicks dem Höhepunkt zu. Die exklusiven Designläden der achtziger Jahre, deren Geschäfte mit dem Bedürfnis nach individueller Distinktion blühten, könnten ihre Attraktivität wieder verlieren. Sie handeln mit Kultobjekten, erfüllen den Wunsch nach dem Besonderen, verkaufen den gutverdienenden neuen Mittelschichten Erscheinungsbilder von Individualität für ihre Wohnungen. Allerdings eben nur erkaufte Individualität, die bestenfalls zur Repräsentation taugt. Diese Form des Design genügt allen Vorurteilen der Oberflächlichkeit. Sie will auch nichts weiter sein als eine Ästhetik, die mit dem Effekt der Überraschung spielt, mit Farben und Formen, mit dem Brechen der Konvention und der bekannten Form. Nach einiger Zeit könnte ein Gefühl der Leere entstehen, die Beliebigkeit sich als lähmend und identitätslos erweisen.

Doch es gibt Anzeichen, daß das Blatt sich wendet. Die Wiederaufnahme einer »befreiten« Auffassung von Moderne kommt auf die Tagesordnung. Ulm ist nicht tot. Tot ist das starre Denken in »rechten Winkeln«, die sterile Seriellität, die Systemeuphorie, die allzu formale Rationalität, die eindimensionale Suche nach der »guten Form«. Eine Pluralität von Stilen ist möglich. Aber wir haben gelernt, ästhetische Codes als kulturelle Sprachen zu lesen, die in sozialen Kontexten stehen und Gruppenzusammenhänge konstituieren.

Was kann man also lernen von Ulm? Denn es gibt – trotz allem – Gründe, lernen zu wollen, sofern man festhält am Postulat der Kultivierung des von den Innovationen der Technik beherrschten Wandels unserer alltäglichen Lebenswelt. Argumente dafür lassen sich unschwer zusammentragen. Die Grenzen der Wegwerfgesellschaft sind im letzten Jahrzehnt deutlicher zutage getreten und von einer breiteren politischen Öffentlichkeit erkannt worden. Die »Überflußgesellschaft« der hochindustrialisierten Länder – also auch der Bundesrepublik mit ihrem Zweidrittel-Wohlstand – ist nur ein Schlaraffenland-Klischee: Die Armen stehen vor unserer Tür. Aber auch die ständige Vermehrung der verkäuflichen Waren als Kern der kapitalistischen Utopie hat sich als ökologisch lebensgefährlich erwiesen. Das immerwährende Wachstum bedeutet auch weiterhin Ressourcen- und Energieverbrauch mit entsprechenden Folgen. Dies ist zwar alles bekannt, aber was es kulturell für unsere zukünftige Beziehung zu den Dingen, zur materiellen Lebenswelt bedeutet, ist noch gänzlich unerforscht. Es hat jedenfalls viel mit der Gestaltung der industriellen Objekte zu tun. Ohne eine neue Verantwortlichkeit für die eigene Arbeit und die Fähigkeit, sie in übergreifende Zusammenhänge einzuordnen, wird es nicht gehen.

Ebenso aktuell als Bezugspunkt ist ein weiteres Ziel der »Ulmer«: die »kulturelle Verarbeitung und Gestaltung« der technischen Zivilisation. Sind die Ansätze etwa deswegen gescheitert, weil es damals kein angemessenes Instrumentarium gab? In Ulm verkürzte sich Wissenschaft weitgehend auf ein naturwissenschaftlich-mathematisches Denken, das sich lediglich vom Leitbild der Berechenbarkeit der Technik ableitete. Der Gestalter ist jedoch kein Ingenieur, solange er die in Ulm formulierten Ziele ernst nimmt. Die aktive Arbeit an der kulturellen Gestaltung der industriellen Massenkultur, an der kulturellen Natur der Dinge in unserer Lebenswelt, war richtig und konsequent. Dazu gibt es keine Alternative. Es gilt immer noch: Wer die Welt der industriellen Massenkultur nicht nur erdulden will, muß sie gestalten. Es reicht nicht, nur einzelne Objekte zu betrachten, vielmehr muß ein Neuansatz von den Kontexten des kulturellen und sozialen Handelns ausgehen, in denen die Dinge genutzt und angeeignet werden.

Zieht man Schlüsse aus dem gescheiterten Ulmer Experiment, so läßt sich prognostizieren: Es sind künftig Doppelqualifikationen erforderlich: Designer, die Kulturwissenschaftler und Entwerfer zugleich sind.[26] Zur Erfassung und Bearbeitung der vielschichtigen Problematik der Industriekultur bedarf es eines aufgeklärten Denkhorizonts sowie eines neuen Instrumentariums für die Praxis. Der Einbezug einer Kulturwissenschaft, die sich verstärkt der industriellen Massenkultur widmet, ist eine Voraussetzung. Sie muß die Syntheseleistungen des menschlichen Handelns erkunden, die wir Kultur nennen: soziale Bezüge und Vernetzungen, technische Entwicklungsschritte und ihre Nutzung, kulturelle Lebensformen und die benötigten Dinge, Symbole und ästhetische Sprachen, materielle und immaterielle Objektivationen, Werkzeuge und die Produkte der Arbeit.

Im Bereich der Paläontologie ist dieser synthetische Zugriff selbstverständlich.[27] Wir müssen lernen, diese Synthesekompetenz, die der Realität des Lebens in der Industriekultur entspricht, auch im Bereich der Wissenschaften wieder zu stärken. Mit den Spezialisierungen der Fachwissenschaften, wie sie sich im 19. Jahrhundert herausbildeten, vollzog sich ein Verlust der Kenntnis von kulturellen Zusammenhängen. Daher brauchen wir den Ausbau kulturwissenschaftlicher Einrichtungen und eine Intensivierung der Forschung, die den Alltag und die Geschichte der Industriekultur in ihrer Vielfältigkeit und Strukturierung erkundet. Könnte nicht eine alltagsbezogene Kulturgeschichtsforschung zugleich das adäquate Medium zur Differenzierung unseres Umgangs mit Zeit und zur Bildung des Begriffs von historischer Zeit sein?

Vor fast vierzig Jahren, als Gropius bei McCloy für das Ulmer Projekt werben sollte, lieferte ihm Bill dieses Argument: »der designer, der aus der ulmer schule kommt, wirkt sich in der öffentlichkeit auf 2 arten aus: 1) als verantwortungsbewußter bürger. 2) als entwerfer von produkten, die besser, billiger sind als alle anderen und dadurch mithelfen, den lebensstandard der breiten bevölkerungsschichten zu erhöhen und eine kultur unseres technischen zeitalters zu bilden.«[28] Der Gedanke war gut. Schade, daß das Ulmer Experiment so vieles uneingelöst ließ.

Anmerkungen

Diese Skizze steht in Zusammenhang mit einem unfassenderen Forschungsprojekt zur Geschichte der industriellen Massenkultur.

1 Einen ersten Überblick bietet der Katalog einer Ausstellung des Instituts für Industrial Design der Universität Hannover von 1987: Herbert Lindinger (Hg.): *Hochschule für Gestaltung Ulm. Die Moral der Gegenstände,* Berlin 1987. Dort (S. 125) auch der Text von Otl Aicher, dem das Eingangszitat entnommen ist. – Ich konzentriere mich vor allem auf diejenigen Aspekte, die die Geschichte der Dinge betreffen.

2 Zum Begriff siehe Wolfgang Ruppert (Hg.): *Erkundungen zur Geschichte der industriellen Massenkultur*, Marburg 1991.

3 Die Rezeptionswelle der frühen achtziger Jahre festigte das Klischee. Aus dieser Phase, Christian Borngräber: »Westdeutsches Nachkriegsdesign 1945-55«, in: *Grauzonen, Farbwelten. Kunst und Zeitbilder 1945-1955*, Berlin/Wien 1983 (zugleich Ausst. kat. NGBK).

4 Katalog der Ausstellung »Hochschule für Gestaltung, Ulm«, Neue Sammlung München 11. Mai-17. Juni 1964, S. 3.

5 Vgl. Wolfgang Ruppert: »Zwischen Ständen, Schichten und sozialer Klasse« sowie: »›Eigner Herd ist Goldes wert‹. Dingliche Lebenswelt«, in: ders. (Hg.): *Die Arbeiter, Lebensformen, Alltag und Kultur von der Frühindustrialisierung bis zum »Wirtschaftswunder«*, München 1986.

6 Hierzu Josef Mooser: *Arbeiterleben in Deutschland 1900-1970*, Frankfurt/M. 1984.

7 Die Organisationsgeschichte bei Hartmut Seeling: *Geschichte der Hochschule für Gestaltung Ulm 1953-1968*, Diss. phil. Universität Köln 1985. Ferner Norbert Korrek: *Versuch einer Biographie. Die Hochschule für Gestaltung in Ulm*, Diss. Ing.-Arch. Hochschule für Architektur und Bauwesen Weimar 1985.

8 Zur Gründungsgeschichte: Eva v. Seckendorff: *Die Hochschule für Gestaltung in Ulm. Gründung (1949-1953) und Ära Max Bill (1953-1957)*, Marburg 1989, S. 18.

9 Zum Unterschied des deutschen vom französischen und englischen Kulturbegriff und der Spezifik der Trennung zwischen Hochkultur und technischer Zivilisation, mit der das Alltagsleben in der industriellen Gesellschaft ausgegrenzt wurde, vgl. Norbert Elias: *Über den Prozeß der Zivilisation*, Frankfurt/M. 1976, S. 1-50.

10 Seckendorff 1989 (Anm. 8), S. 29.

11 Ebd. S. 18.

12 Ebd. S. 41.

13 Max Bill: »Aufgabe und Ziel der Hochschule für Gestaltung«, in: Sonderbeilage der *Schwäbischen Donau-Zeitung*, 2. Okt. 1955: Eröffnung der Hochschule für Gestaltung Ulm.

14 Ursache der fortwährenden Konflikte waren Statuskämpfe der verschiedenen Dozentengruppen. Doch es erstaunt, mit welcher Härte diese ausgetragen wurden, da dies gänzlich der humanistischen Programmatik widersprach. Der Vorwurf, daß auch Aicher Herrschaftsansprüche unfair durchsetze, wurde anhand archivalischer Belege erhoben: Joachim Heimbucher/Peter Michels: »Bauhaus-HfG-IUP«, Dipl. Arb. IUP Ulm 1971.

15 Zur sozialen Bedeutung von visuellen Codes und differierenden Geschmacksmustern vgl. Pierre Bourdieu: *Die feinen Unterschiede. Kritik der gesellschaftlichen Urteilskraft*, Frankfurt/M. 1982.

16 Illustrativ das Radiofeature aus dem Jahr 1958/59 von Bernd Rübenach: *Der rechte Winkel von Ulm*, hg. von Bernd Meurer, Darmstadt 1987.

17 Einen sichtbaren Ausdruck fand die Akzeptanz des Begriffs Design in Deutschland mit der Gründung eines eigenen Berufsverbandes unter diesem Namen, des »Verbandes Deutscher Industrie Designer« durch eine Gruppe damals junger Designer, u. a. Günter Kupetz, Hans Erich Slany, Hans Theodor Baumann.

18 Vgl. das Phasenmodell bei Penny Sparke: »Design und Massenkultur in den USA 1860-1960«, in: Ruppert (Hg.) 1991 (Anm. 2).

19 Ein Musterbeispiel, wie diese Stilisierung in der Bundesrepublik fortgeschrieben wird, ist der Katalog zur Ausstellung: Angela Schönberger (Hg.): *Raymond Loewy. Pionier des amerikanischen Industriedesigns*, München 1990.

20 Tomás Maldonado: »Neue Entwicklungen in der Industrie und die Ausbildung des Produktgestalters«, in: *Ulm 2*, Oktober 1958.

21 Otl Aicher: »Bauhaus und Ulm«, in: Lindinger (Hg.) 1987 (Anm. 1), S. 124. Vgl. auch den für seine Weltanschauung und Motivation erhellenden Erfahrungsbericht von Otl Aicher: *Innenseiten des Krieges*, Frankfurt/M. 1985.

22 Hans M. Wingler: *Das Bauhaus 1919-1933. Weimar, Dessau, Berlin und die Nachfolge in Chicago seit 1937*, Bramsche 1962. – Tomás Maldonado: »Ist das Bauhaus aktuell?«, in: *Ulm*.

23 Ein Überblick zum langfristigen Prozeß der Industrialisierung und Maschinenfertigung: Wolfgang Ruppert: *Die Fabrik. Geschichte von Arbeit und Industrialisierung in Deutschland*, München 1983.

24 Tomás Maldonado: »Neue Entwicklungen in der Industrie und die Ausbildung des Produktgestalters«, in: *Ulm 2*, Oktober 1958.

25 *Ulm 19/20*, S. 70 f.

26 Vgl. meinen Text »Die ›Wegwerfgesellschaft‹ und das Rollenverständnis des Designers«, in: *Werk + Zeit* (Zeitschrift des deutschen Werkbundes), 37. Jg., 3/1989.

27 Z. B. André Leroi-Gourhan: *Hand und Wort. Die Evolution von Technik, Sprache und Kunst*, Frankfurt/M. 1980.

28 Seckendorff 1989 (Anm. 8), S. 32.

Claus Leggewie
Kurze Geschichte der Roten Hand

Ansichten zum politischen Design

Wenn *alles* Design wird, bleibt die profane Sphäre der Politik nicht ausgespart. Politischer Betrieb, Kulturszene und visuelle Kommunikation wachsen zusammen – zum politischen Design. Auf die akute Frage *Was bleibt?* hat eine führende Zigarettenmarke bereits die ultimate Antwort gegeben: *»Marlboro is red. Red is Marlboro.«* Während das Rote Empire aus- und

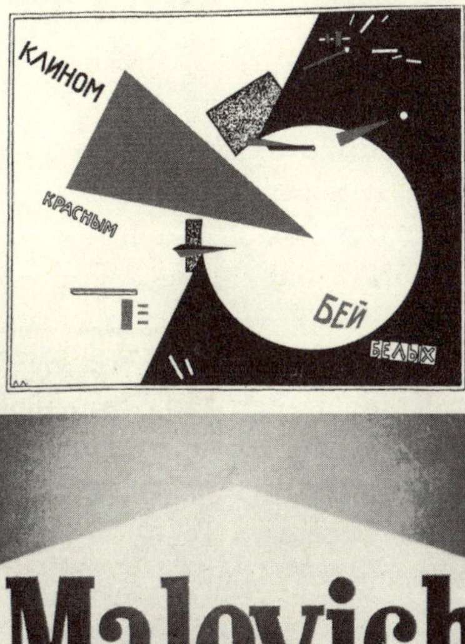

verbleicht (und Po- litik weltweit in
Weißen Häusern ge- macht wird), legt die
Werbewirtschaft dick Rouge auf.
Quietschendes Rot ist laut *Wiener* »die
Farbe des Machens – und der Macht«;
Simply Red, bon- bonrote Mazda-
Cabrios, rote Lack- tops und Red Din-
ners gelten als die Renner der Saison.
El Lissitzkys be- rühmte Agitation
für die West- front »Mit
dem roten Keil schlage
die Weißen« (1920) und
andere An- schläge der
sowjetischen Avantgarde
der zwanziger Jahre haben
den farblosen Kapitalismus
immerhin äu- ßerlich revo-
lutioniert. Alexander

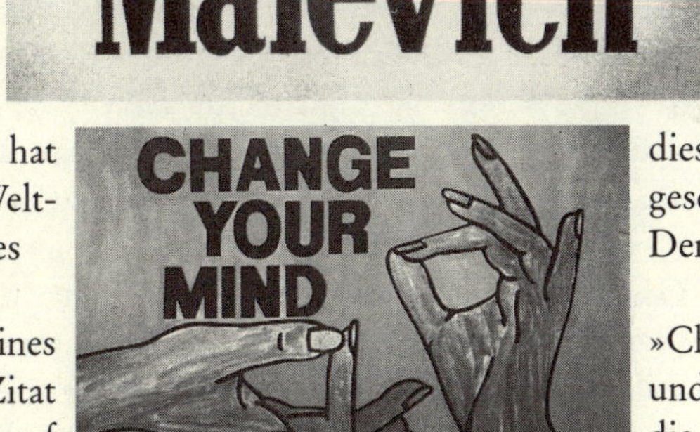

Kosolapow hat dieser plakativen
Ironie der Welt- geschichte ein
melancholisches Denkmal errich-
tet.
Auch Les Levines »Change your
mind« ist ein Zitat und ein spötti-
scher Nachruf: auf die Plakat-Hand,
die sich zur Faust ballt und es der

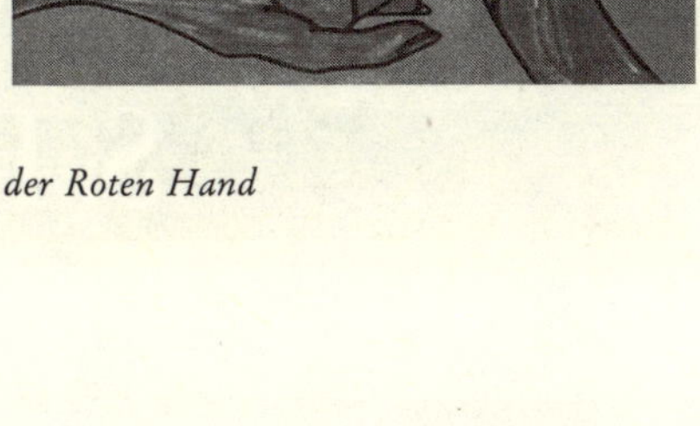

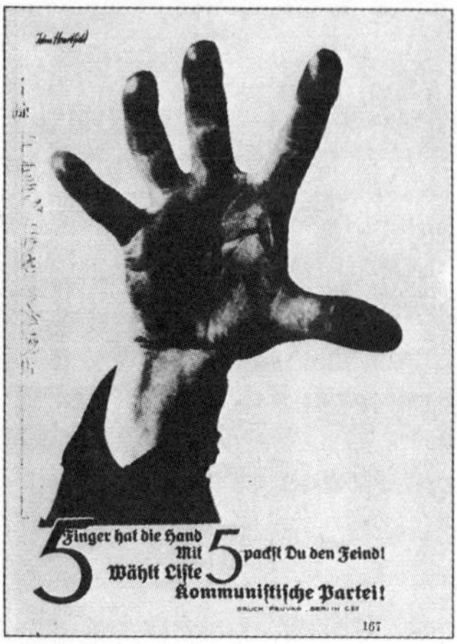

Kralle des Kapitals proletarisch heimzahlt; auch die *»Nie wieder!«* gelobende Schwurhand und die rote Richtungshand – niedergesunken, zertrümmert, abgehackt, demontiert. Altmeister John Heartfields »derbe, feste, greifende, gespreizte, breite, schmale, schwielige, rissige, knotige Hände«, zur Faust geballt, wiesen den Weg durch die Geschichte des politischen Design. Doch am Ende spreizt sich nur die Leihhand der Steffi Graf in »kochender Leidenschaft« – für die italienische Nudel. Aus der Roten Hand wurde 's Roth Händle, nach dem einschlägigen Motto der Postmoderne: *»All that is solid melts into air.«*

Lesbarkeit der Welt – Sichtbarkeit von Politik

Nicht zu vergessen: Politik und Design sind zwei Paar Schuh. Design ist Formgebung, von Bürolehnstühlen, Elektroquirls und *street furniture.* So kam eine Spur Kunst in Gewerbe und Industrie. In der Politik geht es hingegen um handfeste Entscheidungen und Wahlakte, die den Wechsel zwischen Macht und Ohnmacht, Regieren und Opponieren ermöglichen. Postmodernes Design ist jedoch unterdessen der Welt der Objekte entwachsen: *Beyond the object* werden Raum-Zeit-Verhältnisse immateriell und flüssig; Design wird unsichtbarer Rahmen variabler Lebensverhältnisse.[1] Auch politische Wirklichkeit konstruiert sich immateriell über Formen, Zeichen und Medien. Politik wird *auch* Design.

Das politische Design hat seit seiner Entstehung in der frühen Moderne drei Phasen durchlaufen: von der Visualisierung politischer Programme (im gedruckten Plakatanschlag) über die Vermarktung politischer Köpfe (im elektronischen Werbespot) zum Live-Ereignis politischer Kampagnen.[2]

Im Anfang war das reine Wort »angeplackt«: vielzeilige Wandzeitungen mit Kurznachrichten für eilige Passanten. Das politische Sein, das Handlungsprogramm der Akteure, bestimmte das ästhetische Design als dessen bloße Abbildung *(form follows function).* Was die Paläste bekanntgaben – ob Ausnahmezustand, Generalmobilmachung oder Maßnahmen psychologischer Kriegsführung –, konnte ebenso bilderlos bleiben wie der Aufruf der Straße zur Revolte, die öffentliche Anprangerung eines Volksfeindes oder die Annonce des Königsmords. Figuren und Signets waren nur Kontrapunkte der Nachricht.

Doch Drucker und Setzer sind bekanntlich ein anspruchsvoller und aufmüpfiger Berufsstand; sie nahmen sich die Freiheit zu Fettdruck, Leerflächen, unterschiedlichen Schriftgrößen und Farbenpracht, bis aus fliegenden

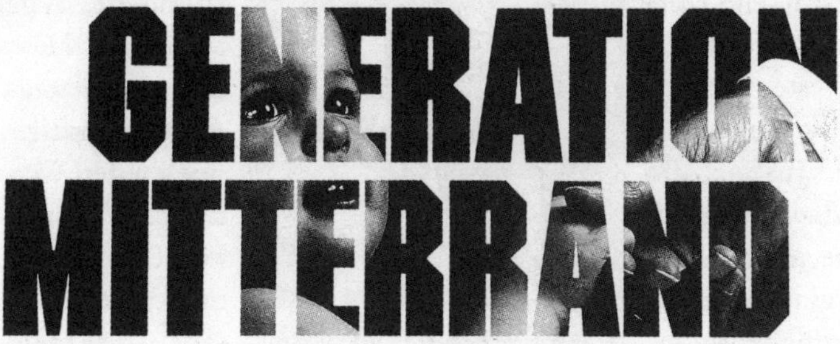

Worten letztlich stehende Bilder wurden und aus langatmigen Texten knappste Bildsynthesen. Jean Seguélas *»Generation Mitterrand«* dokumentiert diesen Wandel. In den Propagandaschlachten des 20. Jahrhunderts schrumpfte der verbale Aufwand oft auf einen Namen, ein Kommando, ein simples *Oui!*, eine politische Ikone. Der ewige Kampf der Finsterlinge – Jude, Bonze, Knochenmann, vielköpfiger Drache – gegen die Lichtgestalten – La Marianne, Sankt Georg, gütige Landesväter und kraftstrotzende Helden der Arbeit. Ein Dolch im bluttriefenden Maul beseitigte letzte Zweifel, wo der Feind stand. Wo sich Ratten tummelten, war Gefahr; wo Tauben emporstiegen, wuchs auch das Rettende.

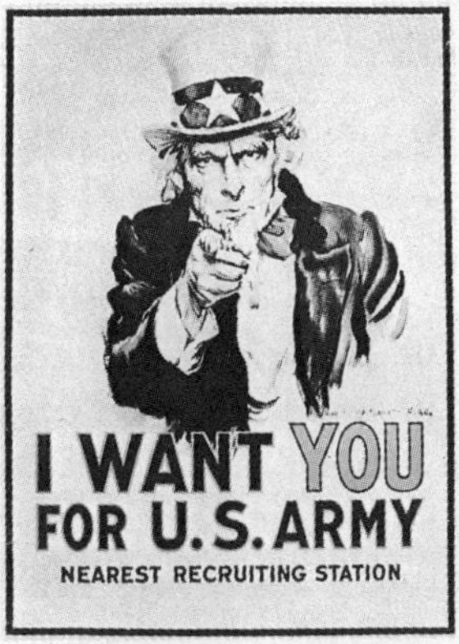

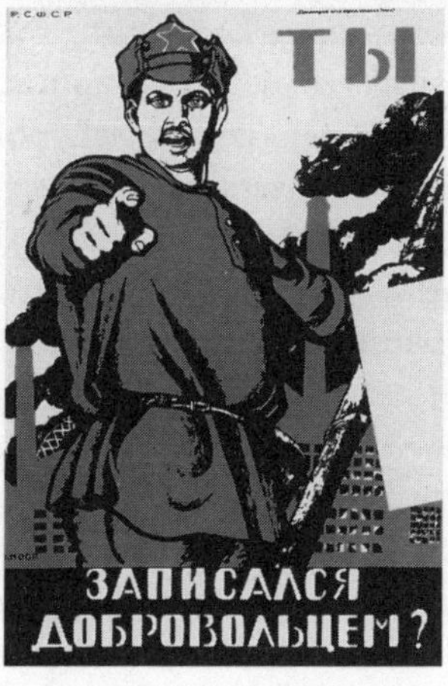

Diese überaus grobschlächtige Symbolik brachte der Erste Weltkrieg hervor, der Vater auch des modernen politischen Plakats. Schließlich mußten Soldaten rekrutiert, Kriegsanleihen gezeichnet und die hungernde Heimatfront bei Kriegslaune gehalten werden. Drohend nahm die bekannte Plakathand den Betrachter direkt ins Visier: »I want YOU for U.S. Army!«. Auch die Rote Armee warb so, und der Werbedesigner Karl Gerstner drohte noch zu Wirtschaftswunderzeiten: *»auch Du bist liberal«*. Oder die Hand reckte sich gen Himmel: Eugène Delacroix'

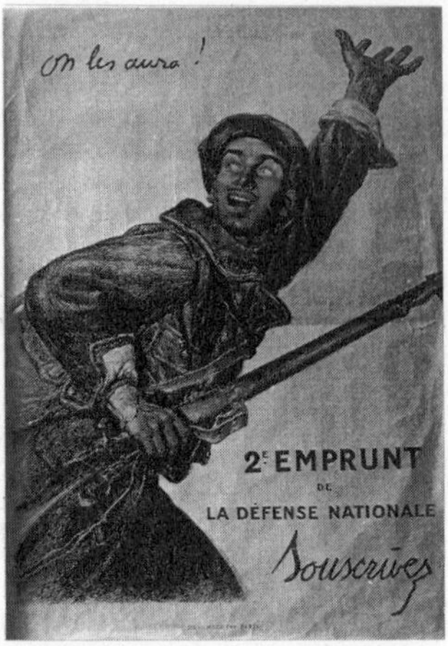
On les aura!
2e EMPRUNT
DE
LA DÉFENSE NATIONALE
Souscrivez

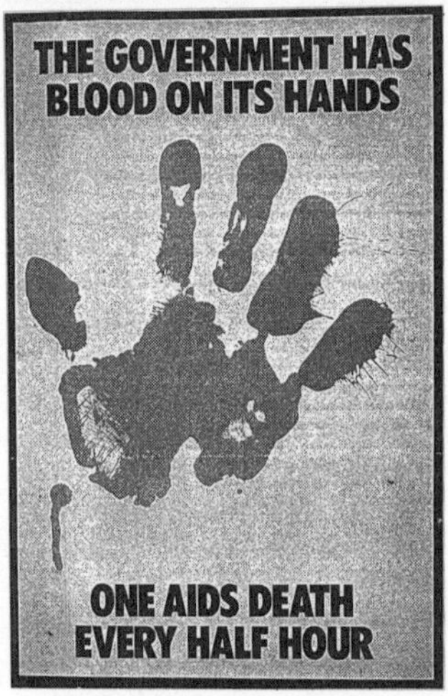
THE GOVERNMENT HAS
BLOOD ON ITS HANDS
ONE AIDS DEATH
EVERY HALF HOUR

einschlägige Freiheits- heldin zitierte nicht nur
Abel Faivre mit seinem fröhlich gen Verdun
ziehenden Poilu (*»On les aura«*, 1916), son-
dern auch Käthe Koll- witz mit dem berühm-
ten und zu Tode ko- pierten *»Nie wieder*
Krieg!« von 1924. Selbst die blutige Hun-
nenhand kehrte in der AIDS-Graphik der
achtziger Jahre noch- mal wieder.
Die NS-Propaganda bediente sich aus die-
sem Repertoire (bei der Farbe Rot auch beim
Feind), ging aber mit modernster Kommu-
nikationstechnik und regressiver Utopie ent-
scheidend über die pla- kative Tradition hin-
aus: Politik wurde in aufwendigen Massen-
spektakeln inszeniert, die Hand reckte sich
live zum Hitlergruß. »Material der Formge-
bung« war der politi- sche Körper selbst, den
die nationalsozialisti- sche Volkspartei und
der totale Krieg in Be- wegung setzten, ver-
formten und schließ- lich apokalyptisch zer-
stückelten. Das Total- design der Volksge-
meinschaft überschritt den engen Rahmen der
Billboards und Wo- chenschauen ins Frei-
gelände der Reichspar- teitage und in Licht-
dome am Nachthim- mel. Bei Deng und
Kim Il-Sung ist der Osten immer noch
rot.

Im Westen war die Ver- quickung auf andere, marktförmige Weise ebenso intensiv, aber nicht mehr durch ein Primat der Politik zu steuern. Im Zeitalter der »geheimen Verführer« wirkte das Design aufs politische Sein zurück. Politisches Marketing schien in den fünfziger Jahren auf das Niveau der Waschmittelreklame abgerutscht; die vornehme Wahl zwischen Regierung und Opposition unterschied sich kaum von der zwischen zwei Cola-Sorten. Im Vordergrund stand nun die (Selbst)Inszenierung politischer Hauptdarsteller, die in Wahlkämpfen, diesen Wurmfortsätzen des Politischen, als »Spitzenkandidaten« fungieren und sich im Fernsehen »Rededuelle« liefern; sie verkörpern Themen und streiten öffentlich um deren Reihenfolge und Gewicht. Was einstmals von der Macht in Friedrichsruh oder Rhöndorf via Interview und Teegespräch einem handverlesenen Kreis »vertraulich« mitgeteilt wurde, ereignet sich neuerdings coram publico. Im politisch-medialen Komplex geht es um den höchsten Grad der Aufmerksamkeitserzwingung, am besten zu analysieren mit einer Mischung aus Rollentheorie und Rational Choice. Doch scheint diese Ära symbolischer Politik, die noch auf ein intaktes, materialisierbares Bild der »politischen Persönlichkeit« setzt und in scheinhafter Kluft zur Arena »harter« Entscheidungen verharrt, vorüber zu sein.[3]

Res publica und res publicata

In den sechziger Jahren ging die Vorgeschichte des politischen Design zu Ende. Postmoderne Doppelbödigkeit, Paradoxien und Patts erreichten auch dieses ästhetische Feld. Dem half nicht zuletzt die antiautoritäre Protestkultur nach: was aus dem Atelier Populaire der Beaux-Arts kam (und nicht beim sozialistischen Spätrealismus chinesisch-kubanischen Typs landete oder auf die primitive Che-Ikone verfiel), fand weit über '68 hinaus Anklang. Die Subversiven *zitierten* (z. B. Jürgen Holtfreters Bundesbahn-Persiflage »Alle reden vom Wetter – Wir nicht«, 1969), und sie wurden von den Kreativen der Branche und Profis der Politik *rezitiert.* Pop Art und Prop Art kreuzten sich aufs schönste.[4] Das raffinierte Plagiat ist ohnehin ein Lebenselixier des politischen Design.

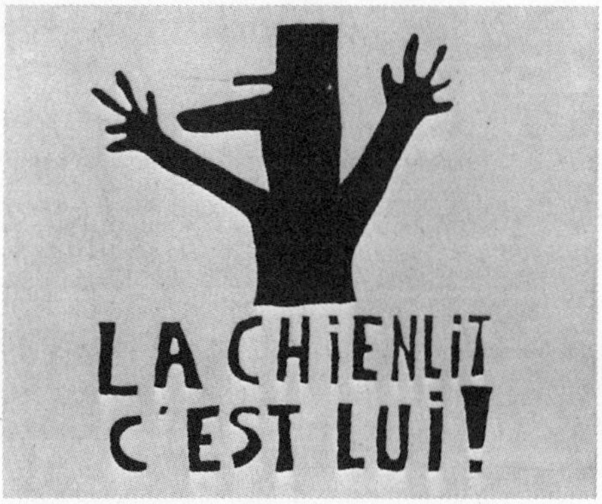

Nach der kurzen Renaissance des Posters in den sechziger Jahren entwickelten sich jedoch andere Mittel und Stile, vor allem Video und Graffiti. Parameter und Kosten der politischen Wahrnehmung haben sich dadurch radikal verändert. Der Clip für alle ist aufwendiger und kostspieliger, aber auf der anderen Seite auch offener für rein lokale Idiome. Die Spraydose hat das Design demokratisiert; die geheimen U-Bahn-*tagger* haben eine völlig eigene Sprache entwickelt. Für die politische Ästhetik hat dieses neue Welt-Bild mit lokalem Kolorit revolutionäre Wirkung. Nationale und Klassensymbolik haben weltgesellschaftliche Konkurrenz bekommen.

Die Kulturkritik beklagt die neue Intimität von Politik, Design und Werbung.[5] Man bescheinigt der Politik Ernst und der Kunst Unschuld, aber unterstellt der Werbung, die beider gemeinsamer Bastard ist, Verruchtheit. Dabei heißt Politik schon immer Exzellenz in der Öffentlichkeit, Heraustreten

aus der Masse, Sichtbarwerden. Politische Leidenschaft sitzt nicht (allein) in den Eingeweiden. Politik bewegt (sich), ist Augensache, Schaustellung, Spektakel. Inszenierung und Drama gehören nicht nur zum Schein des Politischen. Die theatralischen »Ereignisse« seit 1989 haben diesen vergessenen Zug von Politik in Erinnerung gebracht; Millionen Zuschauer sind Mitakteure eines grandiosen Schauspiels und suchen einen Autor.
Die Konvergenz von Politik und Werbung ist kein Zufall und keine Perversion. Politik tendiert von sich aus zum Schlagwort und zur krassen Bebilderung, auch ohne Mikrophonhalter in der Lobby und PR-Agenturen. Sie operiert mit ähnlichen *cheap tricks* wie die Werbung, die auf leichte Wiedererkennbarkeit und Überraschung setzt – das Produkt geht am besten, das Solidität *und* Neuheit verheißt. *Jede* Politik verführt; sie ist sogar in einem ursprünglichen Sinne seduktiver: Das blanke »Folgt mir!« oder demokratischere »Wählt mich!« der Politik ist unverfrorener als jede Produktwerbung, die sich die Tarnkappe der objektiven Information überstülpen muß. Während Politiker unablässig ihre Gegner herabsetzen und die eigene »Produktfamilie« wider besseres Wissen loben, ist vergleichende Werbung tabu. Nie konnte Konsum-Werbung sich so totalitär aufdonnern wie politische Propaganda. Während der schöne Schein der Diktaturen den Wirklichkeitssinn der Menschen (fast) besiegt hat, ist selbst in den derben Superlativen und geschmacklosen Übertreibungen des Advertising heute oft ein selbstironisches GaGa! eingebaut.

Politik als Kunst

Seit John F. Kennedys und Lyndon B. Johnsons (noch einzulösendem) *Grand Design* eines erneuerten Amerika ohne Massenarmut oder Michael Gorbatschows Perestroika (samt Putsch und Gegenputsch?) oder Ronald Reagans Star-Wars-Projekt sind alle »I Have A Dream«-Politiken explizit Zeichen und Entwurf, die ohne lesbares Visum und Signet, ohne ihren »roten Keil« nicht aus- und ankommen. Dies gilt aber ebenso für eine »Neue Weltordnung«, die ökologische Reparatur der Regenwälder oder die Wiederaufforstung zerstörter Nachbarschaften.
Der klassische Sicherheits- und Wohlfahrtsstaat bediente seine Klientel. Der postmoderne Servicestaat nimmt Bürger als Verbraucher ernst. Er operiert nicht nur hoheitlich mit den klassischen Medien des Gewaltmonopols (Polizei, Recht, Geld), sondern muß bemüht sein, erwachsene Menschen zu überzeugen. Persuasive Methoden der politischen Steuerung funktionieren (wenn sie funktionieren) nach dem Muster des unsichtbaren Design, das nicht mehr konkrete Objekte gestaltet, sondern Aufenthaltsräume, Lebens-

stile und Handlungsfelder absteckt. Ein »narrativer« Stil der Politik ist entstanden: empirisch-induktiv, situations- und prozeßbezogen, sokratisch und weniger affirmativ.

Eine gut gemachte politische »Kampagne« versammelt alle Merkmale des militärischen, werblichen und elektoralen Feldzugs, aber auch den Schwung der Avantgarden und die Ingeniosität von Erfindern: strategisches Denken und autopoetische Bilderflut. Nostalgische Verteidiger der kritischen Öffentlichkeit sehen hier vor allem Geld- und Aufschneider am Werk, die sich kostenlos Werbezeiten erschleichen und den rationalen Diskurs beenden – Phil Collins als singenden Schutzpatron der *homeless people* würdigen sie keines Blickes. Längst aber hat solche Inszenierung den Platz jener (Welt-) Öffentlichkeit eingenommen, aus der sich die Intellektuellen schmollend zurückgezogen haben.

Ein Beispiel: *»The Simple Truth«*, letzte Charity-Kampagne des Jahres 1991. An einem lauen Maienabend traten live im Londoner Wembley-Stadion und synchron an anderen Orten zahlreiche Top-Bands auf. »We're here to party!« gaben die *New Kids In The Block* rund 500 Millionen Zuschauern bekannt – aber da wäre, zweitens, noch die Sache mit den Kurden. Deren Elend, das Gedränge bei der Brotausgabe und die erfrorenen Kinder wurden in bestechend schöner *slow motion* zwischen den Gigs eingespielt – dazu der flüchtige Blick auf die Opfer der Flutkatastrophe in Bangladesh, dann rasch Whithney Houston Champagner schlürfend und, wie zur Erinnerung an ältere Großtaten, hungernde Äthiopier. Deutsche öffentlich-rechtliche Funkhäuser ließen in den Umbaupausen noch den obligaten Nahost-Experten zu Wort kommen. Kurz vor Mitternacht waren drei Millionen Pfund Spenden zusammen, 30 Millionen Dollar war die Endausschüttung der Weltkollekte. Hat es geholfen? Aber was hat mehr genützt?

Ein anderes Beispiel: das heißumstrittene multikulturelle Benetton-Baby (1991) oder die vom Top-Werber Michael Schirner ausgedachte neukatholische Kampagne »Ich will ein Kind« (1990) für den *Rheinischen Merkur*. Solche Provokationen haben der kinderlosen Immigrationsgesellschaft Europas wahrscheinlich mehr zu denken gegeben als herkömmliche demographische Aufrüstungsprogramme vom Typ »Die Deutschen sterben aus!« und technische Fortschreibungen der Pflegeversicherung. Werberat und Feuilleton reagierten empört auf den italienischen Textilmulti. Doch ist hier kein wirklicher Bruch zur älteren Öffentlichkeit vollzogen worden, die sich auch immerfort bemühte, das Innerste nach außen zu kehren – und gerade dadurch unablässig neue Mythen und Tabus erzeugt.[6]

Fazit: Design muß wohl sein. Welche Wirkung es erzielt, hängt, wie bei allem Schauen und Verbrauchen, von der Qualität der Darbietung und der

Seh-Mündigkeit des Betrachters ab. Politik hieß vordem einmal »Staatskunst«, und zur Staatsbürgerkunde gehört tunlichst auch eine Lektion politische Stilkunde. Fordern wir also nicht wieder Staatsmänner statt Schauspieler. Bitten wir auch nicht um ein politisches Gesamtkunstwerk, wie die neoklassizistischen Verächter der Bonner Provinz, die doch nur Preußens Gloria heraufbeschwören. Wir haben aber Anrecht auf Entscheidungen unserer Repräsentanten, die ebenso wohldurchdacht sind wie im weitesten Sinne ansehnlich; den von ihnen gern benutzten Begriff der Gestaltung könnten sie ruhig wörtlicher nehmen. Wir bitten also um politische Inszenierungen, die uns nicht von der Politik absehen lassen. Der Demokrat ist auch: Voyeur.

Abbildungen:

1. El Lissitzky, »Mit dem roten Keil schlage die Weißen«, Plakat für die Westfront, Witebsk 1920 (aus: Frank Kämpfer, *Der rote Keil. Das politische Plakat. Theorie und Geschichte,* Berlin 1985, Umschlagbild)
2. Alexander Kosolapow, »Malevich«, o. J. (aus: *Art & Pub,* Centre Pompidou, Paris 1991, S. 511)
3. Les Levine, »Change Your Mind«, Acryl, 1989 (aus: *Art & Pub,* Centre Pompidou, Paris 1991, S. 490)
4. John Heartfield, »5 Finger hat die Hand, mit 5 packst du den Feind!, KPD« (aus: Gary Yanker, *Prop Art,* New York 1972, S. 46, Abb. 92)
5. Jean Seguela, »Generation Mitterrand«, 1988 (aus: Laurent Gervereau, *La Propagande par l'affiche,* Paris 1991, S. 168
6. »I want YOU for U.S. Army«, USA, 1. Weltkrieg (aus: *Yanker,* S. 31, Abb. 49)
7. »DU hast dich eingeschrieben als Freiwilliger?«, Sowjetunion 1920 (aus: Kämpfer, S. 95, Abb. 27)
8. Abel Faivre, »On les aura!« (Frankreich 1916) (aus: John Barnicoat, *Posters. A concise History,* London 1972, S. 226, Abb. 237
9. »The Government Has Blood On Its Hands«, USA 1988 (aus: D. Crimp/A. Rolston, *Aidsdemographics,* Seattle 1990, S. 80)
10. La Chienlit c'est lui (1968) (aus: Barnicoat, S. 245, Abb. 256)

Anmerkungen

1 John Thackara (Hg.), *Design After Modernism. Beyond the Object,* London 1988; Wolfgang Welsch, »Perspektiven für das Design der Zukunft«, in: ders., *Ästhetisches Denken,* Stuttgart 1990, S. 201 ff.; Wolfgang Drechsler/Peter Weibel (Hg.), *Bildlicht. Malerei zwischen Material und Immaterialität,* Wien 1991.

2 Die Geschichte des politischen Plakats erzählen z. B. Friedrich Arnold (Hg.), *Anschläge,* Ebenhausen 1985; Hans Bohrmann (Hg.), *Politische Plakate,* Dortmund 1984; Frank

Kämpfer, *»Der rote Keil«. Das politische Plakat. Theorie und Geschichte,* Berlin 1985; Laurent Gervereau, *La Propagande par l'affiche,* Paris 1991. Allgemein zum Plakat John Barnicoat, *Posters: A concise History,* London 1972 und Stuart Wrede, *The Modern Poster,* New York 1988.

3 Dazu aus CDU-Sicht die Fingerübung des späteren Wahlkampfleiters Peter Radunski, *Wahlkämpfe. Moderne Wahlkampfführung als politische Kommunikation* (München/Wien 1980) und seine späteren Werkstattberichte. Für die SPD Peter Grafe, *SPD – Tradition oder Konfusion?* (Frankfurt/M 1991) sowie die beiden Bücher von Ulrich Sarcinelli, *Symbolische Politik* (Opladen 1987) und *Politikvermittlung* (Bonn 1987).

4 Gary Yanker, *Prop Art,* New York 1972.

5 Beispiele für diese Ménage à trois sind: Saatchi & Saatchi, die zu den größen Kunstagenten und -sponsoren zählen und die Kampagnen für Maggie Thatcher entworfen haben, oder André Rousselet, Generaldirektor von Havas und Eurocom und nebenbei Besitzer der Galérie de France, der der persönliche Berater Francois Mitterrands im Wahlkampf 1981 war. Siehe dazu Marc/Benoit/Lech, *La Politique à l'affiche (1965-1986),* Paris 1986 und die beiden Ausstellungen »Art & Publicité 1890-1990«, Centre Pompidou Paris 1990, und »High & Low«, Museum of Modern Art New York 1990.

6 Dazu Claus Leggewie, *Multikulti. Spielregeln für die Vielvölkerrepublik,* Berlin 2. Aufl. 1990, Kap. 2, demnächst auch in *Kunstforum International.*

Karl Markus Michel
Zierat, Fetisch, Bluff

Eine Revue des schönen Scheins

1. Epiphanie

»Unzerstörbares Erz und Zinn jetzt warf er ins Feuer,
Gold von köstlichem Wert und Silber, und setzte dann weiter
Fest auf den Block den mächtigen Amboß, ergriff mit der Rechten
Drauf den wuchtigen Hammer und nahm mit der Linken die Zange.
Erst nun formte der Meister den Schild, den großen und starken,
Ganz ihn verzierend, und legte darum einen schimmernden Reifen,
Dreifach und blank, verbunden mit silbernem Tragegehänge.
Schichten zählte man fünf an dem Schild, und oben auf diesem
Schuf er zierliche Bilder viel mit empfindsamem Geiste:
Obenauf formte der Gott die Erde, das Meer und den Himmel,
Ferner den vollen Mond und die unermüdliche Sonne,
Dann auch alle die Sterne dazu, die den Himmel umkränzen...«[1]

Und so fort, es müssen wohl hundert Szenen sein, den ganzen Erdkreis erfassend, das Los der Menschen schildernd, ihre Mühsal, Zwietracht und Lust, all dies umschlossen vom großen Okeanos... Sobald Hephaistos, der Erste aller Gestalter, sein Werk vollendet hat, den Schild und die anderen Waffen, bringt Thetis sie ihrem Sohn Achilleus ins Lager der Griechen vor Troja:

»Freudig hielt er in Händen die herrlichen Gaben des Gottes.
Aber nachdem er sein Herz ergötzt im Betrachten des Zierats,
Sprach er sogleich, zur Mutter gewandt, die geflügelten Worte:
Mutter, ein Gott hat die Waffen geschickt, wie *so* sie geziemlich
Nur ein Unsterblicher schafft und nie die Hand eines Menschen.«[2]

Der Zierat, *daídalon,* bezeugt es. Nur ein von allen Göttern Verlassener könnte noch den Gebrauchswert der Waffen prüfen wollen, bevor er sie anlegt und in den Kampf zieht, wie Achilleus es tut:

»... nahm alsdann den wuchtigen großen
Schild; der leuchtete weit hinaus mit dem Glanze des Mondes.
So, wie draußen im Meer der Glanz des brennenden Feuers
Segelnden Schiffen erscheint...«[3]

Indes das homerische Gleichnis sich hinzieht, wollen wir festhalten: Es geht um den *Schein.* Was dem Schild des Achilleus, dem Werk des hinkenden Gottes, seinen magischen Glanz verleiht, ist nicht das edle Metall, sondern der edlere Schmuck. Abblitzen läßt er selbst Marxens Fürwitz: »Wo bleibt Vulkan gegen Roberts et Co.?«[4] Marx hätte auch Krupp gegen Vulkan ins Feld führen können. Aber im Ernst: Wo bleibt die Dicke Berta, wo bleiben andere mythische Waffen wie Schwert Nothung, der Henry-Stutzen, die Patriot-Rakete, wenn es um den Zierat geht? Er gab auch den irdischen Erfindern, den sterblichen Gestaltern ihren Kollektivnamen: *Daidalos.*

Aber die Kreationen des Daidalos sind – gleich jenen des Prometheus, der mit seinem Verpackungsschwindel selbst den allwissenden Zeus hereinlegt – Täuschungsmanöver; sie sollen das Schicksal überlisten, die Götter. Als Poseidon, erbost über den König Minos von Kreta, dessen Tochter Pasiphaë in einen seiner weißen Stiere verliebt macht, schafft Daidalos Abhilfe für deren Brunst. Aus Holz und Rinderhaut formt er die Attrappe einer Kuh, schafft sie unter die Eichen, wo die Herde grast, und heißt die Verliebte hineinsteigen, um des Bullen zu harren. Der läßt sich täuschen, und das hat Folgen. Pasiphaë gebiert den Minotauros. (Doch auch gegen das Monster weiß Daidalos ein Mittel: das Labyrinth.)

Daidalos, der Schutzpatron der athenischen Handwerker, darf getrost auch als Ahnherr der Designer gelten. Seine Kuh ist das Urbild aller Verführung, die auf kunstreicher Blendung beruht, aber Befriedigung schafft (mit möglicherweise monströsen Folgen). Eröffnet ist damit die Dialektik von Sein und Schein, die das abendländische Denken und Gestalten nicht mehr loslassen sollte. Sie läuft – in den unterschiedlichsten Ausprägungen – auf die kahle Moral hinaus, daß das Äußere nicht das Innere ist; daß man sich durch den Augenschein nicht blenden (oder abstoßen) lassen soll, denn die Wahrheit liegt im Kern, die Hülle ist Schein, Trug, Täuschung.

Außer im Aschenputtel-Fall, wo ein edler Kern in einer schäbigen Hülle steckt, tragen die vielfältigen Formen, in denen das Wesen »erscheint« – als Schminke, Larve, Maske; als Dekor oder Fassade; als Verkleidung und Verpackung –, die Reflexe des Begehrens, das sie wecken; somit ist Geschichte eingezeichnet in den Schein, vielleicht erfahren wir sie nur in solchem Schein. Wie aber verhält sich die durch den Schein (die Kuhhaut) erzielte Befriedigung zum Wesen (zur Jungfrau)? Gilt auch hier die Regel: An ihren Früchten (am Zwitter Minotauros) sollt ihr sie erkennen? Es ist die Frage nach dem *Zweck,* die wohl von Anfang an die ästhetische Erörterung bestimmt hat.

»*Sokrates:* Wie aber steht es nun mit dem Folgenden? Alles Schöne, z. B. Körper, Farben, Gestalten, Stimme, Beschäftigungen nennst du doch in jedem einzelnen Falle schön im Hinblick auf irgend etwas? Wenn du z. B. zunächst Körper schön nennst, so ist das Bestimmende für dich dabei doch entweder der Nutzen in Rücksicht auf den Zweck, für den ein jeder dienlich ist, oder ein gewisses Lustgefühl, wenn er dem Beschauer beim Anschauen Freude macht. Kannst du sonst noch eine Beziehung rücksichtlich der Schönheit anführen?
Polos: Nein.
Sokrates: Nennst du nicht in gleicher Weise auch alles andere wie Gestalten und Farben schön entweder wegen eines gewissen Lustgefühls oder wegen eines Nutzens oder um beider willen?
Polos: Ja...
Sokrates: Wenn also von zwei schönen Dingen das eine schöner ist, so liegt der Grund dafür darin, daß es entweder an einem von beiden oder an beiden im Übergewicht ist, nämlich entweder an Annehmlichkeit oder an Nutzen oder an beiden.
Polos: Allerdings.«[5]

Schön ist, was guttut, was nützt! Die platonische Schönheitslehre erschöpft sich natürlich nicht in diesem Standpunkt eines Pferdezüchters[6], aber der hat Schule gemacht, zumal in den sogenannten angewandten Künsten bis hin zum Bauhaus, zu Ulm. Schon Ciceros Begriff des *aptum* ist durch seinen äußeren, seinen Markt-Wert bestimmt. Und Augustinus, der sich ihm anschließt, trifft eine Unterscheidung, die heute noch gern bemüht wird, z. B. von Kosmetikerinnen mit Herz, die den Glanz von innen als Ersatz für den äußeren preisen:

»Es gibt zweierlei Formen. Die eine wird von außen an jede Art körperlichen Stoffes herangebracht... Die andere aber trägt nach dem geheimen und verborgenen Ermessen ihrer lebendigen, einsichtbegabten Natur die bewirkenden Ursachen in sich und schafft, selbst ungeschaffen, nicht nur die natürlichen Formen der Körper, sondern auch die Seelen der Lebewesen. Die erstgenannte Form mag man als geistigen Besitz aller beliebigen Werkmeister bezeichnen, die zweite kommt nur dem einen Werkmeister zu, Gott, dem Schöpfer und Urheber...«[7]

Prima vista läuft diese Unterscheidung zwischen *äußerer* und *innerer* Form auf die zwischen *angewandter* und *autonomer* Kunst hinaus, seit der Künstler sich als göttlicher *artifex* versteht. Doch so einfach liegen die Dinge nicht. Ihren extremsten Ausdruck findet das auf Natur und Zweck verpflichtete Bekenntnis zur inneren, »intrinsischen« Form nämlich im Funktionalismus der modernen Architektur, deren Credo Louis Sullivan formulierte: »Die äußere Erscheinung soll Ausdruck des inneren Zweckes sein.« Oder mit Frank Lloyd Wright gesagt: eine »organische Form« entfaltet sich »wie eine Pflanze« – »von innen heraus«. Mit dem Auftritt der Pflanze wird die Sache noch komplizierter. Denn die Pflanze hat bereits Kant in Anspruch genommen für eine ganz andere Unterscheidung: zwischen »freier Schönheit« und »bloß anhängender Schönheit«, und die erstere, die freischwebende, findet der Philosoph in den Blumen, Paradiesvögeln, Seesternen usw., auch in Menschenwerk, z. B. im Muster einer Papiertapete oder in einer Flötensonate, kurz, in Dingen und Formen, die nicht »in Ansehung eines Zweckes«, sondern »frei und für sich gefallen«. Pech fürs Bauhaus. Die andere, »bloß anhängend« genannte Schönheit hingegen steht »in Beziehung auf einen innern Zweck«, entspricht also dem, was von Augustinus bis Jil Sander in erbaulicher Absicht als »innere« Form bezeichnet wird. Glücklicherweise sind die Beispiele Kants mit dieser auch ästhetisch ehrwürdigen Absicht vereinbar: die Schönheit eines Menschen, eines Pferdes, eines Gebäudes. Also denn: anhängende Schönheit der inneren (organischen) Form – oder wie? Zu unserem Trost sagt Kant, man könne »manchen Zwist der Geschmacksrichter über Schönheit« – sagen wir: eines Gesichts oder einer Limousine – durch den Hinweis beilegen, daß der eine sich an die *freie* (dem Objekt nur angehängte, angemalte) Schönheit halte, der andere aber an die *anhängende* (organisch gewachsene) Schönheit denke. So einfach ist das.

Man könnte die Dinge noch komplizieren durch Beiziehung weiterer Terminologien und Typologien, und das Ergebnis wäre nicht nur ein semantischer Wirrwarr, sondern ein Abbild des Clinchs zwischen Innen und Außen, der von Anfang an in Architektur und Kunstindustrie ausgefochten wurde. Im Grunde war es ein schier hoffnungslos im Namen von Natur und Zweck geführter Kampf gegen das Wuchern des Dekors.

3. Blendwerk

»Die Motive, welche ehedem die Voreltern aus dem wahren Leben entlehnten, werden von dem gegenwärtigen verderbten Geschmack verworfen … Denn die heutigen Leute bringen auf den Stuckflächen lieber ungeheuerliche Wesen als wahrheitsgetreue Darstellungen natürlicher Gegenstände zur Schau. So setzt man gern an die Stelle der Säulen Rohrstengel, als Ersatz der Dachgiebel geschweifte Dachflächen, die mit krausförmigen Blattbildungen und weichem Schnörkelwerk endigen; ebenso sind Lampenständer gebräuchlich, welche das Modell eines kleinen Tempels stützen, über dessen Giebel zarte Pflanzen aus geschnörkelten Wurzeln hervorwachsen, auf denen in sinnwidriger Weise Figürchen ruhen … Wie ist es denkbar, daß ein Rohr ein Haus trage, ein Kandelaber das Giebelwerk eines Monumentalbaus stütze oder ein zarter, biegsamer Stengel ein sitzendes Figürchen emporhalte …?«[8]

Das war zur Zeit des Kaisers Augustus, und die Römer – Vitruv schüttelt sich förmlich – fanden auch noch Gefallen an den »Monstrositäten«, die sich auf den Wänden ihrer Villen ausbreiteten, weil »der entartete Geschmack schwachsinniger Kunstlehrer« nichts mehr auf »Naturwahrheit« gab. Wohin mochte das noch führen! Es führte, schon unter Nero, dahin, daß man sich wieder auf die Natur besann: um sie zu verbessern, wie uns Plinius der

Ältere berichtet. Nachdem nämlich die Malerei »gänzlich von dem Marmor verdrängt« worden war, wurde man bald der öden Steine überdrüssig und begann deshalb, »Flecke, welche nicht vorhanden waren, durch eingelegte Stücke zu ergänzen, so daß der numidische Marmor eiförmige, der synnadische purpurfarbige Zeichnungen haben mußte, wie es die Üppigkeit wünschte«.[9]

Eineinhalb Jahrtausende später: Andrea Palladio blickt auf die »Mißbräuche« der Architektur seiner Zeit. Was im kaiserlichen Rom die »Balkonmalerei« und die Stuckdekoration nur vorgetäuscht hatten, das macht das Gemäuer jetzt selbst: es verleugnet seinen Zweck. Die Giebel der Türen, Fenster und Loggien, die doch dazu dienen sollten, das Gebäude vor Regen zu schützen, werden in der Mitte aufgebrochen, ganz gegen die »natürliche Vernunft«; an die Stelle von Säulen und Pfeilern, die sichtbar eine Last tragen, setzt man »Kartuschen wie aus Papier, die merkwürdig zusammengerollt aussehen«, oder man läßt die Säulen »zum Schein zerbrochen aussehen« und legt Ringe oder Girlanden um sie herum, die sie »scheinbar zusammenhalten«.[10]

Doch das waren erst bescheidene Anfänge des Rauschs aus Stuck und Farbe, der sich nach dem Tridentinum vor allem in katholischen Kirchen austobte, ein schierer Illusionismus – wäre es nicht der *innere Zweck* dieser Kirchenräume, die Aufhebung der Gesetze der Schwerkraft im schwebenden Wunder sichtbar, fühlbar zu machen: als »Ponderacion mysteriosa«, als Eingreifen Gottes ins irdische Bauwerk, was später dann, durchaus strafend, »bizarr«, »grotesk« und schließlich »barock« genannt wurde. Der neue Geschmack des Historismus schritt zur Reinigung der überkommenen Stile, die ihm bald alle – in Musterbüchern – zur beliebigen Verfügung standen, ein gleichsam multikultureller Formenschatz, den angemessen einzusetzen Jacques Guilleaume Legrand schon 1809 in seinem *Essai sur l'Histoire de l'Architecture* empfahl; was zur Folge hatte, »daß unsere Hauptstädte als wahre *extraits de mille fleurs,* als Quintessenzen aller Länder und Jahrhunderte emporblühen, so daß wir, in angenehmer Täuschung, am Ende selber vergessen, welchem Jahrhundert wir denn angehören«, wie Gottfried Semper 1834 lästerte.[11] Doch was sollte man tun? Es gab so viel zu verkleiden, neue Zwecke, neue Materialien:

> »Backsteine, Holz, besonders Eisen, Metall und Zink ersetzen die Stelle der Quadersteine und des Marmors. Es wäre unpassend, noch ferner mit falschem Scheine sie nachzuahmen. Es spreche das Material für sich und trete auf, unverhüllt, in der Gestalt, in den Verhältnissen, die als die zweckmäßigsten für dasselbe durch Erfahrungen und Wissenschaften erprobt sind ... Dies ist die wahre Einfachheit, auf der man sich dann mit aller Liebe der unschuldigen Stickerei des Zierats hingeben darf.«[12]

Nein, Semper war kein Bauhäusler. Was er, unschuldig oder nicht, »Verkleidungssymbolik« nannte, war für ihn und sein ganzes Jahrhundert, wie für die gesamte europäische Tradition, ein selbstverständlicher Teil der Architektur. 1951, in der Zeit des weithin herrschenden Funktionalismus, hat Günter Bandmann daran erinnert, daß die alte Vorstellung vom Bauwerk als Organismus, nach dem Modell des Menschen oder der Natur, bis tief ins 19. Jahrhundert sich gerade nicht auf den Kern, den Zweck, vielmehr auf die Außenhaut des Bauwerks bezog. »Sowohl Alberti als auch Winckelmann vertreten die Meinung, daß die Materie, der ungeformte Kern des Bauwerks sich nach dem Zweck und dem Bedürfnis richtet und nicht in das Gebiet der ›Kunst‹ gehört, daß aber die sichtbare Außenhaut des Gebäudes die ›Kleidung‹ ist, ›welche die Blöße zu decken dienet‹ [H. Lotze].«[13]
Gegen diese Kleidung, Verkleidung liefen sie dann Sturm, die Modernen. Zum Beispiel Adolf Loos mit seinen Attacken gegen die staatlich subventionierte »ornament-seuche«, die fast alle Gebäude, Möbel und andere Gebrauchsgegenstände befallen habe.

»Ich lasse den einwand nicht gelten, daß das ornament die lebensfreude eines kultivierten menschen erhöht... Wenn ich ein stück pfefferkuchen essen will, so wähle ich mir eines, das ganz glatt ist, und nicht ein stück, das ein herz oder ein wickelkind oder einen reiter darstellt, der über und über mit ornamenten bedeckt ist... Der vertreter des ornaments glaubt, daß mein drang nach einfachheit einer kasteiung gleichkommt. Nein, verehrter herr professor aus der kunstgewerbeschule, ich kasteie mich nicht! Mir schmeckt es so besser.«[14]

In letzterer Hinsicht sind Zweifel angebracht. Loos betont zu oft den erotischen Charakter des von ihm als Verbrechen verfolgten Ornaments, um nicht den Verdacht der Lustfeindlichkeit auf sich zu ziehen. Das Ornament, so meint er, gehört einer überwundenen Kulturstufe an, auf der sich nur noch die Primitiven befinden. Und die Frauen. (»Das ornament im dienste der frau wird leben«, räumte er 1924 ein[15], es klang vernichtend.) Mit anderen Worten: Loos war ein Utopist der *sauberen* Lust. »Seht, die zeit ist nahe«, prophezeite er 1908, »die erfüllung wartet unser. Bald werden die straßen der städte wie weiße mauern glänzen! Wie Zion, die heilige stadt, die hauptstadt des himmels. Dann ist die erfüllung da.«[16]
In dieser Extremposition, die freilich seit der Jahrhundertmitte nicht nur ideologische Plausibilität, sondern auch praktische Trivialisierung erfuhr, in Beton, Plastik und Aspik, geschieht nun etwas Merkwürdiges mit der absolut gesetzten »inneren« Form: Sie verschwindet. Das Wesen erscheint nackt, als bloßer Zweck. Da aber der Zweck, das »Reich der Freiheit«, Utopie blieb – »Modern zu wohnen wurde zu einer verpflichtenden Aufgabe, derer man sich nicht ohne theoretische Studien und moralische Vorsätze entledigen konnte«, sagte 1940 ein Gescheiterter[17] –, da folglich das Gestaltete bloßer

»Vorschein« der politischen Erfüllung war, entstand doch wieder nur ein Ornament, ein ziemlich brutales. Kein Wunder, daß Ernst Bloch, der Vordenker dieses Vorscheins, der Prophet des Grand Design – »Ubi Lenin, ibi Jerusalem« –, mit jenem »Zion« wenig anzufangen wußte, soweit es sich bereits materialisierte. Blochs »Geist der Utopie« (1923) blickte rückwärts, was den Alltag betraf, weg von den »neuen Vierteln«, denn deren »eigentliches Ziel ist das Badezimmer und Klosett, die fraglosesten und originalsten Leistungen dieser Zeit, genau wie die Möbel im Rokoko und die Dome in der Gotik... Jetzt aber regiert die Abwaschbarkeit...«[18]

Es ist müßig zu fragen, was an der Misere des real existierenden Funktionalismus schuld sei: der Entwurf oder die Ausführung. Die Reaktion auf seine ruinöse Herrschaft war jedenfalls extrem: ein Exzeß der »äußeren« Form, beginnend mit Pop-Art, gipfelnd im postmodernen Bekenntnis zu Las Vegas und Levittown, endend (vielleicht) im »Neuen Design«, das nicht mehr die Welt zu verändern gedenkt, sondern – weit radikaler – das, worauf diese Idee einst gedieh: die Stühle. (Und steht nicht Hephaistos auch hier wieder Pate? Seiner Mutter Hera, die er haßte, schmiedete er einen Stuhl, der wie eine Mausefalle zuschnappte, zack.)

Die Frage, die sich uns heute stellt, ist eine alte: Wie kann – jenseits der modernen Abwaschbarkeit und des postmodernen Glitzer- und Schmuddelkults – überhaupt eine »wahre« Form entstehen, ein »authentischer« Schein?

4. *Epiphanie*

»Da sprach Veronika ›Als mein Herr durch die Welt ging predigen und ich seiner Gegenwart nicht mochte genießen alle Zeit, da wollte ich mir sein Bild lassen malen, daß ich davon Trost empfinge, wann er selber nicht gegenwärtig wäre. Da ich nun das Tuch zu dem Maler trug, daß er mir darauf das Bild male, begegnete mir mein Herr auf der Straße und fragte mich, wohin ich ginge. Und da ich ihm die Sache meines Weges sagte, so hiesch er von mir das Tuch; und da er es mir wiedergab, hielt das Tuch das Bild seines Antlitzes. Dies Bild ist so kräftig, sähe es dein Herr mit Andacht an, er würde ohne Zweifel gesund.‹ Da sprach Volusianus ›Mag jemand dieses Bild mit Gold oder Silber aufwiegen?‹ Antwortet jene ›Nein, das Bild erzeigt seine Kraft allein einem gläubigen und andächtigen Herzen. Darum so will ich mit dir fahren und das Bild dem Kaiser zeigen...«[19]

Daß sie Bilder aus Stein und Erz verehrten, war der Hauptvorwurf der frühen Christen gegen die Heiden. Bald aber wurde die verabscheuungswürdige Proskynese, das Knien vor heiligen Bildern, bei den Christen selbst frommer Brauch: Das Christentum war Staatsreligion geworden, ein Rückfall der Gläubigen in Götzendienst und Kaiserkult deshalb nicht mehr zu befürchten. Andererseits strömten jetzt Massen von Menschen in die Kirche, die kaum dafür zu gewinnen waren, Gott nur »im Geist und in der Wahrheit« anzubeten. So verwischte sich die Grenze zwischen Heidentum und Christentum, das letztere geriet in eine Drift zur Vielgötterei und zu magischen Kulten, was den Engeln, den Heiligen, der Muttergottes zugute kam. Der Bilderdienst blühte auf. Nur vor der Abbildung Christi gab es noch eine Sperre. Aber das Bedürfnis nach einem Bild des Heilands wuchs. Es wurde schließlich gestillt, die Theologen reichten die Rechtfertigung nach. Ausgerechnet die heidnischen Kultbilder dienten ihnen dabei als Argument, denn die seien der Grund für die Menschwerdung Gottes, und diese wieder erlaube, trotz des alttestamentarischen Bilderverbots, die Darstellung des Gottessohnes – als Mensch. Das Wort war Fleisch geworden: warum nicht auch Bild? Damit wehrte die Kirche zugleich den Vorwurf der Juden ab, sie dulde den Götzendienst: Wer nicht an die Menschwerdung Gottes in Christo glaube, für den gelte weiter das zweite Gebot. Im übrigen war das christliche Kultbild kein εἴδωλον, kein heidnisches *Idol,* dem *Idolatrie* zuteil wurde, sondern eine εἰκών, eine heilige *Ikone,* der man *Ikonodulie* schuldete; wer ihr diese Verehrung aber verweigerte, sie gar schmähte und zerstörte, war ein *Ikonoklast*: Er schändete mit dem Bild des Göttlichen dieses selbst. Denn im Abbild ist das Urbild gegenwärtig, deshalb besitzt es eine übernatürliche, eine wunderwirkende Kraft. Diese Idee – sie stammt von Plotin – wirkte revolutionär: Sie erlaubte die Vervielfältigung des Göttlichen und bereitete damit den Weg für seine Privatisierung. Die Väter des zweiten Konzils von Nicäa (787), das nach langem, blutigem Bilderstreit im Ostreich den Bilderdienst wieder vorschrieb als Mittel der Heiligung, haben zwar betont, »daß das Bild nur dem Namen nach mit dem Archetyp in Gemeinschaft steht, nicht der Substanz nach«[20], aber was machte das in der Praxis der Proskynese, des Kniens und Küssens und Flehens, für einen Unterschied? Sagte nicht sogar der große Ikonosoph Theodoros Studites damals: »Das Bild Christi ist im Grunde nichts anderes als Christus selbst, abgesehen von der Verschiedenheit der Materie«?[21]

Gerade deshalb konnte ein Christusporträt nicht menschengemacht, es mußte gleichsam vom Himmel gefallen sein, ein neues Palladium, jedenfalls ein durch Tradition verbürgtes »wahres Bild« – eine *Vera Icona.*[22] Der Prototyp, das Abgar-Mandylion, im 6. Jahrhundert zum ersten Mal erwähnt, wurde im 10. Jahrhundert von Edessa nach Konstantinopel geholt, als heiligste aller Christus-Reliquien, und kam im 13. Jahrhundert abhanden. In Rom tauchte jetzt aber ein anderes, ganz ähnliches Mandylion mit eigener Legende auf: *Veronica.* Von beiden Tuchbildern gab es zahlreiche Repliken: Ein Archetypus (das hatte schon Plotin gelehrt) verlangt nach Wiederholung, Vervielfältigung, ähnlich einem Negativ, und auf diese Abzüge geht die magische Kraft des Originals ungeschmälert über, wie umgekehrt auch »die dem Bild erwiesene Verehrung auf das Urbild übergeht«, so hatte es das Konzil beschlossen – eine sich gegenseitig hochschaukelnde Heiligung!

»Manchmal waren bis zu einer Million Pilger in Rom, wenn die Veronica gezeigt wurde. Nach den ›stacions of Rome‹, einem englischen Pilgerführer von 1370, konnten die Römer dreitausend Jahre, die Italiener neuntausend Jahre und die Ausländer zwölftausend Jahre Sündennachlaß bekommen.« Die Pilger nahmen natürlich Andenken mit nach Hause, Amulette und Repliken des Gnadenbildes, für deren Herstellung die *pictores Veronicarum* ein Monopol besaßen. »Als die Bildreliquie bei der Schaustellung 1849 von selbst aufleuchtete, erhielt der Umsatz mit den Repliken neuen Auftrieb.«[23]

Die Herstellung von Devotionalien, besonders von Andenken an Gnadenorte und Heiltümer, war die zweite große, überregionale Kunstindustrie Europas, nach der spätrömischen. Deren Produkte hatten, der notorischen Frömmigkeit der Römer zum Trotz, eine reichlich säkulare Kundschaft. Nehmen wir ein frühes Beispiel, den jüngeren Plinius. Zur Zeit Kaiser Trajans schrieb er aus der Toskana an Freund Musius in Rom:

»Auf eine Weisung von seiten der Priesterschaft der Opferschauer muß ich das Ceresheiligtum auf meinem Landbesitz ausbessern und erweitern lassen... Am dreizehnten September strömt dort nämlich aus der ganzen Gegend viel Volk zusammen, zahlreiche Geschäfte werden da abgeschlossen, zahlreiche Gelübde getan und erfüllt... Ich meine also ein wohltätiges, aber auch gottgefälliges Werk zu tun, wenn ich ein recht schmuckes Gotteshaus errichten und dazu noch gedeckte Hallen anlegen lasse, jenes für die Göttin, diese für die Leute. Du bist deshalb gebeten, vier Marmorsäulen nach Deinem Geschmack zu kaufen... Ein neues Bildnis der Göttin wird man wohl auch in Bestellung geben oder fertig kaufen müssen...«[24]

Anders die christliche Reliquien- und Devotionalienindustrie. Die von ihr erzeugten Güter hatten einen mystischen Charakter; vor allem die Replik eines Kultbildes, die den Ablaß quittieren und ihrerseits Wunder wirken sollte, war ein *sehr vertracktes Ding voll metaphysischer Spitzfindigkeiten und theologischer Mucken.* Um ihre *phantasmagorische Form* zu verstehen, müssen wir uns in die *Nebelregion der religiösen Welt* begeben, vom *Fetischcharakter* der Ware sprechen. – Mit den hier kursivierten Ausdrücken hat Marx im *Kapital*[25] die Waren bedacht. Aber wenn er von Tuch und Rock redete, also ständig, hatte er gewiß nicht das Schweißtuch der Veronica oder den heiligen Rock von Trier im Sinn. Eher war für ihn der »Zauber und Spuk« der Warenwelt deshalb ein »religiöser Widerschein der wirklichen Welt«, d. h. der kapitalistischen Welt, weil in dieser die Waren die Funktion der Devotionalien und Phylakterien übernommen hatten. Merkwürdig ist jedoch, daß die Marxschen Waren, z. B. Textilien, kein Aussehen haben.

Wenn wirklich einmal das »Finishing« erwähnt wird, dann als Kostenfaktor. Das Dessin der Stoffe spielt keinerlei Rolle, obwohl es in der Mitte des 19. Jahrhunderts die schönsten Muster gab, etwa üppige Rosenbuketts, auf Kattun oder Kaliko gedruckt, wie sie übrigens noch heute zu sehen sind, wo die Not groß ist, in der Sahel-Zone, in Bangladesch... War Marx denn blind? Oder geblendet? Vielleicht hat er den neuen »Schein« der Waren als deren Zweck erkannt, in der »anhängenden« Schönheit die »innere« Form entdeckt und deshalb nicht lange nach gutem oder schlechtem Design gefragt. Der vervielfältigte Gott soll gleich sein, nicht schön.
Oder doch wieder nicht. Es ging den Waren wie dem Heiland. Zu Anfang hatte er »Knechtsgestalt«, in der Ostkirche gab es sogar das Ideal des »häßlichen Heilands« – eine Art religiöses Null-Design. Aber im Abendland siegte zum Glück das andere Ideal: Christus als Apoll! Anselm von Canterbury klagte bereits über stümperhafte Darstellungen des Heilands. Gott soll schön sein. Die Ware auch.

5. *Dämmerung*

»Wir sind überhaupt an allem reicher, was sich erben läßt, also an allen Handwerksvorteilen, an der ganzen Masse des Mechanischen, aber das, was angeboren werden muß, das unmittelbare Talent, wodurch der Künstler sich auszeichnet, scheint in unsern Zeiten seltner zu sein...
Eine Materie erhält durch die Arbeit eines echten Künstlers einen innerlichen, ewig bleibenden Wert, anstatt daß die Form, welche durch einen mechanischen Arbeiter selbst dem kostbarsten Metall gegeben wird, immer in sich bei der besten Arbeit etwas Unbedeutendes und Gleichgültiges hat, das nur so lang erfreuen kann, als es neu ist...
Nun kommt noch dazu, daß man in den neueren Zeiten das Maschinen- und Fabrikwesen zu dem höchsten Grad hinaufgetrieben hat und mit schönen, zierlichen, gefälligen vergänglichen Dingen durch den Handel die ganze Welt überschwemmt...
Kluge Fabrikanten und Entrepreneurs haben die Künstler in ihren Sold genommen und durch geschickte mechanische Nachbildungen die eher befriedigten als unterrichteten Liebhaber in Kontribution gesetzt, man hat die aufkeimende Neigung des Publikums durch eine scheinbare Befriedigung abgeleitet und zugrunde gerichtet.«[26]

Was 1798, im Geburtsjahr der Lithographie und der Rumford-Suppe, Goethe über »Kunst und Handwerk« schrieb, nimmt vieles von dem vorweg, was im 19. Jahrhundert dazu gesagt worden ist. Das Leitmotiv z. B. der »Arts and Crafts«-Bewegung war die Bezichtigung der Maschine, sie sei schuld am Niedergang der Kunst und an der Vergiftung des Handwerks – eine Klage, die auch in unserem Jahrhundert nicht verstummte, nur daß sich das Datum des Unheils verschob. (»Die Maschine«, schrieb Bloch 1923, habe »den durchdringenden Phantasiemord auf dem Gewissen, der den kunstgewerblichen Bestand jedes Museums mit den vierziger Jahren des vorigen Jahrhunderts abzuschließen zwingt«.[27])

Im Rückblick erscheint uns das 19. Jahrhundert als das eines ständigen angespannten Geschmackstrainings. Allenthalben werden Schulen, Akademien, Museen gegründet, werden Musterbücher vorgelegt und Industrieausstellungen veranstaltet mit dem Ziel, die Waren zu veredeln. Schon die erste Weltausstellung, 1851 in London, verstand sich als »a lesson in taste«.[28] Gottfried Semper, der an der Vorbereitung beteiligt war, zog die Lehre aus dieser Lektion, dem großen »Battle of Styles«, in dem »Gothic revival« vor Neo-Renaissance und zweitem Rokoko nach Punkten siegte, wohl dank dem von Pugin eingerichteten »Mediaeval court« mit seiner Fülle von Faksimiles plus einigen Novitäten, etwa einem gotischen Piano (welchem Preußen mit einem Ofen in Form eines geharnischten Ritters entgegentrat): »Während aber unsere Kunstindustrie richtungslos fortwirtschaften wird, erfüllt sie unbewußt ein hehres Werk, das der *Zersetzung traditioneller Typen durch ihre ornamentale Behandlung.*«[29]

Semper, der damit eine These Alois Riegls vorgreifend auf die Füße stellte, daß nämlich jedes Symbol die »Prädestination« in sich trage, »im Laufe der Zeit zu einem vorwiegend oder lediglich dekorativen Motive zu werden, sobald es nur die künstlerische Eignung dazu besitzt«[30], traute offenbar der Paralyse durchs Dekor zuviel zu: Der erhoffte neue Stil erschien nicht. Er blieb der Traum des 19. Jahrhunderts, trotz aller Bekenntnisse zum Stilpluralismus, die aber bei Bauvorhaben von nationalem Interesse, sei's der Berliner Reichstag oder die Fassung der Rütli-Quellen, regelmäßig in wütendes Feldgeschrei umschlugen: Hie Renaissance, hie Louis Quinze! Gut klassisch, gut gotisch! Auch der alte Goethe, der an den neuen Designfragen sehr interessiert war, plädierte für einen alles durchdringenden, Einheit stiftenden Stil:

»Ganz unerläßlich aber ist die Einheit auf dem Gipfel der Kunst; denn wenn der Baumeister zu dem Gefühl gelangt, daß seine Werke sich in edlen, einfachen, faßlichen Formen bewähren sollen, so wird er sich nach Bildhauern umsehen, die gleichmäßig arbeiten. An solchen Verein wird der Maler sich anschließen, und durch sie wird Steinhauer, Erzgießer, Schnitzwerker, Tischer, Töpfer, Schlösser und wer nicht alles geleitet, ein Gebäude fördern helfen, das zuletzt Sticker und Wirker als behagliche Wohnung zu vollenden gesellig bemüht sind.
Es gibt Zeiten, wo eine solche Epoche aus sich selbst erblüht, allein nicht immer ist es rätlich, die Entwicklung dem Zufall zu überlassen, besonders in Tagen, wo die Zerstreuung groß, die Wünsche mannigfach, der Geschmack vielseitig.«[31]

Der Traum eines Designers vom Gesamtkunstwerk, hundert Jahre vor dem Bauhaus! Solche Träume pflegen schrecklich in Erfüllung zu gehen, gemeinhin für die Nachgeborenen. Zumindest in seinen Interieurs hat das Fin de siècle eine gewisse makabre Größe erreicht. Die vom Prunk der Ornamente und Draperien ausgestrahlten Drohungen, in denen Thorstein Veblens böser Blick archaische Züge des Grauens wahrnahm, wurden später von den Surrealisten ins Bild gebannt. Bei Max Ernst entwachsen den Möbeln geile Galionsfiguren, aus den Fauteuils quellen riesige Kröten, und wenn man eine Lade der pompösen Kommode herauszieht, liegt eine Leiche darin. »Das bürgerliche Interieur der sechziger bis neunziger Jahre«, schrieb Benjamin unvergeßlich, »wird adäquat allein der Leiche zur Behausung. ›Auf diesem Sofa kann die Tante nur ermordet werden‹.«[32]

Und wieder wurde der Traum vom reinen, edlen Stil geträumt, ganz ähnlich wie bei Goethe, nur ohne den Augenaufschlag zur »behaglichen Wohnung«, sie sollte eher streng sein. Henry van de Velde zum Beispiel, der die mühsame Realisierung seiner Wohn-Utopie noch erlebte, sagte im Rückblick auf seinen »Kampf gegen die verpestete Atmosphäre«, der gegen Ende des letzten Jahrhunderts begonnen hatte, in der Mitte des unseren:

»Erst, in der Revolte gegen die Verfälschung der Formen, hatten wir jedes Stück zu entwerfen, bis zur Türklinke und zum Besteck. Dann kam eine Zeit, in der die guten Einrichtungen vom Professor Soundso sein mußten, und heute sind wir immerhin so weit, daß man eine Einrichtung aus Dingen zusammenstellen kann, die bereits anonym sind. Das ist immerhin etwas!«[33]

Adolf Loos freilich sah das anders. Schon 1910 witzelte er: »es wird die zeit kommen, in der die einrichtung einer zelle vom hoftapezierer Schulze oder professor Van de Velde als strafverschärfung gelten wird.«[34] Loos wollte es noch reiner, strenger, moralischer. Das setzte sich seit der Mitte unseres Jahrhunderts öffentlich durch, mit einem überraschenden Ergebnis: Die allein dem Zweck verpflichteten Formen waren alle (ziemlich) gleich, Gefängnisse sahen aus wie Kliniken oder Universitäten. Aber diese totalitäre funktionalistische Moral ergriff nur einen Teil unserer Zivilisation, der größere Rest blieb sündig:

»Gemütlichkeit, Plüsch und Schund, Reklame, Micky Mouse und Illustrierte, Fernsehen und Bild-Zeitung. Wir haben den Charakter unserer (Massen-)Kulturträger immer nur als Nicht-Kultur vermittelt bekommen. Und trotzdem sind wir mit ihnen aufgewachsen. Und immer waren sie kräftiger als das, was man uns in unseren Kulturinstitutionen einzutrichtern versuchte. Welch Schizophrenie! Eine Kultur mit zwei Gesichtern. Werktag – Alltag!«[35]

So Andreas Brandolini, prominenter Vertreter des Neuen Design. Er hat seinen »Stil« ex negativo entwickelt:

»Aus der Kritik an der Beliebigkeit und Aussagelosigkeit funktionalistischer Umweltgestaltung heraus wurden Konzepte entwickelt, die auf spezifische kulturelle/gesellschaftliche Zustände abgestimmt waren, was zwangsläufig einen unbekümmerten Umgang mit Materialien und Formen mit sich brachte, d. h. daß die funktionalistische, ›reine‹ Form nicht mehr Maßstab ›guten Designs‹ sein konnte.«[36]

Ob nun »rein« oder nicht: das Verlangen nach verbindlichen Formen, nach *dem* Stil im emphatischen Sinne der Kunstgeschichte, verstummte nicht, seit es einen solchen Stil nicht mehr gibt. Es ist wie beim Ruf nach dem Mann mit der starken Hand, der alle (Form-)Probleme lösen soll. Die Glücklichen, die einst unter der Herrschaft von Louis Quinze lebten, haben natürlich nicht nach einem »Stil« verlangt, vielleicht aber nach seinem Sturz. Ist es ein Wunder, daß so mancher Stil-Ersatz nach einem Herrscher, einer Herrscherin benannt wurde: Queen Anne, Victoria, Wilhelm usw.? Es waren auch Zeiten von Sezessionen. Schon die beträchtlichen internationalen Erfolge von Bauhaus und CIAM zeigen: Das Regiment eines Einheitsstils, das heute nur ein weltweites sein könnte, würde sich verheerend auswirken. Auch für die Marktwirtschaft. Es gäbe zu wenig Spielraum für Innovationen. Ein solches Regiment – das dem Bauhaus verpflichtete DDR-Design beweist es – taugt bestenfalls für eine Mangelwirtschaft. Stil ist eine Tugend aus Not.

Seit es keinen einheitlichen Stil mehr gibt – dafür den Historismus, den Eklektizismus, den Pluralismus –, gibt es das Design. Daß es seinerseits nach »Stil« sucht, ist ein Mißverständnis. Design *ist* der neue Stil, der seine Identität darin hat, daß er sich ständig überholt, mit den neuen Waren zugleich Altwaren schafft.

6. *Irrlicht*

»Auf den ersten Blick boten ihm die Lagerräume ein verworrenes Bild dar, darin alle menschlichen und göttlichen Werke einander bedrängten. Ausgestopfte Krokodile, Affen und Riesenschlangen grinsten Kirchenfenster an, schienen Büsten beißen, Lackarbeiten nachlaufen oder an Deckenkronen hinaufklettern zu wollen. Eine Sèvres-Vase, auf die Madame Jacquetot Napoleon gemalt hatte, stand neben einer dem Sesostris geweihten Sphinx. Der Anbeginn der Welt und die Geschehnisse von gestern vermählten sich hier mit einer grotesken Wohlgelauntheit... Alle Länder der Erde schienen irgendein Trümmerstück ihrer Wissenschaften oder eine Probe ihrer Künste hierher gebracht zu haben. Es war eine Art philosophischer Kehrichthaufen, auf dem nichts fehlte, weder die Friedenspfeife der Indianer noch der grüngoldene Haremspantoffel, noch der Jatagan des Mauren, noch das Götzenbild des Tataren...

...er war aus dem wirklichen Leben herausgetreten, stufenweise in eine ideale Welt hinaufgestiegen und in die Zauberpaläste der Ekstase gelangt, wo das Universum ihm nur durch Überbleibsel und in feuriger Schrift erschien, wie ehedem die Zukunft flammend vor den Augen des heiligen Johannes auf Patmos vorübergeglitten war...«[37]

Der Kehrichthaufen der Geschichte als Vision der Zukunft! Dieses Trödelmagazin voller Kostbarkeiten, die heute unerschwinglich wären, ist nicht vergleichbar unseren Flohmärkten mit ihrem Ramsch und Plunder, es sei denn insofern, als die Dinge eine andere Qualität gewinnen, wenn sie – erlöst von der Schmach, einem Zweck zu dienen – nur noch »Schrift« sind: Hieroglyphen, unentzifferbar. Allein deshalb kann Raphaël, der Held von Balzacs *Peau de Chagrin* (1831), in diesem »Ozean von Möbelstücken, Erfindungen, Moden, Werken und Trümmern« in Ekstase geraten – »erdrückt von diesen wieder erwachenden Formen, die gleich Ungeheuern, die von einem boshaften Genius unter seinen Füßen gezeugt worden waren, ihm einen endlosen Kampf lieferten«. (Dieser boshafte Genius ist die Cartesische Figur des *genius malignus,* ein übelwollender Schöpfergott, der die Menschen betrügt.) Die Formen, einstmals Menschenwerk, erwachen wieder als Ungeheuer, weil sie von ihrem Dekorations- oder Demonstrationsdienst befreit sind: nunmehr »freie Schönheit« (oder Häßlichkeit) im Sinne Kants. Sie können also zurückkehren in die Natur oder aufsteigen in die Kunst. Müllhalde oder Museum. Tatsächlich wurde schon manches Gerümpel nobilitiert, nicht erst in unserem Jahrhundert mit seiner Passion für *objets trouvés* und *ready mades,* für »Spuren« und Müll. Aber in ihrem Fegefeuer-Stadium muten die aus dem Zweckzusammenhang herausgefallenen Dinge fast rührend an, auch ein bißchen unheimlich. Besorgt fragt mancher Kunde den Trödler nach dem einstigen »Wozu« dieser rätselhaften Dinge, als müßten sie, obwohl ausrangiert, doch einen Zweck oder wenigstens einen Namen haben, um erworben zu werden. Die frei schweifenden Formen gleichen Geistern, die »erscheinen«. Der Schein überlebt den Zweck, das lehrt uns der Trödel.

Erst zu Balzacs Zeiten konnte sich ein Antiquitätenmarkt entwickeln. Er setzt ein nostalgisches Verhältnis zum Handwerk voraus, das gewissen Dingen eine »Aura« verleiht, den Schein der Einmaligkeit und Würde. Dieses Sentiment ist in Wahrheit ein Nebenprodukt der heraufziehenden Mechanisierung mit ihren Möglichkeiten zur fast beliebigen Vervielfältigung von Formen als Kopien oder Repliken, Imitationen oder Pasticci. Einher geht damit jene »Entwertung der Symbole«, die Sigfried Giedion als Spezifikum des Empire-Stils beschrieben hat, die aber schon viel früher einsetzt. Kaum noch ermessen können wir heute den Abscheu, den z. B. Goethe vor der Arbeit des »bloß mechanischen Künstlers« empfand: »sein tausendstes Werk ist wie das erste, und es existiert am Ende auch tausendmal«.[38] Komplementär war solchem Abscheu der Gebildeten das Befremden der vielen anderen angesichts des von mythologischen, heraldischen, poetischen Motiven geprägten Dekors, der die neuen Luxus- und Gebrauchsgegenstände bis hin zum Nachttopf wie ein akademischer Aussatz befiel. Ein Zeitgenosse Napoleons spottete:

> »Wenn ich einen goldenen Adler sehe, der die Vorhänge eines Finanzmannes in seinen Krallen trägt, kann ich nur mitleidig lächeln. Eure Betten mit Lanzen sind Blödsinn, passen allenfalls für Generäle ... Aber ich sehe nicht ganz, was diese militärische Ausstaffierung bei einer *petite maîtresse* soll, die nur die Bögen der Liebe zu spannen weiß ... Eleganz und Geschmack können nicht in Ziersäulchen bestehen und am wenigsten in jenen Köpfen und Klauen von Fabeltieren, die man auf Haustüren und Möbeln geschnitzt sieht.«[39]

Der Witz dabei ist nicht, daß es ein Bildungsgefälle gibt – das gab es wohl immer, und ästhetische Urteile waren seit Beginn der Neuzeit so esoterisch wie theologische im Mittelalter und moralische in unseren Tagen. Die Pointe liegt vielmehr darin, daß es sich hier um Serienprodukte, ja um Massenartikel handelte, und gerade diese Dinge wurden dem Verbraucher fremd – durch ihren Schmuck!

So entstand in der Mitte des 19. Jahrhunderts eine neuartige Design-Richtung, die auch die Reste von religiöser Symbolik verdrängte und bald alles überwucherte, überwältigend ornamental, anarchisch in der Komposition: die *naturalistische* Schule. Weil die Natur schön ist, so war die Idee, muß auch ein direkt aus Naturformen abgeleitetes Ornament schön sein. Ralph Nicholson Wornum kritisierte diese »horticultural school of ornament« schon in seinem Beitrag zum Katalog der ersten Weltausstellung und dann wieder in seinem Buch *Analysis of Ornament*, das im selben Jahr erschien wie Owen Jones' viel benutztes Musterbuch *Grammar of Ornament* (1856); er sprach von »ästhetischen Monstrositäten« und »ornamentalen Greueln« im Blick etwa auf einen gewundenen Pflanzenstiel mit einer Blüte daran, in der die Gasleitung endet; einen Hirschkopf, auf dem, vom Geweih gehalten, ein geflochtener Korb steht – als Flüssigkeitsbehälter; eine Tischglocke aus strotzendem Messing-Efeu. Hier trete, so Wornum, die Dekoration an die Stelle des zu Dekorierenden.[40] Gleichviel: es war eine Versöhnung von Industrie und Natur. Mehr noch: es war die Emanzipation des Design von seiner Bevormundung durch die Kunst. Naturalistische Ornamente haben seitdem mit immer neuen Wucherungen und Stilisierungen den Waren ihren Stempel aufgedrückt, bis hin zu den Herz- und Nierenformen der fünfziger Jahre; sie haben bald auch aus der zweiten Natur geschöpft (man trägt schon das eigene Porträt auf dem T-Shirt) und wenden sich seit kurzem wieder der überlieferten Kunst zu: um sie zu plündern, indes die gegenwärtige Kunst oft genug dem Design von gestern nachläuft, um sich als Avantgarde zu fühlen.

7. Apparition

»›Sehen Sie doch!‹ rief Frau de Boves, die wie erstarrt stehenblieb, den Blick emporgerichtet. Es war die Ausstellung der Sonnenschirme. Weit geöffnet, rund wie Schilde bedeckten sie die Halle von dem verglasten Dach bis zum oberen Rand des Getäfels aus gefirnißtem Eichenholz. Als Festons schmückten sie die bogenförmigen Öffnungen der oberen Stockwerke; an den Säulen hingen sie als Girlanden herab; in dichtgeschlossenen Reihen zogen sie sich an den Balustraden der Galerien und sogar an den Treppengeländern entlang; und überall in symmetrischer Anordnung die Wände buntscheckig mit Rot, Grün und Gelb bemalend, wirkten sie wie große venezianische Laternen, die man für ein riesiges Fest angezündet hatte. In den Ecken gab es komplizierte Motive, Sterne aus Sonnenschirmen zu neununddreißig Sous, deren helle Tönungen, Mattblau, Cremefarben, Zartrosa, mit dem sanften Schein eines Nachtlichts brannten, während weiter oben ungeheuer große japanische Schirme, auf denen goldfarbene Kraniche durch einen Purpurhimmel flogen, loderten wie der Widerschein einer Feuersbrunst. Frau Marty suchte nach einer Wendung, um ihrem Entzücken Ausdruck zu verleihen, fand aber nichts als den Ausruf: ›Das ist feenhaft!‹«[41]

So oder ähnlich war es um 1880 in einem der großen neuen Kaufhäuser in Paris. Zola, der viel recherchierte und wenig erfand, beschreibt in seinem Roman *Au Bonheur des Dames* (1883) die Mittel der Verführung: sie sind einfach und wirksam.

Nehmen wir als Kontrast das Sonnenschirm-Spektakel, das Christo im Oktober 1991 in Japan und Kalifornien veranstaltete: Wie aufwendig! Und wie vergeblich, weil stümperhaft. 1340 wasserblaue Sonnenschirme auf grünen japanischen Reisfeldern, 1760 wüstengelbe Sonnenschirme in einer kalifornischen Trockenzone, jeweils etwa sechs Meter hoch, aus Stahl und Plastik, Kosten rund 45 Millionen Mark, und die Begründung: »Ich wollte Ähnlichkeiten und Unterschiede in den Lebensformen zweier Völker zeigen« – die japanischen Reisbauern schauten gar nicht hin.[42] Die heutige Concept-Art krankt daran, daß sie Bedeutungen vermitteln will, ihre kleinen dummen Gedanken, für die sich niemand interessiert. Der große, autonome Dekor hingegen schleppt keine Bedeutungen mit, er bedeutet sich selbst. Verkennen muß das Design, wer in ihm bloß die Botschaft sucht, z. B. die Anpreisung irgendeiner Ware. Die ist nur ein Vorwand, so wie es die religiöse Botschaft für die Barockkunst war. Verkennen wird das Design auch, wer in ihm vor allem die Verführung sieht. Natürlich will es verführen, jede Ware will das, will im Land die schönste sein – dadurch hebt sich die Wirkung auf; jedenfalls wird die Wahl des Kunden durch die Konkurrenz der Reize verzögert, sein Urteil geschärft, der Geschmack differenziert. Um im mythologischen Bild zu bleiben: Wenn unter den Eichen nicht nur *eine* Pasiphaë lockt – was tut dann der Stier? Oder besser gefragt: was tut dann Daidalos? Er verbessert seine Attrappe. Octave Mouret, der Manager des »Bonheur des Dames«, tut das auch:

»Was die Damen am Weitergehen hinderte, war der wundervolle Anblick der großen Weißwarenausstellung ... eine wahre Schneelandschaft, die die Unendlichkeit mit Hermelin bespannter Steppen und in der Sonne leuchtende Gletschermassen zeigte ... Nichts als Weiß, alle weißen Artikel aus sämtlichen Rayons, eine Schwelgerei in Weiß, ein weißes Gestirn, dessen stetiges Strahlen zunächst blendete ... Und das Wunderbarste, der Altar für diesen Kult des Weiß, befand sich über der Seidenabteilung in der großen Halle: ein Zelt aus weißen Vorhängen, die von dem Glasdach herniederhingen. Die Musseline, die Gazestoffe, die kunstvollen Gipüren flossen als ein leichtes Gewoge herab, während sehr reich gestickter Tüll und Stücke orientalischer, mit Silber durchwirkter Seide den Hintergrund dieser riesigen Dekoration bildeten, die etwas von einem Tabernakel und zugleich von einem Alkoven hatte ...«[43]

Auf diesem Gipfel des Dekors sonnt sich seitdem die westliche Welt (außer in Kriegs- und Krisenzeiten). Bei allen Differenzierungen und Verfeinerungen: viel hat sich nicht geändert in den vergangenen hundert Jahren. Einflüsse der modernen Kunst, die in dieser Zeit so viel bewegte, blieben spärlich, ein paar Tapetenmuster, ein paar Stühle ... Auch die Kulturkritik hat nichts Erhellendes mehr dazu gesagt, seit Friedrich Nietzsche in *Jenseits von Gut und Böse* einen Satz schrieb, der in einer Reportage über das Kaufhaus »Au Bonheur des Dames« stehen könnte, es war ja (literarisch) erst kurz zuvor eröffnet worden: »Bei allem Werte, der dem Wahren, dem Wahrhaften, dem Selbstlosen zukommen mag: es wäre möglich, daß dem Scheine, dem Willen zur Täuschung, dem Eigennutz und der Begierde ein für alles Leben höherer und grundsätzlicherer Wert zugeschrieben werden müßte.«[44] Wenn aber hierüber Konsens besteht – und es gibt wenig, was dagegen spricht –, dann sollten wir endlich dem schönen falschen Schein jene Ehre erweisen, die ihm bisher, wenn er nicht unter dem Namen »Kunst« oder wenigstens »Gestaltung« auftrat, aus Angst vor dem Verdacht, auf ihn hereingefallen zu sein, fast stets verweigert wurde: ihn so ernst zu nehmen wie seinen Widerpart; endlich zu sagen, was uns an ihm nicht paßt; ihn zu verändern, zu verbessern, soweit es irgend geht. Denn vieles an ihm ist einfach grauslich.

Anmerkungen

1 Homer, *Ilias* XVIII, 474 ff. Übers. Hans Rupé.
2 Homer, *Ilias* XIX, 18 ff.
3 Homer, *Ilias* XIX, 373 ff.
4 Marx, *Grundrisse* (1857/58), Berlin 1953, S. 30.
5 Platon, *Gorgias,* St. 474 d. Übers. Otto Apelt.
6 Vgl. Karl Borinski, *Die Antike in Poetik und Kunsttheorie,* Leipzig 1914, Bd. I, S. 68.
7 Augustinus, *De civitate Dei,* c. XII, 26. Übers. Wilhelm Thimme.
8 Vitruv, *Zehn Bücher über Architektur,* VII,5,3 f. Übers. Jakob Prestel.
9 Plinius der Ältere, *Historia Naturalis,* XXXV, 1. Übers. G. C. Wittstein.
10 Andrea Palladio, *I quattro libri dell'architettura* (1570), c. 20. Übers. Andreas Beyer und Ulrich Schütte.
11 »Vorläufige Bemerkungen über bemalte Architectur und Plastik bei den Alten« (1834), zit. nach: Gottfried Semper, *Wissenschaft, Industrie und Kunst,* Neue Bauhausbücher, Mainz und Berlin 1966, S. 15 f.
12 Semper, a. a. O., S. 17.
13 Günter Bandmann, »Ikonologie der Architektur«, in: Martin Warnke (Hg.), *Politische Architektur in Europa vom Mittelalter bis heute,* Köln 1984, S. 31.
14 »Ornament und Verbrechen« (1908), in: Adolf Loos, *Trotzdem,* Wien 1982, S. 81.

15 Loos, »Ornament und Erziehung«, a. a. O., S. 177.
16 Loos, »Ornament und Verbrechen«, a. a. O., S. 80.
17 Peter Meyer in: *Das Werk,* 9/40, zit. nach: Gert Köhler, *Architektur als Symbolverfall,* Braunschweig und Wiesbaden 1981, S. 177 f.
18 Ernst Bloch, *Geist der Utopie* (1918/23), Frankfurt 1964, S. 21.
19 *Die Legenda aurea des Jacobus de Voragine,* Übers. Richard Benz, Heidelberg 1984, S. 269 f.
20 Zit. nach Karl Schwarzlose, *Der Bilderstreit, ein Kampf der griechischen Kirche um ihre Freiheit,* Gotha 1890, S. 179.
21 Zit. nach: Schwarzlose, a. a. O., S. 186.
22 Siehe hierzu: Hans Belting, *Bild und Kult. Eine Geschichte des Bildes vor dem Zeitalter der Kunst,* München 1990, passim.
23 Belting, a. a. O., S. 248.
24 Plinius der Jüngere, Brief IX,39. Übers. Mauriz Schuster.
25 Marx, *Das Kapital,* Bd. I, Kap. I,4.
26 Goethe, »Kunst und Handwerk« (1797), in: *Gedenkausgabe,* Hg. Ernst Beutler, Bd. 13, S. 126 ff.
27 Bloch, *Geist der Utopie,* a. a. O., S. 21.
28 Vgl. Ralph Nicholson Wornum, »The Exhibition as a Lesson in Taste«, in: *The Crystal Palace Exhibition. Illustrated Catalogue,* London 1851, Anhang III. Reprint New York 1970.
29 »Wissenschaft, Industrie und Kunst« (1852), in Semper, a. a. O., S. 42.
30 Alois Riegl, *Stilfragen. Grundlegung zu einer Geschichte der Ornamentik,* Berlin 1893, S. 43.
31 Goethe, »Vorbilder für Fabrikanten und Handwerker« (1822), in: *Gedenkausgabe,* Bd. 13, S. 914.
32 Walter Benjamin, »Einbahnstraße«, in: *Schriften,* GW IV/1, S. 89.
33 Zit. nach: S. Giedion, *Architektur und Gemeinschaft. Tagebuch einer Entwicklung,* Hamburg 1956, S. 72, 126.
34 »An den Ulk« (1910), in: Loos, *Trotzdem,* a. a. O., S. 89.
35 Andreas Brandolini, *Der Haken, Texte über Design,* Kassel 1990, S. 22.
36 Brandolini, a. a. O., S. 33.
37 Balzac, *La Peau de Chagrin* (1831), Übers. Ernst Sander (*Die menschliche Komödie,* München 1972, Bd. XI, S. 22 ff.).
38 Goethe, »Kunst und Handwerk«, a. a. O., S. 128.
39 Anonym, »Voyage à la Chaussée d'Antin« (1804), zit. nach: Sigfried Giedion, *Die Herrschaft der Mechanisierung,* Frankfurt/Main 1982, S. 375.
40 Vgl. John Gloags Einleitung zum Reprint des Illustr. Katalogs der Weltausstellung, a. a. O., S. VIII.
41 Zola, *Au Bonheur des Dames,* Kap. 9, Übers. Hilda Westphal (*Paradies der Damen,* Berlin 1988, S. 288 f.).
42 Vgl. die Berichte in *SZ,* 9. 10. 91, und *FAZ,* 11. 10. 91.
43 Zola, a. a. O., Kap. 14 (S. 471).
44 Nietzsche, *Jenseits von Gut und Böse,* I,2; in: *Werke,* Hg. Karl Schlechta, Bd. II, S. 586.

Jens Reich
Was haben wir getan?

Die Intelligenz und die sanften Revolutionen

extra

Balken und Mörtel

Wenn im gemauerten Gebäude der schlechte Mörtel austrocknet und herausrieselt, dann stehen nur noch die Steine aufeinander. Es genügt ein Stoß, um es zum Einstürzen zu bringen. Obwohl die Statik sich nicht im geringsten geändert hat. Das mechanische System ist so fest, wie es vorher war. Es ist immer metastabil, weil der tatsächliche Gleichgewichtszustand der zusammengebrochene Ziegelhaufen ist. Mörtel in den Fugen hat die Kraftlinien des ruhenden Gebäudes nur unwesentlich beeinflußt. Was sich entscheidend geändert hat, ist die Stabilität gegen Störungen, gegen Stoß, gegen Sturmwind, gegen langsames Verrutschen des Gefüges. Hat das Gebäude offene Fugen, dann ist es gegen derartige Auslenkungen aus dem statischen Gleichgewicht extrem labil geworden. Es wird einfacher, eine Auslenkung zu bewerkstelligen, die den Übergang in den endgültigen Gleichgewichtszustand, den Zusammenbruch, einleitet.
Dem Gebäude des Staatssozialismus ist es ähnlich ergangen. Der Kitt in den Fugen ist locker geworden. Im Bestreben, die bedrohlich werdende Schieflage zu korrigieren, hat Gorbatschow noch zusätzliche Fugen geöffnet. Die Korrektur ist nicht gelungen; also hat er die Destabilisierung im Effekt beschleunigt. Insofern haben seine Kritiker recht.
Im Gebäude des Staatssozialismus hatte nicht jeder Stein die gleiche Funktion für die Festigkeit des Ganzen. Es gab vielmehr ein Skelett, das alles im Großen zusammenhielt, auch wenn einmal an einer Stelle dazwischen ein Loch klaffte. Dieses Skelett besteht aus tragendem Mauerwerk und dadurch gestütztes und seinerseits stützendes Balkenwerk. Zum Skelett gehörte der Parteiapparat, gehörten Armee, Polizei und Sicherheit. Das ist jedem klar. Erst als dieses Gerüst wacklig wurde, war das Ganze so instabil, daß es nahezu von selbst einfiel, ohne großes Erdbeben. Der Unterschied zwischen Rumänien und China einerseits und den anderen Ländern besteht darin, daß dort die Stütze fester war; deshalb bedarf es dort eines erheblicheren Stoßes für den autokatalytischen Zusammenbruch.

Wenn das Skelett wacklig wird, beispielsweise die Balken so wurmstichig, daß sie nicht mehr tragen können, dann entsteht eine etwas andere Art von Instabilität, als wenn der Mörtel sandig wird. Das Gebäude fällt dann irgendwann, auch ohne hinreichend kräftigen Stoß, in sich zusammen. Fehlt nur der Mörtel, dann bleibt die ganze Konstruktion nackt stehen.
Der Staatssozialismus hatte die Wahl zwischen diesen beiden Krisen: Einsturz des Gebäudes wegen Kittaustrocknung oder Diktatur des Skeletts über das faulige Fleisch.
Die Analogie zur Gebäudestatik ist deshalb instruktiv, weil der Staatssozialismus seit langem aufgehört hat, ein lebendiger Organismus zu sein; er war verkalkt, erstarrt. Es kann keinem entgangen sein, der in den siebziger Jahren die Sowjetunion erlebt hat, daß hier ein ohnmächtiges Gesellschaftssystem auf den Todesstoß wartete. Symbol dafür war der alte Breschnew, den sie vom klinischen Tod ins Leben und in ein flaches Bewußtsein zurückgeholt hatten und der das Land noch fast zehn Jahre regieren sollte, genauer gesagt, der den Anschein von Machtkonzentration und Regierungsfähigkeit erwecken sollte, wofür er einen ganzen Beraterstab hatte, der nichts anderes zu tun hatte, als die Hinfälligkeit des Greises vor den neugierigen Augen der Untertanen und der Welt zu verbergen.
Beim Sturz des Sozialismus waren drei Gruppen mit unterschiedlichen Zielen beteiligt. Die einen wollten ihn schlicht einreißen. Das Ganze war verfehlt, weg damit. Beitritt nach Artikel 23 noch diesen Nachmittag, wozu lange Staatsverträge aushandeln? Es gab andere, die wollten abtragen. Auch bis aufs Fundament, aber so, daß man Bretter, Dielen, feste Balken und Steine würde wiederverwenden können. Daß nicht alles zum Schutthaufen wird. Schließlich gab es eine dritte Gruppe, die wollte umbauen. Sie wollte den Dachstuhl abstützen, um einen tragenden Balken ersetzen zu können. Sie wollte brüchiges Mauerwerk abnehmen und neu hochmauern. Die Gesamtkonstruktion war ihr verbesserungsbedürftig, aber wert, erhalten zu werden.
Die Revolution verlief überall dort friedlich, wo diese drei Intentionen für einen historischen Moment nebeneinander bestehen konnten, wo die Agierenden die Illusion haben konnten, daß genau ihr Konzept eine reelle Chance habe.
Es hat sich gezeigt, daß der Umbau nicht funktioniert. Die UdSSR und Ungarn haben diesen Weg versucht. Wenn tragende Balken morsch und die Fugen locker sind, dann fällt einem beim Abstützen und Umbauen alles auseinander, dann ist jeder Versuch vergebens.
Ob geordnetes Abtragen möglich ist, wird sich noch zeigen. Es bedarf einiger Zeit und Geduld, und es darf keinen Sturm geben. Die Tschechoslo-

wakei und Polen, würde ich meinen, versuchen es auf ihre eigene Weise.

Die DDR hat den sofortigen Abriß gewählt. Es ist ihr Sonderweg, daß die Einwohner nicht befürchten mußten, wenn sie mit Hurra alles auf einmal einreißen, daß sie dann frierend im Freien kampieren müßten. Es war vorhersehbar, daß ihnen das erspart bliebe. Vom Besitztum allerdings etwas zu retten, darauf verzichteten sie leichten Herzens und, wie sich gezeigt hat, etwas voreilig und leichtsinnig. Voreilig urteilten Hunderttausende, die sich nicht vorstellen konnten, welche biographische Katastrophe Arbeitslosigkeit in einer strukturschwachen Region sein kann. Auch Zehntausende von Menschen in Intelligenzberufen hatten die Illusion, daß gerade sie smart genug wären, um bei einem Zusammenfall nach oben zu kommen und einen eleganten Neustart zu haben.

Voreilig und leichtsinnig meine ich im wörtlichen Sinne, gar nicht mit tadelndem Beiklang: Sie hatten es sehr eilig und waren dabei leichten Herzens und froher Hoffnung. Sie glaubten dem Wahlplakat mit dem Foto des staubtrockenen Preußengesichts mit dem Bart und der Brille wegen der Unterschrift: Wohlstand für alle! Präziser ihren Intentionen entsprechend wäre gewesen: Mit uns entkommt ihr dem totalen Zusammenbruch! Wir bieten Unterkunft!

Es war zu spät für Abriß, für Abtragung, für Umbau. Vor langer, langer Zeit wären das noch streitfähige Alternativen gewesen. Es war, als hätte man den ganzen trockenen Sommer über gewartet, nachdenklich die offenen Fugen und das morsche Gebälk betrachtet, um nach Einsetzen der Herbststürme und der ersten Schneefälle und Fröste gleichzeitig mit allen drei Konzepten zu beginnen.

Es war zu spät. Vor zehn Jahren vielleicht, vor fünfzehn oder zwanzig Jahren. Sogar 1968 zusammen mit der CSSR. Da waren die Schulden geringer und die Substanz noch nicht völlig ausgelaugt. Da wäre ein Start aussichtsreicher gewesen.

Aber wie stand es mit den tragenden Balken? Wie fest waren die Fugen verschlossen? Mußten wir tatsächlich zuwarten, bis die Balken hoffnungslos morsch waren? Hätten wir den lockeren Mörtel eher bemerken können? Ist gesellschaftlicher Mörtel überhaupt wie Baumörtel? Muß man da jede Fuge mühsam auskratzen, solange er fest ist? War er jemals fest?

Das sind alles Fragen im nachhinein, aus der Kenntnis des Geschehenen. Sie sind für die Vergangenheit müßig, aber für die Zukunft von Bedeutung. Wie sollen wir das nächste Mal handeln, wenn wir die Wahl haben zwischen bequemem Schweigen und ungemütlichem Protest?

Wir haben es immer gewußt!

Ich kenne Menschen, die lange an den Sozialismus geglaubt haben. Sie meinten, daß es trotz aller Geburtswehen und Kinderkrankheiten möglich sein müßte, diese Gesellschaftsformation so zu gestalten, daß sie von der Bevölkerung angenommen wird.

Diese Menschen müssen sich jetzt fragen, ob sie für ihren Glauben zu wenig getan haben. Oder sie nehmen die Opferideologie an und fühlen sich von Honecker, Mittag und Mielke betrogen. Das ist nicht sehr überzeugend: Eine Handvoll Bösewichter mit antifaschistischer Vergangenheit sollen die gute Sache verraten haben. Noch eine Alternative: Die Bürokraten sind schuld, wir dagegen haben immer wieder unser Bestes versucht. Das ist etwas glaubwürdiger, weil man dann nämlich an jedem Ort sich einen Bürokraten, einen Aufpasser vorstellen kann, der alles verhindert hat und dem man nicht gewachsen war. Dann war nicht nur die Clique oben schuld, sondern überall saßen die Verräter der Idee. Man war lediglich zu schwach. Vielleicht auch nicht konsequent genug im Widerstand. Das letztere muß man wohl denken, wenn man sich vergegenwärtigt, wie leicht der tönerne Koloß zusammengefallen ist.

Zu all diesen Menschen gehöre ich nicht. Ich habe mein ganzes Leben lang gewußt, zu wissen geglaubt, daß der reale Sozialismus nicht funktionieren wird und zerfällt, sobald die harte Faust nicht mehr spürbar ist. Ich hätte leidenschaftlich gern gesehen, daß der Sozialismus mit menschlichem Antlitz in der CSSR eine Chance erhält, aber richtig geglaubt habe ich auch daran nicht. Ich hätte das für fair gehalten, und ich hielt die ganze Intention für nobel, aber es war von vornherein zu utopisch, zu intellektuell – meinte ich jedenfalls damals.

Ich habe es also immer besser gewußt. Aber während ich früher daraus das Überlegenheitsgefühl des besser Informierten ableiten konnte, will mir das heute, post festum, nicht mehr gelingen. Ich habe Gewissensbisse. Ich sehe, daß ich zur Intelligenzschicht gehört habe, die stillschweigend funktionierte, obwohl sie dagegen war. Wer außer uns hätte das Gebäude früher zum Einsturz bringen können?

Vor allem beklage ich, daß viel zu lange gezögert wurde. Mindestens zehn, wenn nicht zwanzig Jahre. Ich habe durch passives Funktionieren die Agonie verlängert. Wäre das Ganze 1968 passiert und nicht 1989, dann wäre ich neunundzwanzig Jahre alt gewesen und nicht fünfzig. Es gäbe nicht die verlorene Generation der Mittfünfziger, wir hätten weit bessere Start- und Verhandlungsbedingungen.

Ganz richtig. Wir hätten. Wir wären. Konjunktiv. Ist es der Konjunktiv der

verpaßten Möglichkeiten oder der der nachträglichen Imagination? Ist es der Konjunktiv, daß ich statt Medizin auch hätte Mathematik studieren können, oder der Imaginativ, ich hätte auch ein bedeutender Violinvirtuose werden können?
Ein wenig lassen sich die Konjunktive durch die Gegenüberstellung mit der Realität einschränken.
Selbstverständlich, am Anfang stand wahnsinnige körperliche Angst. Jeder wußte, wie schnell man abgeholt werden und auf Nimmerwiedersehen verschwinden konnte. Da ist es billig, Mut und Leidenschaft einzufordern.
Am Ende allerdings war Angst nicht mehr entschuldbar. Notwendig war »nur« Zivilcourage, sich dem Engagement der anderen anschließen und nicht aus den Augenwinkeln hinsehen, ob es den Mutigen erwischt oder nicht. In steter Bereitschaft, sofort den Kopf einzuziehen, wenn es brenzlig wird.
So gab es also den Übergang. Von wann an wurde Vorsicht Feigheit?
Es gibt konkrete Beispiele. Polen hat mehrere mutige Aufstände gesehen. Die ersten, 1956, 1968, 1970, scheiterten. Schon 1976 gelang die Unterdrükkung nur mit Mühe, und 1980/81 brachte den ersten großen Aufstand mit den Methoden der Gewaltfreiheit. Die Prager Charta 77: eine Handvoll mutiger Intellektueller, von ihrem Volk allein gelassen. Havemann und Biermann: mit voller Unterstützung durch die Westmedien – zu Hause allein geblieben. Rudolf Bahro – der Versuch einer Reform des schon alternden Systems: Verhaftung, Ausweisung, die Zurückbleibenden studieren sein Buch hinter verdunkelten Fenstern, letzten Endes ist er allein geblieben. Andrej Sacharow: Er begann den Kampf um die Menschenrechte und endete, vereinsamt (bevor Gorbatschow ihn befreite), mit dem Hungerstreik gegen den Hausarrest und für die Augenoperation seiner Frau.
Alles zeigt deutlich, daß mehr möglich war als ein paar kleine Dissidentengruppen und beflissene Gespräche über Kirche im Sozialismus. Mehr auch als die private Lösung der Auswanderung, die Tausende wählten.
Was soll das alles? Diese Selbstbezichtigungen! Ist das aktuell? Droht etwa eine neue Diktatur? Nein, das nicht. Aber die Zukunft stellt uns vor Entscheidungen, die radikales Neudenken und Entschlüsse verlangen, nicht Abwarten, Zusehen und Vorsicht. Ich habe Angst, daß wir wieder zu spät kommen werden. Daß Zivilcourage wieder viel zu spät zu Solidarität, Widerstand und kreativer Umkehr führt. In der Existenzkrise der Zukunft werden wir nicht durch eine glückliche Fügung von außen aufgefangen werden.

Regimekritiker gab es zwei Arten, ebenso zwei Sorten »positive Kader«, auch zwei Varianten von Neutralen. Die Ideologie mit dem universellen Gültigkeitsanspruch brachte diese klare Polarisierung zustande.
Regimekritik war prinzipiell entweder immanent oder transzendent, entweder reformerisch oder systemüberwindend. Die zweite Variante artikulierte sich nur sehr selten, weil sie leichter zu erkennen und leichter zu kriminalisieren war. Alexander Solschenizyn war ihr prominentester Vertreter. Er hielt schlichtweg das ganze System für eine Spottgeburt aus Dreck und Feuer, die das heilige Rußland verdorben und die sinnvollen Reformen der ersten beiden Jahrzehnte des Jahrhunderts kupiert hatte.
Die meisten Dissidenten hatten demgegenüber Systemreform im Sinn. Sie meinten entweder Rückkehr zu den geheiligten Schriften, zu den ersten Anfängen, oder Anreicherung durch moderne Entwicklungen, Pluralismus, Menschenrechte, Dezentralisierung des politischen Lebens, Demokratie, auch effizienteres Wirtschaften und Managen.
Diese Gruppen hatten den besseren Hebel, weil sie geheime Sympathien im Apparat mobilisierten. Solschenizyns schroffe Ablehnung erzwang eine eindeutige Stellungnahme ohne Hin und Her – nur wenige ließen sich auf ihn ein. Er war zu frech. Roy Medwedew dagegen argumentierte so diplomatisch, daß er geradezu zu einer geduldeten, weil ergänzenden Nebeninterpretation der orthodoxen Linie wurde.
Trotzdem waren die prinzipiellen Opponenten offenbar näher an den Neigungen der »Masse«. Sozialismus verfehlt, also zurück in den Kapitalismus – das war der einfache Kurzschluß. Er war in Polen, Ostdeutschland, Ungarn einleuchtend genug, um die Reformer sehr schnell an den Rand zu drängen. In Rußland ist dieser Ausweg nicht so leicht zu finden. Hier kommt es zu dem Purzelbaum, daß die ehemaligen Fundamentalopponenten sich in der Fraktion der Konservativen wiederfinden. Sie verlangen die Ablösung der Parteiherrschaft durch eine Ordnung, die endlich wieder Autorität zu ihrem Recht kommen läßt. Hinzu kommt die traditionelle vehemente Ablehnung der westlichen Lebens- und Wirtschaftsweise.
Auch die Menschen, die das Regime aktiv unterstützten und in ihm Karriere machten, passen in verschiedene Kategorien: Pragmatiker, Zyniker und Gottesknechte. Die letzteren, Narren in Christo, überzeugte Sozialisten, wurden in der Spätphase immer seltener. Die ersten beiden Sorten waren nicht bereit, ihre Haut für die Ideologie zu opfern, und achteten darauf, rechtzeitig Anschluß an die stärkeren Bataillone zu gewinnen.
Die Regimekritiker haben in keinem der Länder mehr als 15 Prozent der

Bevölkerung hinter sich bringen können, mit Ausnahme von historischen Sekunden: Sommer 1980 in Polen, Oktober 1989 in der DDR, November 1989 in der CSSR. Aber das waren Sonderfälle.

Die Stützen des Regimes waren ebenfalls in der Minderheit, als Zahl ein Schätzwert: 15 Prozent. Die kommunistischen Parteien wußten sehr wohl, daß das Volk »noch nicht reif« war. Bei jeder halbwegs freien Wahl sind sie durchgefallen, 1948 ebenso wie 1991, in allen Ostblockländern. Deshalb erfanden sie das Blockwahlsystem, dessen Feinheiten dafür sorgten, daß die Bevölkerung ihre Meinung nicht kundtat, sondern das Ganze als Anwesenheitskontrolle auffaßte und entsprechend reagierte: Sie gingen halt hin und ließen sich eintragen.

Mehr als 70 Prozent der Bevölkerung waren mithin in allen sozialistischen Epochen »schweigende Watte«. An dieser Watte ist das administrative Kommandosystem letzten Endes gescheitert. Zu seiner Funktion und Stabilität benötigte es den »Rücklauf« aus der Bevölkerung. »Wie ist denn so die Stimmung bei euch?« fragte Ulbricht seine Provinzfürsten, wenn er dem »Flächenbezirk« seinen Besuch abstattete. »Gut, Genosse Ulbricht, die Menschen im Bezirk diskutieren die neuen lohnpolitischen Maßnahmen in positivem Sinne!« lautete die Antwort.

Tatsächlich wußten weder Bezirkssekretär noch Generalsekretär etwas von der Stimmung unter »unseren Menschen«. Auch der Horchapparat der Stasi wußte nichts Genaues, da er nur das erfuhr, was die Menschen zu äußern wagten, was andere zu denunzieren für richtig hielten, was der für einen Bereich zuständige Offizier weiterzumelden für ratsam hielt und was bei der Übersetzung in Mielke-Chinesisch davon auch bei vollzynischer Einstellung zu Berichten noch ablesbar blieb.

Es war beruhigend für den Verlauf von Alltag und Festtag, Planberatung und Bankettfeier zum x-ten Jubiläum, Staatsjagd und Jugendfackelzug, daß man so wenig hörte, wenn man sich die Ohren verstopfte. Mittelfristig beruhigend. Für die langfristige Unruhe hatte man »die Freunde«, die Panzer schicken würden, wenn der Klassenfeind mit seinen Hetzparolen wieder einmal Boden gewinnen sollte. Diese Rückversicherung wurde aber auch schon vor Gorbatschow unsicher, weil die Freunde zunehmend Unlust zeigten, sich in den Alltagskram der Vasallen einzumischen: Gewinn an Selbständigkeit, aber auch an Verantwortung. Und der Klassenfeind, der Schuft, hatte Kreide gefressen und setzte auf friedlichen Wandel. Wiederum angenehm, am diplomatischen Neujahrsempfang oder an Friedenskongressen teilnehmen zu können, ernst genommen zu werden, aber es verstärkte die trügerische Ruhe. Sogar die CDU entspannte, sogar Strauß vermittelte Kredite, da muß doch das Volk sich fügen, oder?

So war das Verhalten »der Menschen« überlebenswichtig, aber unergründlich. Die schweigende Mehrheit hatte zwei Reaktionsmuster, die es beide schwer machten, Änderungen in Richtung auf das echte oder das vermeintliche Ziel, den Kommunismus, durchzusetzen. Beide Regeln kann man, wie es sich für Watte als Materie gehört, aus der Physik ableiten.

Die eine Reaktion folgt dem Prinzip le Chatelier: Übt man Druck aus, so erzeugt man einen proportionalen Gegendruck, der die Wirkung bis auf einen Restbestand abblockt, abfängt. Typisches Beispiel ist die Produktionsinitiative: Mit ungeheurem Propagandaaufwand wird die Slobinmethode oder der Wettbewerbsaufruf »Jeder liefert jedem Qualität« gestartet. Die Masse schweigt und paßt sich an. Die örtlichen Leitungen melden Vollzug. Man hat nachgegeben, aber die Profilfläche so geändert, daß nichts Nennenswertes dabei herauskommt. »Wir müssen unsere Produktionsanstrengungen verdoppeln!« hieß es. Wieder einmal verdoppeln. Da wurde mächtig Luft aufgepumpt, verdoppelt, verdoppelt, und heraus kam eine Steigerung der Anstrengungen um einen Prozentpunkt, durch entsprechende Prämien und Sondervergütungen überbezahlt. Le Chatelier hat das genau beschrieben. Je stabiler ein System, desto geringfügiger sind die Änderungen, die es zuläßt, ohne dabei elastischen (in der Physik bedeutet das: knallharten) Widerstand zu leisten.

Die andere Reaktion folgt dem Prinzip: Phasenwechsel. Das heißt: Plötzlich gelingt das Vorhaben, aber dabei zerbricht lauter Porzellan. Honeckers Kardinalfehler war zum Beispiel die Enteignung der kleinen Handwerksbetriebe. Es gelang. Natürlich. Man konnte sogar eigentumsneidische Sympathisanten ausmachen. Aber die Folgen waren ein Einbruch. Zahnpasta und Fahrradventile verschwanden, und für die kommenden zwei Jahrzehnte mußte das Büro Mittag persönlich für die tausend kleinen Dinge des Alltags, von der Stopfnadel bis zum Gartenzwerg sorgen. Als Kommando an die Kombinate, die entsprechend unwillig waren, sich neben den gigantischen Fünfjahrplanschlachten mit diesem Kleinkram abzugeben.

Noch verheerender war allerdings die endgültige Verprellung eines Teils der schweigenden Watte, der Enteigneten, der um ihr Lebensziel gebrachten Kleinproduzenten und Kleineigentümer. Die Rechnung dafür kam 1989: Sie gehörten zu den wütendsten Abwicklern des Systems, riefen lauthals nach dem Westsystem und waren taub gegen die Warnung, daß Discountketten und Konzerne unmöglich den Wiederaufbau eines kapitalschwachen Kleinmittelstandes fördern würden. Wie überall: Potentielle Verbündete für einen dritten Weg wurden rechtzeitig geschlachtet. 1989 war dann niemand mehr da, der sich ernsthaft dafür eingesetzt hätte.

Subjekt der samtenen Revolution

Die realsozialistischen Länder waren revolutionsfest. Immun gegen Revolution im klassischen Verständnis. Den alten Herrschaftsapparat nach Art der Praxis der Oktoberrevolution zu zerschlagen, war unmöglich. Der Herrschaftsapparat hatte eine feste soziale Basis. Ein direkter Anschlag hätte alle in der Wagenburg vereinigt. Polizei, Staatssicherheit und Armee waren bewaffnet, die Reformer und Revolutionäre nicht. Das polnische Jahr 1980/81 hatte zudem gezeigt, daß die traditionelle Waffe des Generalstreiks stumpf geworden war. Generalstreik schreckt nur eine herrschende Klasse, die etwas zu verlieren hat. Wenn Export und Einkünfte bedroht sind, wenn Produktion und Verteilung zum Erliegen kommen können.

Natürlich wäre in ihrer Glanzzeit auch die Nomenklatura höchst empfindlich gewesen. Aber im späten Gierek-Zeitalter war der Ruf ruiniert, die Wirtschaft so hoffnungslos verschuldet, daß das kein Schrecken mehr war. Im Gegenteil, man konnte sich so aus der Verantwortung für die sinnlos vertanen Kredite stehlen. Kam also der Streik zustande, dann schädigte er vor allem die Streikenden selbst und ihre Verbündeten. Sie würden Kartoffeln und Fleisch vollends aus den Läden streiken, während die Herrschenden Zugang zu Westgeld hatten und sich leidlich schadlos hielten.

Auch die Sorge vor einer Intervention des feindlichen Auslands fiel fort, die sonst bedrohte Herrschende zur Aktivität veranlaßt (siehe die Mobilmachung 1790 gegen die Invasion, siehe Auguste Thiers 1870/71). Niemand wollte in Polen einmarschieren außer der Sowjetarmee, und die nur, um das Regime zu schützen, und das auch nur sehr widerwillig und nur im äußersten Fall. Afghanistan war Lehre genug.

So fiel die Revolution aus, wurde für Jahre vertagt und nahm dann die Form der friedlichen Ablösung an, die durch den polnischen Runden Tisch von 1989 gekennzeichnet ist. »Für Euch den Präsidenten, für uns den Ministerpräsidenten!« (Adam Michnik 1989). Als das erreicht war, wurden gleichzeitig jener Präsident Jaruzelski und »unser« Ministerpräsident Mazowiecki abgewickelt, von der Mißlaune des Volkes. Von der samtenen Mißstimmung, die auf einmal handlungsmächtig geworden war.

Volk und Herrschende waren wendebereit, aber nicht bereit zur Gewalttat. Ausnahmen bestehen in China und Rumänien.

Das Volk wartete. Da die Revolution nur eine im Wort sein konnte, wartete es darauf, daß jemand das Wort ergriffe.

Die Herrschenden warteten auch. Darauf, daß die Alten ausstürben und eine taktvolle Reformgeneration an die Macht käme. In der Sowjetunion war offensichtlich der Startschuß erfolgt. Die regimenahen Intelligenzler

zögerten allerdings. Die Alten aus dem Sattel zu heben, hätte einer Verschwörung nach bekanntem Muster der Palastrevolution bedurft. Gerade dagegen aber war das System ebenfalls immun. Sie hatten dafür gesorgt, daß die Kandidaten für die Führung des Aufstandes hinreichend feige waren, daß sie den Palastaufstand von Tag zu Tag vertagten. Es ist possierlich zu lesen, wie Schabowski die Entschlußlosigkeit in der zweiten Führungsgarde erklärt und entschuldigt. Sie zögerten, bis es zu spät war.
In Ungarn und in der Sowjetunion wurde das Modell der einschleichenden Revolution, der schrittweisen Demontage von oben geprobt. Gorbatschow begann noch im trampligen Stil des jungen Brausekopfes, als eine Art Fidel Castro mit Apparaterfahrung. Beschleunigung der wissenschaftlich-technischen Revolution, Stärkung der Arbeitsdisziplin (unvollendeter Auftrag Andropows) sowie Entalkoholisierung der Werktätigen (sein persönliches Steckenpferd) – das waren die Reformlosungen. Noch 1987 pries er den erneuerten Leninismus und kürzte die Anzahl der Opfer des Stalinregimes auf hunderttausend. Er leistete ausgezeichnete PR-Arbeit im Ausland. Hier kam ihm sein offenherzig-fröhlicher, bühnenstrebiger Charakter zugute. Seine typisch südrussische Komplexion, die ihn bei der Mehrheit der Russen eher verdächtig machte, verhalf ihm im Ausland zum falschen Image des freundlichen russischen Bären. Auch er trat also mit einer politischen Charaktermaske auf.
Gorbatschows Strategie der späteren Periode war gewandte Balanciertaktik im eigenen Lande (von allen Seiten als »zentristisch« verschrien: Die Russen lieben die goldene Mitte nicht) und elegante Selbstpromotion im Ausland. Er wäre der erste russische Zar, dem ein derartiges Programm gelänge. Peter I. hatte auch das Faible fürs Ausland, setzte sich aber zu Hause brutal durch. Alexander I., der Träumer, vertagte die Entscheidungen und überließ sie dem blutigen Nikolaus und seinem Stasi-Mann Benckendorff. Kein Zar war liebenswürdig, alle waren entweder brutal stark oder elend schwach, Dompteur mit der Peitsche oder Clown mit der Maske, noch nie hat es einer mit Equilibristik versucht.
Allgemeiner Wartestand mit wenig Bewegung, im Ostblock nichts Neues also, über lange Jahre.
In dieser Situation wurde die Intelligenz zum Subjekt des friedlichen Umsturzes. Gerade weil sie lau ist, unentschieden, mit einem Bein im Herrschaftsapparat, mit dem anderen im Volk. Beteiligt, widerwillig beteiligt an der suboptimal-rationalen Regelung des Staats- und Wirtschaftslebens, gleichzeitig unzufrieden, weil die technologisch-schöpferische Kreativität im Vergleich mit den Kollegen im Westen so sehr behindert ist, daß es keinen Spaß bereitet, an der Steuerung und Reparatur dieses veralteten Apparates

mitzuwirken. Bis in die Familien hinein ging der Spagat: der eine Karrierist, Nomenklaturist, der andere Dissident, Klassenfeind. Da alle auf Vermittlung warteten, war dieser Stand der ideale Vermittler. Er konnte die Tretminen vermeiden. Konnte mit einem Satz das Ende der Langeweile, im nächsten die Reform der Pfründe versprechen. Konnte gleichzeitig die Abwicklung und die Erneuerung der Ideale proklamieren. Bot ein Rettungsboot an, in dem theoretisch alle Platz finden würden.

So kam es zu dem schichtübergreifenden Karnevalsfest. Auf verschiedenen Bühnen. Mit verschiedenen Schaustellern. Gorbatschow telefoniert mit Sacharow, dann gemeinsamer Auftritt auf dem internationalen Friedenskongreß. Jaruzelski küßt der Ministerin vom Bürgerkomitee Solidarność galant die Hand; im Parlament sitzen Nomenklaturisten auf fest zugewiesenen und Revolutionäre mit fast 100 Prozent der Stimmen auf ausgeschriebenen Sitzen – woran erinnern uns solche Prozentzahlen nahe hundert denn gleich? Auf dem Wenzelsplatz buchstäbliche Theaterszenen: Ariane Mnouchkine in die Realität transformiert. Und in Ost-Berlin am 4. 11. 89 das großartige lebende Kostümbild, buchstäblich eine Theaterinszenierung mit Ulrich Mühe, Steffi Spira, sogar Ekkehard Schall, Christoph Hein, Heiner Müller, Christa Wolf, dazwischen Couplets von Günter Schabowski, Markus Wolf, Gregor Gysi, Manfred Gerlach als Staatsratsvorsitzendenkarikatur (es folgte Monate später noch eine letzte Darstellerin in dieser Rolle) – ein Kappenfest der Versöhnung von amtsmüden Herrschern und amtsfeigen Untertanen, viel Beifall und Pfiffe, »Aufhören!« und »Aufhängen!«. Eine originelle Inszenierung – es hätte noch viel Ernstes und Heiteres folgen können, wenn nicht am 9. 11. der ganze Schnürboden eingebrochen wäre.

So gelang der vielgeschmähten Intelligenz ein Kunststück: die Aufweichung eines beinharten Gestells. Jeder Protagonist auf den verteilten politischen Bühnen des Ostens konnte annehmen, daß es für ihn speziell besser würde, daß er schon immer angestrebt habe, was jetzt Wirklichkeit wird. Es war wie ein Aktfinale bei Mozart: Die guten und die Schurken posieren nebeneinander, jeder hat seinen Text, seine Deutung des Inhalts, seine eigenen Absichten, seine eigene Melodie – aber der Teufelskerl Amadé bringt es fertig, daß alles zusammenklingt und noch dazu wunderschön. Nur im Proszenium steht ein Bass-Buffo wie Schalck-Golodkowski und verkündet im Ostinato, daß es höchste Zeit ist für den Abgang zum Tegernsee.

Es war nur ein Aktfinale. Und Doktor Bartolo, der alles eingefädelt hat, wird im nächsten Akt nichts mehr zu sagen haben. Intelligenz in historischer Sekunde, ein kurzer, gehaltvoller Monolog – und exit das Schmiermittel, das die Revolution eröffnete und möglich machte. Den nächsten Akt bestreiten gewichtigere Figuren.

Anmerkungen der Redaktion

Daghild Bartels, geb. 1942, Kunstkritikerin, lebt in Genf.

Beat Wyss, Professor für Kunstgeschichte an der Universität Bochum, lebt in Zürich und Köln. Zuletzt erschien von ihm: *Peter Bruegel – Landschaft mit Ikarussturz* (1990).

Reinhard Bentmann, geb. 1939, Kunthistoriker und Archäologe, ist Leiter der Abteilung Baudenkmalpflege beim hessischen Landesamt für Denkmalpflege in Wiesbaden. Publikationen über Archäologie, Kunstgeschichte, Denkmalpflege, Tourismuskritik und Gegenwartskunst. Lebt in Eltville/Rheingau.

Regina Carstensen, geb. 1958, arbeitet als freie Journalistin und lebt in Hamburg.

Sabine Sauer, geb. 1959, arbeitet in der Fotoagentur »Lichtblick« in Berlin. Ihre Fotos zeigen Graffiti an einem verlassenen Gebäude auf dem stillgelegten S-Bahngelände Gleisdreieck in Berlin.

Walter Grasskamp, geb. 1950, ist Professor für Kunstwissenschaft im Fachbereich Design der FH Aachen. Im Frühjahr 1992 erscheint von ihm *Die unästhetische Demokratie – Kunst in der Marktgesellschaft* (C. H. Beck Verlag).

Alois Martin Müller, geb. 1946, Kunsthistoriker, Publizist, Konservator am Museum für Gestaltung in Zürich; lebt in Zürich.

Hans Ulrich Reck, geb. 1953, arbeitet als Dozent für Kunstwissenschaft und Designtheorie an den Höheren Schulen für Gestaltung in Basel und Zürich. Zuletzt erschien von ihm *Grenzziehungen. Ästhetiken in aktuellen Kulturtheorien* (Würzburg 1991).

Layla Dawson, geb. 1949 in London, arbeitete als Architektin in England, Kuwait und Hong Kong. Lebt seit 1989 als freie Autorin in Hamburg.

Wolfgang Ruppert, geb. 1946, Kulturhistoriker, Professor an der Hochschule der Künste Berlin. Arbeiten zur Sozial- und Kulturgeschichte, Fotogeschichte und Industriekultur.

Claus Leggewie, geb. 1950, Professor für Politikwissenschaft an der Universität Gießen, lebt in Frankfurt am Main.

Jens Reich, geb. 1939 in Göttingen, studierte Medizin an der Humboldt Universität in Berlin (DDR), arbeitet seit 1968 am Institut für Molekularbiologie in Berlin-Buch. 1989 Mitbegründer des Neuen Forum; von März bis Oktober 1990 Abgeordneter der Volkskammer in der DDR. Veröffentlichte u. a. *Rückkehr nach Europa* (München 1991). Im Frühjahr 1992 erscheint von ihm bei Rowohlt · Berlin ein Band zum Thema seines »extra«-Beitrags in diesem Heft.

Kursbuch über 100

Kursbuch 101 **Abriß der DDR** September 1990

»Im neuesten Heft nimmt das Kursbuch Abschied vom ruinierten Zentralverwaltungssystem der Menschen und Sachen, das DDR hieß. Der Abschied erfolgt unsentimental, eher kühl und keß, ohne Angst vor Zynismen, und das muß jeder für erfreulich halten, der weiß, daß Larmoyanz eine sichere Voraussetzung für schlechte Prosa ist.« (*Deutschlandfunk*)

Kursbuch 102 **Mehr Europa** Dezember 1990

»Seit mehr als zwanzig Jahren hält das Kursbuch nun schon seine Qualität. Die neueste Nummer des Berliner Intelligenzija-Ogans befaßt sich einmal mehr mit Osteuropa. Timothy Garton-Ash, György Konrád, György Dalos, Jan Tabor u. a. erhellen schlaglichtartig die Veränderungen östlich des Rennwegs, wo Osteuropa nach einem alten Bonmot ja beginnt. Eine überaus anregende Lektüre.« (*AZ, Wien*)

Kursbuch 103 **Rußland verstehen** März 1991

»Wer wissen will, was der Sowjetmensch denkt und fühlt und wie er seinen Alltag erlebt; wer schließlich auch Aufklärung über einzelne Krisensymptome wie Nationalismus, Antisemitismus oder auch die ›Dedowtschina‹ sucht: der kommt an diesem außerordentlich instruktiven Kursbuch nicht vorbei.« (*Basler Zeitung*)

Kursbuch 104 **Weiter denken** Juni 1991

»Welche Wohltat, wenn man es mit ›Demokratie‹ einmal anders zu tun bekommt als mit einer verbalen Hauptzutat polititscher Sonntagsschwätzerei. In der jüngsten Ausgabe des Kursbuch – der Titel gebührt ihr mit vollem Recht – findet der Leser eine Fülle von frischen, ketzerischen, unangenehmen und aufrührerischen Gedankengängen zu der besten aller Staatsformen.« (*Der Standard*)

Kursbuch 105 **Krieg und Frieden** September 1991

»Mit Erleichterung stellt man fest, daß das dem Thema ›Krieg und Frieden‹ gewidmete Kursbuch die unter deutschen Linken in den vergangenen Monaten betriebenen gegenseitigen Denunziationen nicht fortsetzt. Es liefert statt dessen aufschlußreiche Darstellungen der Diskussionen um den Golfkrieg in Frankreich und den USA sowie Berichte über die Spannungsgebiete Afrikas und Südostasiens.« (*Der Tagesspiegel*)